Guía para las rotaciones clínicas

Procedimientos y destrezas

Guía para las rotaciones clínicas
Procedimientos y destrezas

Adam E. M. Eltorai, MD, PhD
Resident Physician
Brigham & Women's Hospital
Harvard Medical School
Boston, Massachusetts

Steven Rougas, MD, MS, FACEP
Director, Doctoring Program
Associate Professor of Emergency Medicine and Medical Science
Warren Alpert Medical School of Brown University
Providence, Rhode Island

Paul George, MD, MHPE

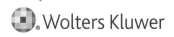. Wolters Kluwer

Philadelphia · Baltimore · New York · London
Buenos Aires · Hong Kong · Sydney · Tokyo

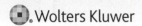

Av. Carrilet, 3, 9.ª planta, Edificio D - Ciutat de la Justícia
08902 L'Hospitalet de Llobregat, Barcelona (España)
Tel.: 93 344 47 18   Fax: 93 344 47 16   e-mail: consultas@wolterskluwer.com

Revisión científica
Bardo Andrés Lira Mendoza
Especialista en Medicina de Urgencias, diplomado en Medicina de Aviación. Adscrito al Servicio de
Urgencias del Hospital General de Zona 32, IMSS, México.

Traducción
Eduardo Besares Coria. Editor y traductor profesional.
Nancy Sánchez Zelayeta. Médico cirujano por la Universidad Nacional Autónoma de México, México.

Dirección editorial: Carlos Mendoza
Editora de desarrollo: Núria Llavina
Gerente de mercadotecnia: Simon Kears
Cuidado de la edición: Doctores de Palabras
Adaptación de portada: Jesús Esteban Mendoza
Impresión: C&C Offset Printing Co. Ltd. / Impreso en China

Se han adoptado las medidas oportunas para confirmar la exactitud de la información presentada y describir la práctica más aceptada. No obstante, los autores, los redactores y el editor no son responsables
de los errores u omisiones del texto ni de las consecuencias que se deriven de la aplicación de la información que incluye, y no dan ninguna garantía, explícita o implícita, sobre la actualidad, integridad
o exactitud del contenido de la publicación. Esta publicación contiene información general relacionada
con tratamientos y asistencia médica que no debería utilizarse en pacientes individuales sin antes contar con el consejo de un profesional médico, ya que los tratamientos clínicos que se describen no pueden
considerarse recomendaciones absolutas y universales.

El editor ha hecho todo lo posible para confirmar y respetar la procedencia del material que se reproduce
en este libro y su copyright. En caso de error u omisión, se enmendará en cuanto sea posible. Algunos
fármacos y productos sanitarios que se presentan en esta publicación solo tienen la aprobación de la
Food and Drug Administration (FDA) para uso limitado al ámbito experimental. Compete al profesional
sanitario averiguar la situación de cada fármaco o producto sanitario que pretenda utilizar en su práctica
clínica, por lo que aconsejamos consultar con las autoridades sanitarias competentes.

Derecho a la propiedad intelectual (C. P. Art. 270)
Se considera delito reproducir, plagiar, distribuir o comunicar públicamente, en todo o en parte, con
ánimo de lucro y en perjuicio de terceros, una obra literaria, artística o científica, o su transformación, interpretación o ejecución artística fijada en cualquier tipo de soporte o comunicada a través de
cualquier medio, sin la autorización de los titulares de los correspondientes derechos de propiedad
intelectual o de sus cesionarios.

PREFACIO

Para los estudiantes de medicina, el cambio del aula a las rotaciones clínicas representa una importante transición educativa llena de nuevas y ricas oportunidades de aprendizaje y desafíos. Este libro de bolsillo sirve como recurso práctico para ayudarle a aprender eficazmente muchas de las destrezas clínicas fundamentales necesarias para la atención diaria de los pacientes. Esperamos que la *Guía para las rotaciones clínicas* le sea útil durante las rotaciones clínicas y más.

COLABORADORES

Shaan Ali Ahmed, MD
Resident Physician
Department of Internal Medicine
Columbia University Medical Center
Columbia University
New York, New York

Nehal Al-Sadhan, MD
Pediatric Emergency Medicine
Emergency Ultrasound Consultant
Pediatric Emergency Medicine
King Fahad Medical City
Riyadh, Kingdom of Saudi Arabia

David Anthony, MD
Staff Physician
Department of Family Medicine
Kent Hospital
Warwick, Rhode Island
Associate Professor
Department of Family Medicine
Alpert Medical School
Providence, Rhode Island

Andrea Arena, MD
Associate Director of Medical Student
    Education
Department of Family Medicine
Warren Alpert Medical School of Brown
    University
Providence, Rhode Island

Armon Ayandeh, MD, Msc
Resident Physician
Department of Emergency Medicine
Boston University School of Medicine
Boston, Massachusetts

Pooja Aysola, MD, MBA
Emergency Physician
Department of Emergency
Steward Medical Group
Boston, Massachusetts

Chelsea Ann Boyd, MD
Resident Physician
Department of Medicine
Warren Alpert Medical School of Brown
    University
Providence, Rhode Island

Alina D. Bayer, MD
Neurologist
Department of Neurosciences
Baystate Medical Center
Assistant Professor
Department of Neurology
University of Massachusetts Medical School
    - Baystate
Springfield, Massachusetts

Dayna Burrell, MD
Assistant Professor
Department of Obstetrics and Gynecology
Warren Alpert Medical School of Brown
    University,
Providence, Rhode Island

Jonathan F. Cahill, MD
Associate Professor
Department of Neurology
Warren Alpert Medical School of Brown
    University
Providence, Rhode Island

Kate Cahill, MD
Assistant Professor of Medicine and Medical
Science
Clinician Educator
Department of Medicine
Warren Alpert Medical School of Brown
University
Providence, Rhode Island

Chelsy Caren, MD
Assistant Professor in Obstetrics and
Gynecology, Clinician Educator
Department of Obstetrics and Gynecology
Warren Alpert Medical School of Brown
University
Providence, Rhode Island

Marie Lidia Carillo, MD
Pediatric Cardiology Fellow
Department of Cardiology
Children's National Hospital
Washington, DC

Erica Y. Chung, MD
Associate Professor, Clinician Educator
Department of Pediatrics
Warren Alpert Medical School of Brown
University
Providence, Rhode Island

Katherine Cicolello, MD
Resident Physician
Department of Psychiatry
Cambridge Health Alliance
Clinical Fellow
Department of Psychiatry
Harvard Medical School
Cambridge, Massachusetts

Seth Clark, MD, MPH
Assistant Professor
Medicine and Psychiatry and Human
Behavior
The Warren Alpert Medical School of Brown
University
Providence, Rhode Island

Erin M. Cleary, MD
Fellow
Obstetrics and Gynecology, Division of
Maternal-Fetal Medicine
The Ohio State University, Wexner Medical
Center
Columbus, Ohio

Brian Clyne, MD, MHL
Professor
Department of Emergency Medicine
Brown University
Providence, Rhode Island

Michael Cohen, MD
Fellow
Department of Gynecologic Oncology
University of Pittsburgh Medical Center
Pittsburgh, Pennsylvania

Michael Connolly, MD, FACS
Associate Professor of Surgery
Warren Alpert Medical School of Brown
University
Trauma Surgeon
Department of Surgery
Rhode Island Hospital
Providence, Rhode Island

Molly G. Curtis, MD
Fellow
Pediatric Emergency Medicine
Indiana University School of Medicine
Indianapolis, Indiana

Jessica Dietz Daley, MD
Fellow – Pediatric Hematology/Oncology
University of Pittsburgh, UPMC Children's
Hospital of Pittsburgh
Pittsburgh, Pennsylvania

Jeremy Dressler, MD
Chief Resident
Surgeon
Warren Alpert Medical School of Brown
University
Providence, Rhode Island

Kristin Helena Dwyer, MD, MPH
Assistant Professor
Department of Emergency Medicine
Warren Alpert Medical School of Brown
 University
Providence, Rhode Island

Renee Ross Eger, MD
Assistant Professor, Clinician Educator
Department of Obstetrics and Gynecology
Warren Alpert Medical School of Brown
 University
Providence, Rhode Island

Madeleine W. Elia, MD
Pediatric Hospitalist
Department of Pediatrics
Rady Children's Hospital
University of California, San Diego
San Diego, California

Leanne L. Free, MD
Fellow
Department of Obstetrics & Gynecology
University of Colorado
Aurora, Colorado

Dhairyasheel Sandeep Ghosalkar, MD
Internal Medicine Resident, PGY-3
Department of Internal Medicine
Warren Alpert Medical School of Brown
 University/Rhode Island Hospital
Providence, Rhode Island

Danielle Halpern, MD
Associate Physician
Department of Hospital Medicine
Brigham and Women's Hospital
Instructor
Department of Medicine
Harvard Medical School
Boston, Massachusetts

Travis L. Hase, MD
Attending Physician
Department of Emergency Medicine
Advocate Christ Medical Center
Oak Lawn, Illinois
Clinical Assistant Professor
Department of Emergency Medicine
University of Illinois at Chicago
Chicago, Illinois

Ross W. Hilliard, MD, FACP
Associate Professor of Medicine, Clinician
 Educator
Departments of Internal Medicine and
 General Internal Medicine
The Warren Alpert Medical School of Brown
 University
Providence, Rhode Island

Ashutosh Kaushal, MD
Vascular Neurologist
Department of Neurology
Inova Health System
Falls Church, Virginia
Assistant Professor of Medical
 Education
University of Virginia
Charlottesville, Virginia

Carmen Kilpatrick, MD
Resident Physician
Department of Psychiatry and Behavioral
 Sciences
University of California, San Francisco
San Francisco, California

Walter Klyce, MD
Resident
Department of Orthopaedic Surgery
University Hospitals
Cleveland, Ohio

Vincent Angelo LaBarbera, MD
Assistant Professor
Department of Neurology
Brown Neurology - Rhode Island
 Hospital
Warren Alpert Medical School of Brown
 University
Providence, Rhode Island

Erica Lash, MD
Associate Professor
Division of Emergency Medicine
Robert Larner, M.D. College of Medicine at
 the University of Vermont
Burlington, Vermont

Mary Bess Ledoux, MD
Resident Physician
Department of Emergency Medicine
Rhode Island Hospital
Emergency Department
Warren Alpert Medical School of Brown
University,
Providence, Rhode Island

Matthew Lorenz, MD
Attending Physician
Departments of Medicine and
Pediatrics
Rhode Island Hospital
Assistant Professor
Departments of Medicine and
Pediatrics
Warren Alpert Medical School of Brown
University
Providence, Rhode Island

Sarah R. Magaziner, MD
Pediatric Resident
Department of Pediatrics
Medstar Georgetown University
Hospital
Resident
Georgetown University
Washington, DC

Katherine Mason, MD
Associate Professor
Department of Pediatrics
Brown University
Providence, Rhode Island

Rory Merritt, MD, MEHP
Assistant Dean of Medicine
Department of Emergency Medicine
Warren Alpert Medical School of Brown
University
Providence, Rhode Island

Mayra Montalvo, MD
Faculty
Department of Neurology
University of Florida
Gainsville, Florida

Sara Heejung Park, MD
Resident Physician
Department of Anesthesiology
Rhode Island Hospital
Warren Alpert Medical School of Brown
University
Providence, Rhode Island

Katherine Rand, MD
Resident Physician
Department of Pediatrics
Childrens Hospital Los Angeles
University of Southern California
Los Angeles, California

Vinay Rao, MD, MPH
Plastic Surgery Resident
Department of Plastic Surgery
The Warren Alpert Medical School at Brown
University
Providence, Rhode Island

Sarah L. Rhoads, MD
Resident Physician
Departments of Internal Medicine and
Pediatrics
Warren Alpert Medical School of Brown
University
Providence, Rhode Island

Alison Riese, MD, MPH
General Academic Pediatrician
Department of Pediatrics
Hasbro Children's Hospital
Providence, Rhode Island
Associate Professor
Department of Pediatrics and Medical
Science
Alpert Medical School of Brown University
Providence, Rhode Island

Thomas Ross, MD
Staff Physician
Department of Emergency Medicine
Saint Ame's Hospital
Fall River, Massachusetts
Clinical Assistant Professor
Department of Medical Science
Alpert Medical School of Brown University
Providence, Rhode Island

Julie L. Roth, MD
Associate Professor of Neurology
Neurology and Medical Science
Warren Alpert Medical School of Brown
    University
Providence, Rhode Island

Merima Ruhotina, MD
Resident Physician
Department of Obstetrics and Gynecology
Warren Alpert Medical School of Brown
    University
Providence, Rhode Island

Beth Ann Ryder, MD
Associate Professor, Clinician Educator
Departments of Surgery and Medical
    Science
Warren Alpert Medical School of Brown
    University
Providence, Rhode Island

Sean Sanker, MD
Chief Resident
Departments of Internal Medicine and
    Pediatrics
Warren Alpert Medical School of Brown
    University
Providence, Rhode Island

Carly Dru Schmidt, MD
Chief Resident
Department of Pediatrics
Hasbro Children's Hospital
Chief Resident
Department of Pediatrics
Warren Alpert Medical School of Brown
    University
Providence, Rhode Island

Burton Hui Shen, MD
Resident
Departments of Internal Medicine and
    Pediatrics
Warren Alpert Medical School of Brown
    University
Providence, Rhode Island

Michael H. Sisitsky, MD
Assistant Professor
Division of General Obstetrics and
    Gynecology
Warren Alpert Medical School of Brown
    University
Providence, Rhode Island

Danielle Stern, MD
Resident Physician
Department of Psychiatry
University of Illinois Hospital
Chicago, Illinois

Elizabeth Sutton, MD
Associate Professor, Attending Physician
Department of Emergency Medicine
Miriam Rhode Island Hospitals
Associate Professor (Clinical)
Department of Medicine and Biomedical
    Sciences
Warren Alpert Medical School of Brown
    University
Providence, Rhode Island

James Tanch, MD
Resident Physician
Department of Emergency Medicine
Rhode Island Hospital/Lifespan
Alpert Medical School of Brown University
Providence, Vermont

Matthew Czar Taon, MD, RPVI, WCC,
CIIP
Fellow
Department of Interventional Radiology
University of Texas Health Science Center
    San Antonio
San Antonio, Texas

Alexander Hung Tran, MD
Resident Physician
Emergency Department
The Mount Sinai Hospital
Icahn School of Medicine at Mount Sinai
New York, New York

Tovah Bass Tripp, MD
Assistant Professor
Department of General Internal Medicine
Warren Alpert Medical School of Brown
    University
Providence, Rhode Island

Andrew Varone, MD
Resident
Department of Surgery
Rhode Island Hospital
Warren Alpert Medical School of Brown
    University
Providence, Rhode Island

Roxanne A. Vrees, MD
Associate Dean for Student Affairs
Office of Student Affairs
Warren Alpert Medical School of Brown
    University
Providence, Rhode Island

Paul Wallace, MD
Resident
Department of Psychiatry and Behavioral
    Sciences
University of California, San Francisco
San Francisco, California

Sarita Warrier, MD
Assistant Dean for Medical Education
Warren Alpert Medical School of Brown
    University
Providence, Rhode Island

Elizabeth Wei, MD
Fellow
Department of Pediatrics Section of Critical
    Care Medicine
Yale University
New Haven, Connecticut

Sarah Spencer Welsh, MD
Medical Director, Pediatric Intensive Care
    Unit
Pediatrics/Pediatric Critical Care Medicine
Hasbro Children's Hospital
Assistant Professor
Department of Pediatrics
Warren Alpert Medical School of Brown
    University
Providence, Rhode Island

Linda C. Wendell, MD
Associate Professor
Departments of Neurology and Neurosurgery
    and Section of Medical Education
Warren Alpert Medical School of Brown
    University
Rhode Island Hospital
Providence, Rhode Island

Angela Y. Zhang, MD
Resident
Department of Pediatrics
University of Washington
Seattle, Washington

REVISORES

Dara Bakar
MD Candidate
Warren Alpert Medical School of Brown University
Providence, Rhode Island

Daniel Chiou
MD Candidate
Warren Alpert Medical School of Brown University
Providence, Rhode Island

Adrian Cotarelo
MD Candidate
Warren Alpert Medical School of Brown University
Providence, Rhode Island

Varun Iyengar
MD Candidate
Warren Alpert Medical School of Brown University
Providence, Rhode Island

Sriya Sampath Muralidharan
MD Candidate
Warren Alpert Medical School of Brown University
Providence, Rhode Island

Alejandro Victores
MD Candidate
Warren Alpert Medical School of Brown University
Providence, Rhode Island

Sigrid S. Young
MD Candidate
Warren Alpert Medical School of Brown University
Providence, Rhode Island

CONTENIDO

II. PRESENTACIONES ORALES 89

III. EXPEDIENTE MÉDICO ELECTRÓNICO   138

IV. PROCEDIMIENTOS   146

V. COMUNICACIÓN 257

VI. CÓMO RESPONDER PREGUNTAS CLÍNICAS: RECURSOS CLÍNICOS 265

ACLS	Soporte vital cardíaco avanzado (*Advanced cardiac life support*)
ACM	Arteria cerebral media
A/EF	Anamnesis y exploración física
AINE	Antiinflamatorios no esteroideos
AP	Anteroposterior
c/12 h	Cada 12 horas
c/24 h	Cada 24 horas
c/8 h	Cada 8 horas
CONGO	Cabeza, oídos, nariz, garganta, ojos
CPAP	Presión positiva continua en las vías respiratorias (*Continuous positive airway pressure*)
CSD	Cuadrante superior derecho
CSI	Cuadrante superior izquierdo
CV	Cardiovascular
DCNS	Dispositivo de compresión neumática secuencial
DEA	Desfibrilador externo automático
DVY	Distensión de la vena yugular
ECG	Electrocardiograma
EF	Exploración física
EME	Expediente médico electrónico
EPOC	Enfermedad pulmonar obstructiva crónica
EPP	Equipo de protección personal
ERET	Enfermedad renal en etapa terminal
ETS	Enfermedad de transmisión sexual
FC	Frecuencia cardíaca
FR	Frecuencia respiratoria
FUM	Fecha de última menstruación
GA	Gasometría arterial
GI	Gastrointestinal
GV	Gasometría venosa
HC	Hemograma completo
i.o.	Intraóseo
i.v.	Intravenoso
ILA	Índice del líquido amniótico
IMC	Índice de masa corporal
INR	Cociente internacional normalizado (*International Normalized Ratio*)
IVU	Infección de las vías urinarias
LCR	Líquido cefalorraquídeo
LDH	Lactato-deshidrogenasa
LDL	Lipoproteínas de baja densidad
LEN	Líquidos, electrólitos, nutrición
MPC	Motivo principal de consulta
NC	Nervios craneales
NR/NI	No reanimar/no intubar

ONG	Oídos, nariz y garganta
PA	Presión arterial
PALS	Soporte vital avanzado (*Pediatric advanced life support*)
PFH	Pruebas de función hepática
POCUS	Ecografía en el punto de atención (*Point of care ultrasound*)
QS	Química sanguínea
RCP	Reanimación cardiopulmonar
RL	Solución de ringer lactato
RM	Resonancia magnética
RxT	Radiografía de tórax
SCA	Síndrome coronario agudo
s.c.	Subcutáneo
SNC	Sistema nervioso central
TC/ATC	Tomografía computarizada/angiografía por tomografía computarizada
TFG	Tasa de filtración glomerular
TP	Tiempo de protrombina
TVP	Trombosis venosa profunda
UCI	Unidad de cuidados intensivos
v.o.	Vía oral
VIH	Virus de la inmunodeficiencia humana

1 Anamnesis y exploración física: médica

Sarah L. Rhoads, Burton Hui Shen y Sean Sanker

Objetivo

- Desarrollar un abordaje para recopilar información sobre un paciente de reciente ingreso al servicio de medicina interna.

¿Qué son la anamnesis y la exploración física (A/EF) médica?

- La A/EF consisten en reunir la información necesaria para ingresar a un paciente nuevo.

Paso 1: más información

- Por lo general, tendrá tiempo para verificar el expediente clínico del paciente y obtener más información.
- Comience con las notas del servicio urgencias: ¿por qué motivo acudió y qué se le hizo allí? ¿Qué pensaron los médicos de urgencias sobre su cuadro clínico?
- Después de eso, revise las notas previas. ¿El paciente ha sido hospitalizado con frecuencia? ¿Cuándo fue su último ingreso y cuál fue el motivo? ¿Qué abordaje se llevó a cabo?
- Investigue si hay información de otros sistemas hospitalarios. Esto no debe tomar mucho tiempo, pero permite conocer el estado de salud general del paciente antes de que ingrese en el hospital.
- Es útil comenzar con la medición de los signos vitales para tener una referencia y compararlos con los de la presentación inicial en el servicio de urgencias, lo que además permite verificar si se modificaron desde el momento en el que se proporcionó tratamiento hasta el ingreso del paciente en el servicio de medicina interna. ¿Tenía fiebre al inicio y ahora no? ¿El paciente estaba normotenso pero ahora tiene hipotensión que no se había identificado?
- A continuación, revise los estudios de laboratorio obtenidos en el servicio de urgencias:
  - Anote las anomalías con respecto a los parámetros de referencia o normales.
  - Estudie los resultados del hemograma completo (HC) y de la química sanguínea (QS).
  - Siempre hay que fijarse en los estudios anteriores para saber si es un parámetro basal del paciente o un cambio significativo. Esto es especialmente importante en el caso de los resultados anómalos en los estudios.
  - **Siempre** hay que identificar el parámetro inicial de la hemoglobina y la creatinina del paciente. ¿Por qué es importante? Una concentración de creatinina de 1.5 puede tener un efecto diferente en un paciente que normalmente tiene un valor basal de 0.7 en comparación con el paciente que en condiciones óptimas tiene una concentración de 1.5. Los cambios en los estudios de laboratorio pueden ayudar a orientar su diagnóstico diferencial.

- A continuación, se examinan los estudios de imagen, incluidos los obtenidos antes del ingreso, si los hay. Si hay una radiografía de tórax reciente, ¿cómo se compara con las radiografías previas del paciente?
- También verifique los datos de cardiología: ¿el paciente tiene un electrocardiograma (ECG)? Además de evaluar el ECG como se le ha enseñado, busque un ECG anterior y anote cualquier cambio entre ambos. En particular, hay que observar la fracción de eyección y cualquier modificación notable en la función valvular.

Paso 2: anamnesis

- Comience con el motivo principal de consulta y la anamnesis del padecimiento actual.
- Al interrogar sobre los antecedentes médicos del paciente, a menudo puede ser útil mencionar la información que haya obtenido antes de conocerlo.
- Si el paciente no puede confirmar los medicamentos que toma en su esquema farmacológico, puede preguntar a su pareja o a un familiar.
  - En algunos casos puede ser necesario llamar al contacto de emergencia del paciente para confirmar los medicamentos y las alergias.
  - Consejo profesional: el resumen de un alta hospitalaria reciente puede ser un documento útil para verificar la lista de medicamentos que el paciente está tomando.
- Siempre pregunte en cuanto a alergias y los detalles de la propia reacción alérgica.

Paso 3: exploración física

- La exploración física sigue un formato establecido.
- Las exploraciones neurológicas y dermatológicas completas no son necesarias para todos los pacientes, pero su exploración debe ser exhaustiva y garantizar que pueda comunicarse con el equipo acerca de las exploraciones cardíacas, pulmonares y abdominales del paciente, así como las exploraciones neurológicas y de CONGO (cabeza, oídos, nariz, garganta y ojos) básicas. A continuación, se describe un modelo de exploración física general para los adultos:
  - **Signos vitales:** temperatura, pulso, presión arterial, frecuencia respiratoria, SaO_2.
  - **Estado general:** tranquilo, sentado cómodamente en la cama, aseado, con la bata hospitalaria.
  - **Ojos:** pupilas isocóricas, redondas y reactivas a la luz y a la acomodación; los movimientos extraoculares están intactos.
  - **Oídos, nariz y garganta (ONG):** mucosas húmedas, bucofaringe posterior rosada sin eritema ni exudados o hipertrofia amigdalina; no se observan lesiones de la mucosa.
  - **Cuello:** flexible, tráquea en línea media, sin linfadenopatías.
  - **Cardiovascular:** frecuencia y ritmo regulares, sin soplos, roces o galopes, sin distensión de la vena yugular (DVY), sin hematomas carotídeos.
  - **Pulmones:** sin aumento del trabajo respiratorio, claros a la auscultación bilateral, sin uso de músculos accesorios, crepitaciones o sibilancias, sin aumento de los diámetros anteroposteriores (no olvidar las pruebas especiales, es decir, percusión, auscultación, etc.).
  - **Abdomen:** ruidos intestinales sin alteraciones, abdomen blando, sin dolor.
  - **Piel:** sin erupciones, la piel está caliente y seca, no hay regiones eritematosas.
  - **Musculoesquelético:** fuerza de 5/5, amplitud de movimiento sin alteraciones, sin articulaciones inflamadas o eritematosas.
  - **Extremidades:** sin edema, cianosis, ni acropaquia (dedos en forma de baqueta).
  - **Genitourinario/rectal:** diferido.
  - **Neurológico:** alerta y orientado en las tres esferas (tiempo, lugar y persona), nervios craneales (NC) II-XII sin alteraciones.

Paso 4: código de reanimación

- El estado del código de reanimación es un componente vital de la hospitalización de cada paciente y debe ser abordado en cada ingreso.
- Busque al residente o al pasante de mayor jerarquía para que le proporcione información respecto al estado del código de reanimación.
- Una forma fácil de abordar el tema con el paciente es decir: «Cada vez que un paciente ingresa en el hospital, es importante saber lo que debe realizarse en caso de que se pusiera más grave, tuviera dificultad para respirar o su corazón dejara de latir. Algunos pacientes comentan que quieren ser reanimados, lo que puede incluir compresiones torácicas (en las que presionamos muy fuerte sobre el tórax del paciente para que su sangre fluya, lo que puede romper sus costillas), descargas cardíacas o uso de un tubo de ventilación conectado a una máquina. Algunas personas deciden que no desean nada de eso y que querrán estar tranquilos si llegan a estar muy graves. ¿Ha pensado en lo que preferiría que hiciéramos por usted?».
- Algunos pacientes son muy claros en sus deseos, y otros no tanto. Siempre puede ofrecerse a volver a hablar del tema o dedicar más tiempo a la conversación cuando el paciente esté más cómodo o después de que se haya instalado en el hospital.
- En momentos de incertidumbre, el código completo es el predeterminado.
- También busque una orden médica para el tratamiento de soporte vital (MOLST, *medical orders for life-sustaining treatment*), o una voluntad anticipada.
- También puede utilizar el estado del código de reanimación de ingresos anteriores del paciente para orientar esta conversación.

Paso 5: análisis y plan

- ¡Esta es la parte más importante de la nota!
- Su nota, como estudiante de tercer año de medicina, debe ser más larga que la de los demás.
- Consejo profesional: piense en su análisis y plan como un ensayo (abreviado) con una declaración de tesis de grado.
- Su introducción con el nombre, la edad, los antecedentes relevantes, la presentación, los hallazgos objetivos y el diagnóstico más probable del paciente debe considerarse como su declaración de tesis. Después, debe dedicar las siguientes frases a sustentar este diagnóstico con antecedentes e información objetiva relevante.
- Siempre incluya un diagnóstico diferencial e intente llegar al menos a dos diagnósticos adicionales para cada paciente; susténtelos y descártelos en la medida de sus posibilidades. Considere los diagnósticos más frecuentes y los que ponen en peligro la vida.
- No hay nada de malo en tener un diferencial amplio, pero tenga en cuenta que quizá no termine de presentar todas sus opciones al equipo médico (¡igual lo ven en su nota!).
- El análisis puede y debe centrarse en el motivo principal de consulta.
- El plan debe basarse en los problemas y ser exhaustivo; estos deben organizarse por orden de relevancia.
  - Por ejemplo, en el caso de un paciente que fue ingresado por neumonía y que tiene antecedentes de depresión e hipertensión, la neumonía debe ser el problema principal.
  - En casos menos claros, no pasa nada si su orden es diferente a la del residente. Es importante que piense en la organización y priorización de los problemas de los pacientes, sin que sea necesario acertar siempre.

- En el caso de los pacientes adultos, los planes siempre terminarán con los mismos cuatro componentes (los signos de número son una forma de marcar cada sección, a menudo utilizada en las notas médicas; también se pueden utilizar guiones o números):
  - # Líquidos/electrólitos/nutrición (LEN)/gastrointestinal (GI): está relacionado con la dieta del paciente. Ejemplos: «dieta para pacientes cardiópatas», «dieta para pacientes diabéticos», «ayuno por procedimiento pendiente», «dieta normal», etcétera.
  - # PFx: esto hace referencia a la profilaxis. Siempre debe incluir cualquier profilaxis para la trombosis venosa profunda (TVP); por ejemplo, dispositivos de compresión neumática secuencial (DCNS) o medias, heparina, enoxaparina, o una razón por la que no deba realizarse profilaxis para la TVP (p. ej., el paciente tiene una hemorragia). Hay que tener en cuenta que los pacientes con una tasa de filtración glomerular (TFG) disminuida no deben recibir enoxaparina como profilaxis. Algunas personas también incluirán en esta sección la profilaxis GI, como los inhibidores de la bomba de protones.
  - # COD: esta parte es importante en cada nota y describe el estado del código de reanimación del paciente. Las opciones son «código completo», en el que un paciente recibiría todas las medidas de reanimación; «NR/NI», en el que un paciente no recibiría reanimación ni intubación, sino todas las medidas hasta ese momento; o solo medidas de apoyo, en el que los cuidados se centran únicamente en el mantenimiento del paciente (por lo general, al final de la vida).
  - # Derivación: hace referencia al destino del paciente: ¿se le admite en el servicio de hospitalización o en la unidad de cuidados intensivos (UCI)? ¿Por qué está hospitalizado? Un término usualmente utilizado en esta sección es el de *nivel de atención hospitalaria* (HLOC, *hospital level of care*). Ejemplos de derivación son «HLOC por neumonía que requiere administración de antibióticos intravenosos» o «nivel de atención de la UCI por choque séptico que requiere vasopresores e insuficiencia respiratoria que requiere intubación».

Anamnesis y exploración física: quirúrgica

Vinay Rao

Objetivos

- Aprender los componentes necesarios de una nota de anamnesis y exploración física quirúrgica completa.
- Identificar los puntos críticos, positivos y negativos, que son vitales informar al paciente quirúrgico.
- Entender cómo informar su diagnóstico diferencial y el plan quirúrgico asociado.

Motivo principal de consulta

- Use algunas palabras que describan el motivo de consulta del paciente (dolor abdominal, fatiga, vómitos).
- Puede ser útil utilizar las palabras exactas que dice el paciente para describir el motivo principal de consulta (MPC) sin sesgar al lector (p. ej., «dolor de garganta» en vez de escribir *odinofagia*, «problemas para tragar» en lugar de *disfagia*).

Padecimiento actual

- Informe dirigido y breve de los hallazgos subjetivos del interrogatorio.
- La línea introductoria debe incluir el nombre del paciente, la edad, el sexo, los antecedentes médicos de importancia, la ubicación del punto de atención y el motivo principal de consulta.
  - *K.H. es una mujer de 29 años de edad sin antecedentes médicos de importancia que acude al servicio de urgencias con dolor abdominal.*
- El resto del padecimiento actual se centra en los componentes subjetivos del MPC para conocer la naturaleza, la cronología, la frecuencia y la gravedad de la enfermedad.
  - En el caso del paciente quirúrgico, el dolor abdominal es un motivo principal de consulta frecuente. El uso de la mnemotecnia **OPQRSTIA** puede ayudar a garantizar que se incluyan todos los componentes principales al evaluar el dolor (tabla 2-1).

Exploración por aparatos y sistemas

- Los síntomas asociados que se relacionan con el motivo principal de consulta deben incluirse en el padecimiento actual (p. ej., en el caso del dolor abdominal, anexe las preguntas relacionadas con el sistema digestivo).
- Realice la exploración por aparatos y sistemas de 12 puntos e infórmelo aquí (tabla 2-2).

Antecedentes médicos

- En esta sección indique todos los antecedentes médicos crónicos.
- Incluya modificadores de la enfermedad para indicar su gravedad, lo que puede tener una importancia considerable a la hora de evaluar el riesgo quirúrgico de los pacientes (apnea obstructiva del sueño que requiere presión positiva continua en las vías respiratorias [CPAP], *continuous positive airway pressure*], enfermedad renal en etapa terminal [ERET] en diálisis, enfermedad pulmonar obstructiva crónica [EPOC] con 4 L de oxígeno en casa, etc.).

TABLA 2-1 OPQRSTIA: mnemotecnia para el dolor

O	P	Q	R	S	T	I	A
Inicio (*onset*)	Paliación/ provocación	Calidad (*quality*)	Irradiación (*radiation*)	Gravedad (*severity*)	Tempo- ralidad	Inci- dencia	Sistemas asociados

TABLA 2-2 Lista de verificación durante la exploración por aparatos y sistemas en el paciente quirúrgico

SISTEMA	SÍNTOMAS
General	Fiebre, escalofríos, aumento o pérdida de peso (intencionado o no)
Ojos	Ceguera, alteraciones en la visión, diplopía, secreción, dolor, destellos o moscas volantes
Oídos, nariz, garganta y boca	Alteraciones de la audición, acúfenos, rinorrea, epistaxis, anosmia, odinofagia, disfagia (sólidos frente a líquidos), gingivorragia
Cardiovascular	Dolor torácico (en reposo o en esfuerzo), disnea (en reposo o en esfuerzo), ortopnea, disnea paroxística nocturna, palpitaciones, edema periférico
Pulmonar	Tos (seca, productiva), hemoptisis
Digestivo	Dolor abdominal, meteorismo o distensión, náuseas, vómitos, hematemesis, diarrea o estreñimiento, última defecación, presencia de flatos, melena, hematoquecia, dolor en recto
Genitourinario	Micción (sí o no), disuria, hematuria, dolor en el flanco, color de la orina
Endocrino	Poliuria, polidipsia, polifagia, temblores, intolerancia al frío o al calor, pérdida del cabello
Musculoesquelético	Artralgias, rigidez articular, edema articular, traumatismo reciente
Neurológico	Cefalea, migraña, ataxia, caídas, síncope, convulsiones, traumatismo craneal reciente, debilidad focal o alteraciones sensitivas
Cutáneo	Ictericia, heridas, eritemas, quemaduras
Hematología y oncología	Inflamación de los ganglios linfáticos, facilidad para sangrar o presencia de equimosis

Exploración por aparatos y sistemas.

- En esta sección indique cualquier ingreso hospitalario reciente que sea relevante.
- Preste mucha atención a la presencia de enfermedades concomitantes informadas en los ingresos hospitalarios previos relacionados con el motivo de consulta (p. ej., episodios previos de pancreatitis que requieran ingreso o estancia en la unidad de cuidados intensivos).

Antecedentes quirúrgicos

- En esta sección mencione el antecedente de cirugías previas.
- Asegúrese de incluir el nombre del procedimiento, la fecha con año, el cirujano y la localización e indicación de la cirugía.

Antecedentes familiares

- Informe toda enfermedad médica o quirúrgica de la familia inmediata (padres y hermanos).
- Preste mucha atención a los antecedentes de cáncer (colon, mama), a las afecciones con predisposición genética (enfermedad intestinal inflamatoria, neoplasia endocrina múltiple) y a los síndromes familiares (poliposis adenomatosa familiar, síndrome de Marfan).

Tratamiento farmacológico

- En esta sección incluya todos los medicamentos que formen parte del tratamiento farmacológico del paciente.
- Piense en los fármacos clave que pueden alterar una cirugía (anticoagulación, insulina, esteroides, etc.), estos deben mencionarse y abordarse según la necesidad del análisis y el plan.

Alergias

- Enumere las alergias del paciente y el tipo de reacción.

Antecedentes sociales

- Los antecedentes sociales relevantes que se deben incluir con los hábitos (tabaco, alcohol, consumo de otras drogas), la situación laboral, la situación de vida, las redes de apoyo y el estado funcional.
- El **estado funcional** es especialmente importante en la población geriátrica y puede ser un indicador de la seguridad de una intervención quirúrgica para este grupo demográfico.

Antecedentes sexuales

- Es importante incluir la actividad sexual del paciente, el número de parejas en el último año, la frecuencia de uso de protección y cualquier antecedente de enfermedad de transmisión sexual.
- Interrogue si el paciente tiene infección por el virus de inmunodeficiencia humana (VIH) y solicite información respecto a la última prueba (el paciente puede negarse a responder).
- En el caso de las mujeres, obtenga información sobre el último período menstrual y realice una anamnesis obstétrica básica (embarazos anteriores y complicaciones).

Medicina preventiva, pruebas de cribado (detección precoz) y estudios dinámicos previos

- Breve informe sobre los estudios diagnósticos y quirúrgicos relevantes.
- Incluya las pruebas de cribado para el cáncer (de pulmón, de colon, mastografía).
- Agregue los antecedentes de vacunación (influenza, neumonía, tétanos, vacunas infantiles).
- Anexe las pruebas dinámicas previas pertinentes, como los antecedentes de endoscopia, pruebas de esfuerzo, ecocardiografías previas en el paciente con cardiopatía, angiogramas previos en el paciente con alteraciones vasculares, etcétera.

Signos vitales

- Informe la temperatura (T), la frecuencia cardíaca (FC), la presión arterial (PA), la frecuencia respiratoria (FR) y la saturación de oxígeno (SaO_2), e indique el uso de cualquier soporte ventilatorio (en el caso de que el paciente lo utilice).

TABLA 2-3	Exploración física enfocada en abdomen agudo
General	Bien desarrollado, nutrición aparentemente adecuada, con un grado moderado de estrés
Corazón	Taquicardia, ritmo regular, sin soplos, roces o galopes, sin DVY
Pulmones y tórax	Taquipnea, sin esfuerzo, claro a la auscultación pulmonar bilateral
Abdomen	Blando, sin distensión, dolor moderado a la palpación en el cuadrante inferior derecho, defensa voluntaria en el cuadrante inferior derecho, sin defensa involuntaria en el abdomen, no hay dolor a la descompresión (rebote), sin hernias ni cicatrices quirúrgicas, sin hepatoesplenomegalia, signo de Murphy negativo, signos del psoas y del obturador positivos
Extremidades	Temperatura y perfusión sin alteraciones, movimiento de las cuatro extremidades, sin presencia de edema periférico

DVY, distensión venosa yugular.

Exploración física

- Incluya una exploración física con todos los componentes relevantes.
- La mayoría de los pacientes quirúrgicos requieren una evaluación general, cardíaca, torácica/pulmonar, abdominal, de las extremidades y neurológica (tabla 2-3).
- Se pueden utilizar las abreviaturas médicas aceptadas.

Datos de los estudios de laboratorio

- Informe todos los datos relevantes para ayudar a apoyar su diagnóstico diferencial.

Datos de los estudios de imagen

- Informe todos los estudios de imagen relevantes que se han realizado en el paciente durante este encuentro clínico.
- Es una buena práctica describir su impresión diagnóstica de los estudios de imagen con sus propias palabras y complementarla con la impresión diagnóstica del imagenólogo.
- Al informar los datos de los estudios de imagen, debe indicar los *hallazgos* y su *impresión* (*imagen:* tomografía computarizada (TC) abdominal y pélvica con contraste intravenoso. *Hallazgos:* apéndice dilatado con fecalitos. Pared del apéndice engrosada y estrato graso inflamatorio periapendicular. *Impresión diagnóstica:* apendicitis aguda no complicada).

Análisis y plan

- El análisis debe comenzar con un enunciado en el que se indique el nombre, la edad, el sexo, los antecedentes médicos de importancia, la ubicación de presentación, el motivo principal de consulta y el diagnóstico presuntivo principal.
  - *En resumen, K.H. es una mujer de 29 años de edad sin antecedentes médicos de importancia que acude al servicio de urgencias con dolor abdominal y sospecha de apendicitis aguda no complicada.*
- Después se deben indicar los elementos del padecimiento actual, la exploración por aparatos y sistemas, la exploración física y los datos de los estudios de laboratorio y de imagen que apoyan su diagnóstico. Debe mencionar su diagnóstico diferencial y qué aspectos de la presentación del paciente hacen más o menos probable un diagnóstico u otro.
- El plan suele estar escrito en forma de lista. Es importante incluir elementos clave (tabla 2-4).

TABLA 2-4 Elementos clave que deben incluirse en el plan quirúrgico

¿Cirugía o no?	Pasa a quirófano para apendicectomía laparoscópica urgente
Dieta	Ayuno con sorbos para los medicamentos
Líquidos	RL 125 mL/h
Con o sin Ab	Piperacilina/tazobactam i.v. 3 375 mg c/6 h
Control del dolor	Control del dolor con paracetamol i.v. 1 g c/8 h, morfina i.v. 4 mg c/4 h, según la necesidad
Tratamiento ambulatorio	Revisión de la medicación en el hogar, iniciarla según corresponda
Actividad	Actividad según lo tolerado
Medidas de limpieza del árbol traqueobronquial	Espirometría de incentivo con el servicio de enfermería c/6 h
Profilaxis para la TVP	Administración de heparina s.c. 1 000 U c/8 h
Derivación	Ingreso en el piso de hospitalización
Estado del código	Código completo

Ab, antibióticos; RL, Ringer lactato; TVP, trombosis venosa profunda.

Anamnesis y exploración física: obstetricia y ginecología

Merima Ruhotina y Roxanne A. Vrees

Objetivos

- Estudiar cada uno de los aspectos de la anamnesis obstétrica y ginecológica.
- Recordar y realizar preguntas específicas relacionadas con los antecedentes obstétricos, menstruales, sexuales y de anticoncepción de las pacientes.
- Describir los componentes de la exploración obstétrica y ginecológica.

Panorama general

- La anamnesis y la exploración física (A/EF) en obstetricia y ginecología pueden incluir la discusión de temas sensibles como las inquietudes sexuales, reproductivas y genitales.
- La anamnesis debe realizarse en un entorno privado y sin prejuicios, y debe evitarse hacer suposiciones sobre los antecedentes de la paciente, su identidad de género, sus preferencias sexuales o sus prácticas culturales.
- Durante el interrogatorio se deben utilizar preguntas abiertas.
- Para aumentar la comodidad de la paciente durante la exploración, en la tabla 3-1 se proporciona el lenguaje apropiado que debe utilizarse.

Anamnesis de obstetricia y ginecología

- La anamnesis obstétrica y ginecológica completa incluye un resumen completo de los antecedentes médicos, quirúrgicos, sociales y familiares, además de los componentes que se comentan a continuación.
- Anamnesis obstétrica (tabla 3-2):
  - Se incluye el número de embarazos previos (gravidez) y la paridad de la paciente, o «G» y «P».
  - El número de embarazos previos abarca el total de embarazos (incluido el actual).

TABLA 3-1 Lenguaje apropiado

PALABRAS QUE DEBE EVITAR	PALABRAS QUE DEBE UTILIZAR
Tocar, sentir	Palpar, examinar, verificar
Comprobar si hay presencia de cáncer, ver si hay algún problema	Asegurarse de que está sana, sin anomalías
Apretar el tornillo	Ajustar el espéculo
Mamas grandes o pequeñas, tórax plano	Más o menos tejido mamario, colgante
Estribos	Reposapiés o pedales
Abra las piernas	Relaje las piernas hacia los lados

TABLA 3-2 Anamnesis obstétrica

Embarazos previos
Antecedentes de abortos espontáneos, interrupciones de embarazo o embarazos ectópicos
Antecedentes de reproducción asistida
Por cada embarazo:
Fecha del parto y edad gestacional en el momento del parto
Modo de parto: parto vaginal *vs.* cesárea *vs.* parto asistido por ventosa obstétrica o fórceps; es importante incluir la indicación de cualquier parto quirúrgico
Complicaciones maternas, como la hipertensión o la diabetes
Complicaciones fetales, como restricción del crecimiento, anomalías o mortinatos (óbitos)
Complicaciones del parto o de la cirugía, como distocia de hombros o hemorragia posparto
Complicaciones neonatales
Salud actual de los recién nacidos

- En la paridad se menciona el número total do embarazos que se completaron, incluidos los partos de término (partos de > 37 semanas de gestación), los partos prematuros (partos de < 37 semanas de gestación), el número de embarazos fallidos o interrumpidos y los hijos vivos.
- Un ejemplo es G5P2112: la paciente ha estado embarazada un total de cinco veces; el desglose es el siguiente: la paciente está actualmente embarazada, ha tenido dos partos de término, un parto prematuro, una interrupción y dos hijos vivos.
- Cabe destacar que un parto con gestaciones múltiples cuenta como un solo nacimiento (parto = 1) pero con dos hijos vivos.
- Antecedentes del ciclo menstrual:
  - La tabla 3-3 incluye los componentes clave de los antecedentes del ciclo menstrual.
  - El ciclo menstrual promedio ocurre en un intervalo de entre 21 y 35 días, y la menstruación dura 7 días.
- Preguntas que deben realizarse para obtener los antecedentes sexuales:
  - ¿Cómo se describe a sí misma? ¿Hombre, mujer, transexual, o no se identifica como hombre, mujer o transexual?
  - ¿Cuáles son sus pronombres de elección?
  - ¿Actualmente tiene o ha tenido alguna vez relaciones sexuales?
  - Si es así, ¿con hombres, con mujeres o con ambos?
  - Si no es así, ¿cuándo fue la última vez que tuvo relaciones sexuales?
  - ¿Ha tenido recientemente nuevas parejas o contactos sexuales?
  - ¿Tiene inquietudes sexuales?
  - ¿Utiliza algún método de prevención familiar (si es aplicable)?
  - ¿Usa protección para las enfermedades de transmisión sexual?
  - ¿Alguna vez ha tenido una enfermedad de transmisión sexual?
  - ¿Desea hacerse alguna pruebas de cribado de enfermedades de transmisión sexual?
  - ¿Necesita anticoncepción o asesoramiento preconcepcional?

TABLA 3-3 Antecedentes del ciclo menstrual	
Todas las mujeres	Edad de la menarquia (inicio de la primera regla)
	Antecedentes de irregularidad menstrual
	Antecedentes de hemorragias abundantes o intermenstruales
	Antecedentes de dismenorrea o dolor pélvico
Mujeres en edad reproductiva y en la transición a la menopausia	Fecha de la última menstruación (FUM; primer día de sangrado o manchado)
	Fecha del período menstrual anterior
	Duración del ciclo actual (intervalo entre la FUM y el período menstrual anterior) y regularidad (patrón del ciclo durante el último año)
	Número de días de sangrado en una menstruación media
	Sangrado abundante o intermenstrual (actual o reciente)
	Sangrado poscoital actual o reciente
	Dismenorrea actual o reciente
	Síntomas moliminales o premenstruales
Mujeres posmenopáusicas	Edad de la última menstruación
	Antecedentes de tratamiento con terapia hormonal
	Antecedentes de hemorragia posmenopáusica

Reproducido con autorización de Carusi DA. *The Gynecologic History and Pelvic Examination.* UpToDate. 2021. https://www.uptodate.com/the-gynecologic-history-and-pelvic-examination. Copyright © 2021 UpToDate, Inc. All rights reserved.

- ¿Sufre o ha sufrido anteriormente abusos sexuales?
- Tipo de anticoncepción, previa y actual (si aplica).
- Otros antecedentes ginecológicos:
  - Historial de citologías cervicales (prueba de Papanicolaou), incluyendo la fecha y el resultado de la última prueba; diagnóstico y seguimiento de las citologías anómalas.
  - Antecedentes de quistes ováricos, miomas uterinos, infertilidad, endometriosis o síndrome de ovario poliquístico.
- Antecedentes mamarios: antecedentes de enfermedades mamarias, lactancia, última mastografía (si aplica).

Exploración física

- A continuación, se describe la técnica de exploración que se centra específicamente en la exploración pélvica. Los componentes de la exploración exhaustiva incluyen la evaluación cardiorrespiratoria, mamaria y abdominal.

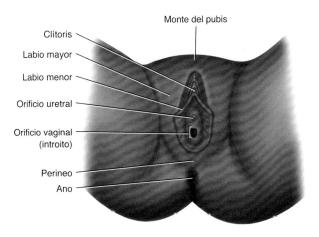

FIGURA 3-1 Genitales externos.

- Colocación de la paciente: la exploración pélvica se realiza tradicionalmente en posición de litotomía dorsal, que permite la exposición de los genitales y facilita el examen con espéculo.
- Equipo básico:
  - Mesa de exploración con estribos
  - Fuente de luz
  - Espéculo de tamaño adecuado
  - Lubricación adecuada
  - Materiales (para el cribado del cáncer de cuello de útero, recolección de cultivos para enfermedades de transmisión sexual, hisopos para obtener muestras de flujo vaginal)
- Genitales externos: examine los labios menores y mayores, el cuerpo perineal, el clítoris y el introito (fig. 3-1). Observe cualquier lesión cutánea, irregularidad, cambio en la coloración, tumoración o evidencia de infección.
- Exploración interna: con ayuda del espéculo, puede examinar la vagina para detectar cualquier lesión, atrofia o anomalía. El cuello uterino se visualizará con el espéculo, que puede examinarse para detectar cualquier anomalía visible.

- Exploración bimanual: los dedos índice y medio de la mano dominante por lo general se utilizan para explorar la vagina, el útero y el cuello uterino, así como para palpar los ovarios de forma bilateral (fig. 3-2).
- Para las pacientes obstétricas: un componente adicional de la exploración obstétrica es la realización de un control del cuello uterino que evalúe su dilatación y longitud, así como la posición de la cabeza del feto.

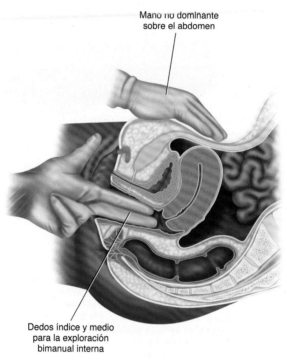

Mano no dominante
sobre el abdomen

Dedos índice y medio
para la exploración
bimanual interna

FIGURA 3-2 Exploración bimanual.

4

Anamnesis y exploración física: pediatría

Sean Sanker, Sarah L. Rhoads y Burton Hui Shen

Objetivo

- Describir la estrategia de recolección de información en un paciente de reciente ingreso en el servicio de pediatría.

¿Qué son la anamnesis y la exploración física (A/EF) pediátricas?

- La anamnesis pediátrica es una experiencia única, debido a que suele obtenerse a través de varias personas además del paciente.
- En el caso de los lactantes, los preescolares y los niños en edad escolar, se debe confiar en los adultos que los acompañan para que proporcionen la información necesaria.
- Los escolares y los adolescentes son más capaces de ayudar a describir sus síntomas, aunque por lo general necesitan la ayuda de los padres para proporcionar más información sobre sus antecedentes o los fármacos que utilizan.

Anamnesis: neonatos (0-28 días), lactantes (nacimiento a 12 meses) y preescolares (1-3 años)

- Obtenga la información de los tutores que estén presentes.
- Como en cualquier A/EF, la anamnesis se inicia con el motivo principal de consulta tal y como la informe el tutor.
- Para evaluar el estado general de un lactante, haga preguntas sobre el estado de alerta que parezca tener el paciente. ¿El bebé está despierto y con los ojos abiertos como siempre o duerme más de lo habitual?
- Obtenga información respecto a la diuresis y las heces para asegurarse de que el bebé sigue orinando adecuadamente y evalúe la hidratación y la ingesta. A partir de los 5 o 7 días de edad, el bebé debe orinar al menos 5 o 6 veces al día. Se considera un dato de alerta si hay menos de dos pañales mojados por día.
- Evalúe cómo se alimenta el bebé y con qué frecuencia:
  - Es útil saber lo que come el bebé, ya sea leche materna, de fórmula o una combinación de ambas (volumen de fórmula, frecuencia de las tomas y tiempo que pasa alimentándose del pecho de su madre).
  - Los lactantes no deben probar alimentos sólidos antes de los 4 o 6 meses de edad y no deben tomar leche de vaca antes del año.
- El comportamiento del lactante es un buen indicador de su salud general: si llora al defecar y parece irritable cuando se palpa el abdomen, se puede sospechar de una enfermedad abdominal; en el caso de un lactante que se niega a ser alimentado porque respira con mayor velocidad y menea la cabeza, se piensa en una enfermedad respiratoria.
- Recuerde que los antecedentes médicos de un lactante incluyen los **antecedentes perinatales**:
  - ¿Hubo algún problema de salud durante el embarazo?
  - ¿La madre recibió cuidados prenatales de rutina?
  - ¿El bebé nació de término o fue prematuro?

- ¿Cuál fue el método de parto (vaginal, cesárea)? Si fue por cesárea, ¿cuál fue el motivo?
- ¿El lactante se fue a casa con la madre después del nacimiento o requirió hospitalización en la unidad de cuidados intensivos neonatales (UCIN)?
- Es importante saber si hay algún problema médico conocido o alguna hospitalización previa (p. ej., ¿el niño ha sido hospitalizado por bronquiolitis o asma en el pasado?).
- A partir de los 2 meses de edad, los lactantes pueden empezar a recibir las vacunas indicadas para la edad. Es fundamental preguntar si la cartilla de vacunación del niño está al día.
- Si los padres informan una alergia, pregunte cómo es esa alergia o cómo se presenta.
- Como siempre, preguntar por las cirugías previas y el tratamiento farmacológico actual es importante para tener un historial completo. Si se teme una ingesta accidental, pregunte qué otros medicamentos o suplementos hay en la casa.
- Pregunte si el niño acude a la guardería y sobre el hogar:
  - Si tiene hermanos, es posible tener cierta inquietud por las infecciones, sobre todo si hay escolares en casa, debido a la frecuencia de las enfermedades víricas que se propagan en la escuela.
  - Si hay fumadores en casa, eso aumenta el riesgo de enfermedades respiratorias.
  - En un niño con comportamiento anómalo, la posibilidad de acceder a los medicamentos o artículos de limpieza, o de caerse y experimentar un traumatismo craneoencefálico, es un componente crucial de la anamnesis.

Anamnesis: niños en edad escolar

- Los niños en edad escolar están mejor preparados para responder a sus preguntas, aunque a menudo necesitan la ayuda de su tutor para responder a cuestiones más específicas o sobre sus antecedentes médicos. Trate de obtener la mayor cantidad de información del niño que sea apropiada para su desarrollo. Apóyese de los padres o tutores para obtener información complementaria.
- Al interrogar a un escolar, empiece por el motivo principal de consulta. Las preguntas sobre el dolor o la disnea deben ser concretas y breves: ¿dónde está el dolor? ¿Cuándo empezó? ¿Se ha movido a algún sitio o ha cambiado? Mantener un lenguaje sencillo es especialmente importante para los interrogatorios pediátricos.
- Pregunte al tutor del niño cuándo notó alguna anomalía o escuchó que el niño se quejaba. Es probable que le ayude más que mencionen si esto ha ocurrido antes, si le administraron algún medicamento o si hicieron algo para ayudar a aliviar los síntomas.
- Pregunte a los tutores sobre antecedentes médicos, hospitalizaciones o cirugías, alergias y medicamentos actuales.
- En el caso de un niño que toma medicamentos con regularidad, pregunte con qué frecuencia se salta una dosis, sobre todo si es relevante para el motivo por el que está en el hospital. Por ejemplo, un niño que llega con una exacerbación del asma puede necesitar un tratamiento diferente al salir del hospital si ha estado tomando sus medicamentos correctamente todos los días y aun así se puso enfermo, a diferencia de un niño que omitió todos los medicamentos que debía tomar y después tuvo síntomas.
- Al igual que con los niños más pequeños, pregunte al tutor sobre la vida en el hogar: con quién vive, la exposición a los animales domésticos (si es relevante), los hermanos, la exposición al humo, los antecedentes de viajes recientes.
- A menudo también puede ser relevante preguntar sobre la escuela y cualquier inquietud respecto a la seguridad o el acoso que pueda ocurrir allí, especialmente en los niños con un motivo principal de consulta relacionado con el comportamiento.

Anamnesis: adolescentes

- Los adolescentes que acuden a recibir atención médica se encuentran en etapas muy variadas de desarrollo y madurez: algunos pacientes pueden ayudarle directamente, mientras que otros dependerán de sus tutores.
- Empiece por tratar de obtener información directamente del paciente antes de pasar al tutor para completar los datos faltantes.
- Los adolescentes deben ser entrevistados a solas, a menos que soliciten explícitamente que se queden sus padres o tutores. Aunque puede resultar intimidante pedirle a un progenitor que se vaya, muchos respetarán la explicación de que esa es la política (suya o de su equipo) con todos los pacientes adolescentes.
- A partir de los 12 o 13 años de edad, se suele dedicar gran parte del tiempo a comprender los aspectos sociales de la vida de un adolescente. Es una buena idea informar que les hará muchas preguntas sobre diferentes aspectos de su vida, para asegurarse de que están lo más sanos y seguros posible.
- Haga saber al paciente que toda esta información es confidencial y que no se compartirá con los tutores, a menos que diga algo que indique que él u otra persona están en peligro.
- HEADSS es una mnemotecnia útil para recordar los temas que hay que tratar:
  - **H = Hogar:** ¿dónde vives, con quién? ¿Te sientes seguro en tu casa? ¿Algún factor de estrés en casa?
  - **E = Educación:** ¿a qué escuela vas? ¿En qué curso estás y cómo van tus calificaciones? (si las calificaciones o notas son preocupantes, ¿se trata de un cambio o es su curso regular?) ¿Te acosan en la escuela o acosas a alguien? ¿Sabes qué quieres ser de mayor o qué te gustaría estudiar?
  - **A = Actividades:** ¿qué te gusta hacer para divertirte? ¿Haces ejercicio o estás en algún equipo deportivo? Háblame de tus amigos.
  - **D = Drogas:** ¿alguno de tus amigos ha probado el alcohol, los cigarrillos, el *vaping* o la *hookah*? ¿O marihuana? ¿Has probado alguno de ellos? ¿Has estado alguna vez en un auto con alguien que bebía o fumaba? ¿Estás interesado en probar alguna de esas sustancias o consumes alguna de ellas con regularidad? **Si la respuesta es afirmativa:** ¿por qué te gusta _____? ¿Hay algo que no te guste?
  - **S = Sexo:** ¿hay alguien que te atraiga o con quien estés saliendo? Háblame de las personas con las que has salido en el pasado. ¿Qué género o géneros te atraen? ¿Alguna vez has tenido sexo con alguien? Es importante que sepamos esta información para asegurarnos de que estamos eligiendo los estudios correctos para mantenerte a salvo, y para ello necesitamos saber qué partes del cuerpo van juntas. Puede presentar algunas opciones y hacer que los pacientes establezcan una conexión con lo que están haciendo (la mano al pene, la boca a la vagina, el pene a las nalgas) o puede dejar que lo digan ellos. ¿Te has hecho alguna vez la prueba para detectar alguna enfermedad de transmisión sexual (ETS) o te han dicho que la tienes? Si tienen una relación: ¿te sientes segura o seguro con tu pareja? ¿Te respetan a ti y a tus decisiones?
  - **S = Tendencias suicidas o autodestrucción:** ¿cómo está tu estado de ánimo? ¿Has pensado alguna vez en hacerte daño a ti mismo o a otra persona? ¿Has hecho algo que te haga daño, y si es así, cuándo fue la última vez? ¿Alguna vez has intentado suicidarte o has sido hospitalizado a causa de tu estado de ánimo? ¿Has pensado alguna vez en no querer estar vivo?

Documentación de la exploración física: lactantes

- En la plantilla que se muestra a continuación se indican los componentes de la exploración física del lactante que es importante documentar; puede servir de guía para los aspectos importantes de la exploración del recién nacido.
- **Signos vitales:** temperatura (¿obtención?: rectal, axilar, oral, etc.), pulso, frecuencia respiratoria (FR), presión arterial (PA), saturación de oxígeno periférica (SpO_2).
- **Parámetros de crecimiento:** peso, estatura o longitud, perímetro cefálico (con los respectivos percentiles según las tablas de crecimiento).
- **General:** el paciente está bien desarrollado, bien alimentado y sin angustia evidente. El paciente está dormido pero despierta con facilidad. Parece estar bien hidratado.
- **Cabeza:** normocéfalo, sin traumatismos con pelo grueso o escaso. La fontanela anterior mide 1 × 1 cm; blanda y plana. Las suturas muestran un leve moldeado craneal, sin sobrepasar.
- **Ojos:** pupilas isocóricas, redondas y reactivas a la luz. Los músculos extraoculares parecen intactos, pero el paciente es demasiado joven para cooperar con la exploración. Los ojos parecen cruzar la línea media. No hay secreción, conjuntivitis o ictericia escleral. No hay ptosis. El paciente centra su mirada brevemente en la cara. No es posible visualizar el fondo de ojo. Reflejos rojos presentes de forma bilateral.
- **Oídos:** despejar los conductos auditivos externos. La forma y el contorno del pabellón no tienen alteraciones. No hay fosetas preauriculares ni lesiones cutáneas. Las membranas timpánicas presentan un gris de manera simétrica. Sin eritema ni abultamiento.
- **Nariz:** mucosa rosada normal, sin secreción ni sangre visible. Tabique medio normal.
- **Boca:** mucosas húmedas, sin evidencia de paladar hendido, frenillo intacto, sin frenillo anterior o corto, etcétera.
- **Faringe:** no se pueden visualizar las amígdalas. La faringe no tiene eritema ni ulceraciones. Movimiento normal del paladar blando.
- **Cuello:** no está aumentado de tamaño. No hay desviación traqueal. No hay disminución de la amplitud de movimiento. No se detectan linfadenopatías, bocio ni tumoraciones.
- **Tórax:** no hay aumento del uso de los músculos accesorios, es decir, no hay evidencia de un aumento del trabajo respiratorio. Auscultación pulmonar clara en ambos campos. No hay estridor, sibilancias, crepitaciones o roces. Buen movimiento de aire.
- **Cardiovascular (CV):** precordio silencioso, no hay choque del ventrículo derecho, no hay frémito. Punto de máximo impulso en la línea medioclavicular izquierda en el sexto espacio intercostal, sin desplazamiento. Ritmo y frecuencia regulares. R_1 normal con R_2 normalmente desdoblado en la respiración. No hay soplos, galopes o roces. Pulsos 2+ en todas las extremidades, incluyendo pulsos femorales bilaterales intensos. Llenado capilar inferior a 2 s.
- **Abdomen:** blando, sin dolor, sin distensión. Peristaltismo presente. Borde hepático palpable 1 cm por debajo del borde costal derecho. No hay esplenomegalia. No hay tumoraciones. Cicatriz umbilical sin alteraciones, ni eritema, secreción o mal olor.
- **Genitales:** con o sin circuncisión, meato uretral en posición correcta. Testículos descendidos bilateralmente, estadios de Tanner si la edad es apropiada; sin hernias, sin hidroceles.
- **Extremidades:** calientes, bien perfundidas, sin acropaquia, cianosis o edema. No hay deformidades francas. Adecuada turgencia de la piel, sin pliegues. Signos de Barlow y Ortolani negativos, sin chasquidos.
- **Espalda:** recta, sin lordosis, sin cifosis. Sin hoyuelo sacro ni mechón de pelo.
- **Piel:** sin eritema, caliente y bien perfundida, hay un área de eritema o hiperpigmentación compatible con ____ en el ____.
- **Neurológico:** mueve todas las extremidades de forma simétrica, tono adecuado.

- Si está indicada la exploración de los nervios craneales (NC):
  - ○ NC I: diferido.
  - ○ NC II: puede enfocar la cara brevemente, pupilas isocóricas, redondas, reactivas a la luz y acomodación (PIRRLA).
  - ○ NC III, IV, VII: incapaz de distinguir si los ojos se mueven en todas las direcciones.
  - ○ NC V: reflejo corneal diferido.
  - ○ NC VII: expresión facial simétrica, cierra los ojos con firmeza.
  - ○ NC VIII: se sobresalta al..., responde a la voz, etcétera.
  - ○ NC VII, IX, X, XII: náuseas presentes, movimiento simétrico del paladar blando, deglución normal y llanto.
  - ○ NC XI: diferido.
- Reflejo de Moro simétrico sin alteraciones, reflejo de incurvación del tronco (reflejo de Galant). Reflejo tónico asimétrico cervical normal. Reflejo de marcha automática normal. Reflejos tendinosos profundos de bíceps y rótula simétricos, reflejos plantares ascendentes, clono de 2-3 tiempos en ambos pies. Signos negativos de Brudzinski y Kernig.

Documentación de la exploración física: niños y adolescentes

- Similar a la exploración de los adultos: registre el desarrollo genitourinario y los caracteres sexuales primarios y secundarios.

Análisis y plan

- Parte final y más importante de la historia clínica.
- Siempre intente hacer un resumen de una frase: *niño de 5 años de edad con anteceden- tes médicos de enfermedad reactiva de las vías respiratorias y múltiples hospitalizaciones previas por dificultad respiratoria, bronquiolitis y asma; acude por disnea de un día de evolución con aumento del trabajo respiratorio, disminución de los ruidos respiratorios, sibilancias bilaterales y fase espiratoria prolongada; tiene una radiografía de tórax sin alteraciones; se sospecha de una exacerbación del asma.*
- Algunos pacientes tendrán un diagnóstico bien establecido por el que se decide hospitalizar- los, pero es un buen ejercicio de reflexión plantear al menos dos diagnósticos adicionales para cada paciente. Considere los diagnósticos más frecuentes y los que ponen en peligro la vida.
- En los servicios de pediatría, los planes suelen estar organizados por sistemas y no por problemas.
- Si un paciente no tiene ningún problema dentro de un sistema concreto, no es necesario mantener ese sistema en su nota.
- Todos los planes deben incluir los sistemas cardiovascular y respiratorio; líquidos, electrólitos, nutrición (LEN) y gastrointestinal (GI), aunque puede ser tan sencillo como *CV: hemodinámi- camente estable en aire ambiente* y *LEN/GI: dieta regular para la edad, vigilar signos vitales.*
- A continuación, se muestra la plantilla del plan general:
  - • CV y respiratorio: hemodinámicamente estable en aire ambiente o actualmente con O_2 suplementario a través de cánula nasal de alto flujo (CNAF), retiro según tolerancia.
    - ○ Repetir la dosis de dexametasona 0.6 mg/kg cada 24 h.
    - ○ Realizar pruebas de seguimiento en busca de patógenos respiratorios.
    - ○ Administrar albuterol c/2 h, con meta de administración c/4 h × 2.
  - • LEN/GI:
    - ○ Dieta pediátrica normal.
    - ○ Adelantar la dieta según la tolerancia.
    - ○ Administrar líquidos i.v. de mantenimiento con dextrosa al 5% en solución salina al 0.9% a ____cc/h.
    - ○ Desafío por vía oral con el objetivo de ____mL cada ____ h.

- Desarrollo de la información:
  - Realizar pruebas de seguimiento en busca de patógenos respiratorios.
  - Hemocultivos de seguimiento desde mm/dd/aa, hasta la fecha no hay crecimiento.
  - Continuar con el tratamiento con amoxicilina 90 mg/kg por día dividido dos veces al día durante 7 días; hoy es el día 4/7.
  - Usar paracetamol o ibuprofeno por razón necesaria para la fiebre y el dolor.
- Derivación: nivel de atención del hospital, paciente y unidad de cuidados intensivos; incapacidad para tolerar la vía oral, exacerbación del asma, etcétera.

5

Anamnesis y exploración física: neurología

Vincent Angelo LaBarbera y Linda C. Wendell

Objetivos

- Enumerar las partes que conforman la nota de la anamnesis y la exploración física.
- Comprender los componentes de la anamnesis neurológica.
- Documentar la exploración neurológica completa.
- Formular una evaluación neurológica, incluyendo un diagnóstico diferencial.

¿Qué hay de particular en la anamnesis y exploración física neurológica?

- Toda anamnesis y exploración física (A/EF) neurológica, en primer lugar, tiene como objetivo localizar la lesión.
- Con una localización adecuada, se puede hacer un diagnóstico diferencial apropiado y, por lo tanto, se pueden pedir los estudios de apoyo adecuados.
- Por ejemplo, la debilidad del brazo derecho podría estar localizada en el encéfalo, el tronco encefálico, la médula espinal cervical, el plexo braquial o los nervios periféricos; no sería práctico solicitar estudios de imagen en todos estos lugares durante la evaluación inicial. La localización precisa puede orientar el abordaje de la enfermedad, como en una embolia (urgencia neurológica) o el síndrome del túnel carpiano (abordaje ambulatorio).

Componentes de la anamnesis y exploración física

- Motivo principal de consulta:
  - La sintomatología actual del paciente o su inquietud.
  - Debe documentarse en las propias palabras del paciente, por ejemplo, «mi pierna derecha está débil».
- Anamnesis de la enfermedad actual:
  - De nuevo, utilice descripciones desde el punto de vista del paciente.
  - Entre las características importantes se encuentran las siguientes:
    - Tipo de enfermedad o debilidad:
      - Debilidad de una extremidad
      - Anomalía sensitiva, como entumecimiento u hormigueo
      - Dolor (p. ej., de cabeza)
      - Alteración de la consciencia o la cognición
      - Anomalía del lenguaje o del habla
      - Disfunción bulbar (p. ej., disfagia o diplopía), vértigo o aturdimiento
    - Síntomas positivos: convulsiones, trastornos del movimiento, alucinaciones, parestesias, dolor.
    - Síntomas negativos: debilidad, entumecimiento, pérdida de visión.
  - Existen muchas mnemotecnias, pero **LOCATES** es una buena herramienta neurológica.
    - **L**ocalización
      - ¿La anomalía es axial (de la cabeza, el cuello o el tronco) o apendicular (de los apéndices o las extremidades)?

- ¿La afección es proximal (más cerca de la línea media) o distal (más cerca del exterior del cuerpo)?
- ¿Es unilateral o bilateral?
- Si la cefalea es el motivo de consulta, ¿el dolor es central, temporal, frontal, occipital, bilateral o unilateral, holocefálico, hemisférico?
- ¿La crisis convulsiva generalizada tuvo un inicio focal, como la angulación del cuello o la desviación de los ojos?
  - **O**tros síntomas: ¿la enfermedad primaria descrita anteriormente tiene otros síntomas relacionados?
    - Por ejemplo, ¿la cefalea viene acompañada de náuseas, vómitos y destellos visuales?
    - ¿Hay aura que precede a la crisis?
    - ¿La crisis vino acompañada de un pródromo de *déjà vu* o un chasquido de labios?
  - **C**aracterísticas:
    - ¿El dolor es punzante, pulsátil, arde o se siente como una descarga eléctrica?
    - ¿La visión es borrosa, doble o está ausente?
    - ¿Es estereotipado (el mismo hecho o uno similar se repite)?
  - Factores **A**tenuantes y **A**gravantes:
    - ¿La cefalea o los mareos se alivian con un determinado movimiento o posición? ¿Se agravan con un determinado movimiento?
    - ¿El paciente actualmente (o alguna vez) consume algún medicamento para aliviar el síntoma?
  - **T**emporalidad:
    - ¿El síntoma fue de aparición repentina? ¿O fue progresivo o gradual?
    - ¿Viene y se va, o persiste?
    - ¿Es paroxístico (se produce en ráfagas)? ¿Es periódico (ocurre de forma regular y previsible)? ¿Es episódico (sucede en momentos puntuales)?
  - **E**ntorno:
    - ¿Hay algún desencadenante en particular que ocasione el síntoma?
    - ¿Hay alguna variación a medida que avanza el día?
    - ¿Ocurre durante el sueño?
    - ¿Se presenta con determinadas posiciones, como en posición supina o de pie, en reposo o en movimiento?
  - **S**everidad: ¿el problema es leve o muy grave?
- Antecedentes médicos y quirúrgicos:
  - Las afecciones neurológicas se presentan en un contexto.
  - Algunas enfermedades pueden ser factores de riesgo para las alteraciones neurológicas.
    - Fibrilación auricular: piense en el accidente cerebrovascular isquémico por embolia.
    - Síndrome metabólico (hipertensión, diabetes, hiperlipidemia): relacione el accidente cerebrovascular isquémico por lipohialinosis de pequeños vasos.
    - Cáncer: considere metástasis en el sistema nervioso.
    - Enfermedad psiquiátrica: considere (sin descartar otra afección) el trastorno de conversión.
    - Las cirugías previas de cuello o espalda pueden predisponer a enfermedades de la columna.
- Antecedentes sociales, incluyendo el consumo de drogas y medicamentos sin receta:
  - El consumo de alcohol es un importante factor de riesgo de neuropatía, encefalopatía de Wernicke y convulsiones, entre otros.
  - La cocaína y los estimulantes son factores de riesgo de infarto y convulsiones.
  - La heroína, los opiáceos y las benzodiazepinas, entre otras sustancias, son factores de riesgo de encefalopatía y lesión cerebral hipóxica.

- Diversas ocupaciones pueden poner a los pacientes en riesgo de intoxicación por metales pesados, los cuales pueden causar encefalopatía o neuropatía.
- Antecedentes familiares:
  - Los antecedentes familiares de afecciones neurológicas (migraña, epilepsia, accidentes cerebrovasculares a edad temprana, distrofias musculares, etc.) pueden ser claves importantes sobre los factores de riesgo para desarrollar alteraciones neurológicas.
  - Los antecedentes familiares de enfermedades no neurológicas (hiperlipidemia, infarto de miocardio, etc.) también pueden dar claves importantes sobre los factores de riesgo.
- Antecedentes perinatales:
  - Especialmente importante cuando se realiza la anamnesis neurológica pediátrica; esto también puede resultar necesario en la primera visita de un adulto joven.
  - Los tipos de preguntas que hay que hacer incluyen la edad gestacional, el acceso a los cuidados prenatales, las exposiciones tóxicas prenatales (tabaco, alcohol, cocaína, heroína), las infecciones intrauterinas, la necesidad de utilizar dispositivos de asistencia durante el parto, el tiempo de permanencia en el hospital o la unidad de cuidados intensivos neonatales (UCIN) posterior al nacimiento, los indicios de dificultad respiratoria cerca del nacimiento, la ictericia neonatal, el índice de apariencia, pulso, mueca, actividad y respiración (Apgar), si se conoce, y los traumatismos durante el parto.
- Tratamiento farmacológico:
  - Todos los fármacos deben ser revisados, pero los medicamentos relacionados con un motivo principal de consulta neurológico pueden incluir los siguientes:
    - Fármacos proconvulsivos (como los estimulantes, algunos antibióticos y ciertos antidepresivos)
    - Depresores del sistema nervioso (como opiáceos, barbitúricos o benzodiazepinas)
    - Anticolinérgicos
    - Serotoninérgicos
    - Esteroides (como los glucocorticoides)
    - Antipsicóticos
    - Modificadores de los factores de riesgo (ácido acetilsalicílico, estatinas, antihipertensivos, hipoglucemiantes)
    - Anticoagulantes
- Alergias:
  - Las alergias más relevantes incluyen eritemas con ciertos antiepilépticos como es el caso del síndrome de Stevens-Johnson (ocasionado por la lamotrigina), anafilaxia con los agentes de contraste yodados, angioedema con los inhibidores de la enzima convertidora de la angiotensina (ECA), entre otras.
  - Si un paciente menciona una alergia, lo debe llevar a preguntar: «¿qué reacción tiene?».
- Exploración por aparatos y sistemas:
  - Una buena exploración por aparatos y sistemas delimitará aún más los aspectos positivos o negativos pertinentes en su diagnóstico diferencial.
  - Deben abordarse todos los sistemas de órganos principales.
  - Por ejemplo, la glositis, la diarrea y los problemas de memoria son datos generales que ayudan a profundizar respecto a una neuropatía por insuficiencia nutricional.
- Exploración física:
  - La anamnesis orienta al clínico para realizar la exploración física pertinente.
  - Una exploración física precisa permite al médico localizar una lesión a lo largo del eje neurológico y encaminar a un diagnóstico y tratamiento oportunos.
  - La toma de signos vitales forma parte de una evaluación integral que debe realizarse antes de cualquier exploración física.
  - Con la exploración general se debe evaluar el bienestar general, así como la primera impresión al conocer al paciente.

- La exploración física no neurológica evalúa los signos de enfermedad sistémica, como los signos de hiper- o hipovolemia, la rigidez del cuello (meningismo) o el soplo carotídeo, las anomalías auscultatorias en la exploración pulmonar, el ritmo cardíaco irregular, el abdomen distendido o hepatomegalia, las anomalías cutáneas como la púrpura palpable en la meningitis, la ictericia en la encefalopatía hepática, etcétera.
- Exploración neurológica:
  - La exploración neurológica se compone de varias partes clave; su realización repetida permitirá a un aprendiz convertirse en experto y no olvidar ninguna sección.
  - Empiece por la cabeza y avance hacia abajo de la siguiente manera:
    - ○ Estado mental (incluir la exploración del lenguaje)
    - ○ Nervios craneales (NC)
    - ○ Exploración motora (incluir la fuerza, el tono, el volumen y los reflejos)
    - ○ Exploración sensitiva (incluir el tacto ligero, la vibración, la propiocepción, la sensación de frío y el pinchazo)
    - ○ Exploración de la marcha
    - ○ Exploración del cerebelo y la coordinación
    - ○ Al final o durante la exploración motora se puede añadir una sección para los movimientos involuntarios, como temblores, convulsiones, tics, etcétera.

Evaluación del estado mental

- Estado de consciencia: despierto, alerta; o somnoliento, solo responde a la voz alta y a las sacudidas; o comatoso.
- Orientación: en persona (pregunte si el paciente conoce a otra persona en lugar de preguntar si se orienta a sí mismo), fecha, lugar y situación.
- Registro y recuerdo en 5 minutos: mencione tres palabras, haga que el paciente las repita y vuelva a preguntarlas en 5 min.
- Atención: pida al paciente que diga los días de la semana al revés, o que deletree MUNDO al revés.
- Conocimiento: ¿el paciente tiene un conocimiento razonable de sus antecedentes médicos? ¿Sabe hechos que deberían ser de dominio público, como quién es el presidente?
- Comprensión de tareas, tanto básicas como complejas: ¿el paciente puede tocarse la oreja izquierda con la mano derecha?
- Cálculo: ¿cuántas monedas hay en 20.50 pesos?
- Evaluación del lenguaje: denominación, fluidez, comprensión, repetición, lectura y escritura.

Nervios craneales

- El neurólogo no debe documentar «NC II-XII intactos».
- En cambio, seguir el orden de exploración de los NC permitirá al alumno recordar que debe explorarlos todos.

  I. Nervio olfatorio:
  - No suele explorarse durante la práctica clínica habitual.
  - Se verifica si existe una alteración olfativa o gustativa específica, o puede comprobarse si se sospecha de un proceso neurodegenerativo como la enfermedad de Parkinson o la demencia de Alzheimer, ya que la anosmia (pérdida de olfato) puede ser un indicio temprano de estas enfermedades.

II. Nervio óptico:
- Respuesta pupilar: «las **p**upilas son **i**socóricas, **r**edondas y **r**eactivas a la **l**uz y a la **a**comodación (PIRRLA)» es una frase habitual que puede utilizarse; también debe anotarse el tamaño de la pupila en milímetros.
- Se explora la agudeza visual utilizando una cartilla optométrica de Snellen; ambos ojos deben ser revisados con lentes correctoras.
- Con la oftalmoscopia se evalúa la integridad del disco óptico y la evidencia de enfermedad retiniana, como hemorragia, mancha roja en cereza o edema macular.
- Los campos visuales deben explorarse mediante la prueba de confrontación; si no es posible hacerla por alteración de la consciencia, se debe evaluar mediante la prueba de «parpadeo ante la amenaza», en la que el examinador realiza un movimiento veloz de «pinchazo» o «corte» hacia los cuadrantes del ojo para ocasionar el parpadeo reflejo.

III. Nervio oculomotor:
- Utilizando un movimiento en «H», se pueden observar todas las direcciones cardinales del movimiento extraocular (desde el NC III, IV y VI, *véase* más adelante).
- Este nervio inerva el recto superior (elevación, rotación interna, aducción), el elevador del párpado superior (apertura del ojo), el recto medial (aducción), el recto inferior (depresión, aducción y extensión), el oblicuo inferior (extensión, elevación, abducción), el esfínter pupilar y los músculos ciliares (funciones parasimpáticas).

IV. Nervio troclear:
- Oblicuo superior (rotación interna, depresión en posición de aducción y abducción).

V. Nervio trigémino:
- Sensibilidad facial en las distribuciones V1 (oftálmica), V2 (maxilar) y V3 (mandibular).
- Músculos de la masticación (no se suelen explorar).
- Sensibilidad en la córnea (solo se explora en el contexto del coma).

VI. Nervio *abducens*:
- Recto lateral (abducción).

VII. Nervio facial:
- Músculos de la expresión facial.
- Sensación gustativa en los dos tercios anteriores de la lengua (en general no se explora).
- Nervio del músculo estapedio que, clínicamente, puede ocasionar hiperacusia (deterioro en la amortiguación del volumen fuerte).

VIII. Nervio vestibulococlear:
- Sensación de audición y equilibrio; evaluar con el roce bilateral de los dedos cerca del oído.
- Pruebas térmicas en frío (solo se explora en el contexto del coma).

IX. Nervio glosofaríngeo:
- Gusto en el tercio posterior de la lengua (en general no se explora).
- Reflejo nauseoso (por lo general solo se explora en el contexto del coma).

X. Nervio vago:
- Entre otras funciones, como la parasimpática al corazón o a los órganos, tiene utilidad para el reflejo nauseoso junto con el NC IX.
- Busque la elevación simétrica del paladar cuando el paciente dice «ah».
- Reflejo de la tos (solo se explora en el contexto del coma).

XI. Nervio espinal accesorio:
- Controla el músculo esternocleidomastoideo (funciones de rotación lateral de la cabeza en dirección contraria al nervio) y el trapecio (encogimiento de los hombros).

XII. Nervio hipogloso:
- Inervación motora de la lengua.

- Nota especial: la disartria, a menudo denominada «mala pronunciación», es la incapacidad para articular el habla y no la incapacidad para producir o comprender el lenguaje (*véase* el apartado sobre evaluación del lenguaje, más arriba). A menudo, esto es un indicador de afección de un NC motor o del sistema motor corticobulbar.

Fuerza motora

- La fuerza motora se explora en los principales grupos musculares de las articulaciones más importantes.
- La articulación debe ser estabilizada por el examinador, para aislar el músculo que se está explorando.
- Si es posible, se debe utilizar el propio músculo del examinador para evaluar el del paciente; esta técnica se denomina «confrontación».
- La fuerza motora debe registrarse de 0/5 a 5/5:
  - 0/5: no hay movimiento muscular.
  - 1/5: se observa contracción muscular, pero sin movimiento sobre el eje de la articulación.
  - 2/5: el músculo genera un movimiento alrededor de la articulación al eliminar la fuerza de gravedad.
  - 3/5: el músculo ocasiona el movimiento venciendo la fuerza de gravedad.
  - 4/5: el músculo tiene fuerza contra la resistencia, pero el examinador puede superar al paciente. Este grado puede clasificarse además como 4–/5, lo que significa que la persona explorada es capaz de producir cierta resistencia al examinador pero es fácilmente superado; y 4+/5, lo que significa que el paciente puede producir más resistencia, pero el examinador sigue siendo capaz de superarlo.
  - 5/5: fuerza normal.
- Desviación en pronación: el paciente mantiene los brazos extendidos, con las palmas hacia arriba (en supinación). Con la debilidad de la motoneurona superior, el brazo puede colocarse en pronación (la palma puede girarse hacia dentro) y desviarse hacia abajo.
- Rotación de los antebrazos (*satelliting*): el paciente gira sus antebrazos entre sí. La debilidad sutil puede hacer que uno rote y el otro no (o en otras palabras, el brazo débil hará una rotación menos amplia en comparación con el más fuerte).
- Como parte de la exploración motora, debe evaluarse el tono; este puede caracterizarse como flácido, hipotónico, de tono normal, hipertónico y rígido o espástico.
  - La *rigidez* es una hipertonicidad que no depende de la velocidad de contracción.
  - La *espasticidad* es una hipertonicidad que depende de la velocidad de contracción.
- También se evalúa la masa muscular, en busca de signos de atrofia o hipertrofia.

Reflejos tendinosos profundos

- Los reflejos se exploran regularmente en el tendón del bíceps, el tendón braquiorradial, el tendón del tríceps, el tendón rotuliano y el tendón calcáneo (de Aquiles).
- Los reflejos se clasifican de 0+ a 4+:
  - 0+: reflejo tendinoso profundo ausente.
  - 1+: reflejo hipoactivo.
  - 2+: reflejo normal.
  - 3+: reflejo hiperactivo sin clono.
  - 4+: reflejo hiperactivo con clono.
- Otros reflejos que se evalúan con frecuencia son la respuesta plantar (reflejo de Babinski, en el que se observa una extensión patológica al estimular la superficie plantar del pie) y el reflejo flexor de los dedos (de Hoffman; se considera patológico cuando, al mover el dedo medio hacia abajo, ocurre la flexión y aducción del pulgar).

Sensibilidad

- Lemnisco medial de la columna vertebral: tacto fino, vibración, propiocepción, sensación de presión.
- Tracto espinotalámico: sensación de dolor y temperatura.
- El fenómeno de extinción se observa cuando la sensación primaria está intacta, pero con la estimulación simultánea de los lados bilaterales hay pérdida de la percepción sensitiva.
- El síndrome de inatención unilateral se presenta cuando el paciente no percibe un lado; la sensación primaria puede estar intacta o no.

Marcha y equilibrio

- La marcha del paciente se describe con la terminología de las distintas enfermedades, como de *base estrecha* o *amplia*; *arrastrada* o *festinante*; *apráxica* (magnética); *antiálgica* (dolorosa).
- Debe observarse la marcha del talón y de la punta del pie para evaluar la debilidad sutil del compartimento anterior y posterior, respectivamente, de la pierna.
- La marcha en tándem debe registrarse para ayudar a evaluar la coordinación.
- La postura debe describirse como *estrecha* o *amplia* y con una nota sobre la estabilidad.

Coordinación

- La prueba del dedo a la nariz, así como la prueba del talón a la espinilla, pueden ser útiles para determinar una posible dismetría apendicular.
- Puede observarse una ataxia del tronco si el paciente tiene dificultades para mantener una postura erguida.

Movimientos involuntarios

- La presencia o ausencia de temblores, fasciculaciones, asterixis, tics o sacudidas mioclónicas debe evaluarse durante la exploración.
- Estudios de laboratorio:
  - Deben realizarse los análisis de sangre pertinentes al cuadro clínico.
  - Los estudios más frecuentes que se evalúan en la A/EF neurológica son concentración de los electrólitos, leucocitosis, concentraciones séricas de antiepilépticos, vitaminas, hormona estimulante de la tiroides y amoníaco, y pruebas de función hepática.
- Los estudios que pueden realizarse son los siguientes:
  - Tomografía computarizada (TC) sin contraste del cerebro: a menudo se usa para evaluar una hemorragia intracraneal aguda o un accidente cerebrovascular (ACV) isquémico subagudo o crónico; es menos útil para el ACV isquémico agudo.
  - Resonancia magnética (RM) cerebral sin contraste: puede evaluar la presencia de un ACV isquémico, una hemorragia o una enfermedad de la sustancia blanca; también puede ser útil para observar la anatomía detallada del cerebro.
  - RM cerebral con contraste: útil para estudiar la presencia de neoplasias intracraneales, abscesos o infecciones, o para detectar placas desmielinizantes activas, como en la esclerosis múltiple.
  - Angiograma por TC de cabeza y cuello: se utiliza para evaluar la permeabilidad de los vasos sanguíneos cervicales y el polígono de Willis intracraneal, especialmente en el ACV en busca de una oclusión de un vaso grande.
  - Angiograma cerebral diagnóstico, también conocido como *angiografía de sustracción digital*: cateterismo convencional a través de la arteria femoral o radial, en la que se infunde un medio de contraste en los vasos sanguíneos. Útil para evaluar la oclusión de grandes vasos, las anomalías vasculares como el aneurisma o la malformación arteriovenosa, o la vasculitis.
  - Electroencefalograma: puede solicitarse como estudio rutinario o como monitor de larga duración, que es la prueba de referencia para evaluar el estado epiléptico.

- Electromiografía y estudio de conducción nerviosa: suele ser un estudio ambulatorio para evaluar diagnósticos neurológicos periféricos.

Análisis y plan

- El «análisis y plan» es su oportunidad, como clínico, de formular toda la información que ha reunido en la A/EF para localizar el motivo principal de consulta del paciente y obtener diagnósticos diferenciales.
- Resuma el motivo por el que acude el paciente en una frase, seguida de los hallazgos pertinentes de la exploración física; después anexe los estudios de laboratorio o imagen apropiados y, por último, el diagnóstico principal.
- La siguiente frase debe incluir varios diagnósticos diferenciales probables o menos probables.
- Una herramienta útil para elaborar diagnósticos diferenciales es: 1) más probable debido a la presentación, 2) más frecuente, 3) más peligroso, 4) más infrecuente.
- Su plan incluye los estudios diagnósticos que solicitará, así como las intervenciones que realizará.
- Las alteraciones médicas crónicas o estables también deben registrarse en el plan final.

Otras consideraciones

- Líquidos/electrólitos/nutrición (LEN): frecuentemente se redacta una sección sobre la reanimación con líquidos o dieta al final, si no se menciona en el plan anterior. Ayuno: es una indicación frecuente, especialmente en los pacientes con riesgo de broncoaspiración después de un ACV isquémico.
- Vías: la nota en donde se menciona qué tipo de acceso (para la medicación, la alimentación o la hidratación) tiene un paciente es útil, debido a que algunos medicamentos solo pueden funcionar a través de cierto calibre de la vía i.v.
- Profilaxis: la profilaxis de la trombosis venosa profunda (TVP) es muy importante, especialmente en los pacientes neurológicos inmovilizados. Sin embargo, hay que recordar que a veces la decisión correcta es no solicitar la profilaxis para la TVP, por ejemplo, en el contexto de una hemorragia intracraneal.
- Estado del código: cada A/EF debe incluir el estado del código, incluida la reanimación y la intubación, según lo desee el paciente o su apoderado, dada la gravedad de algunas presentaciones neurológicas, como el estado epiléptico o el ACV isquémico agudo.

6

Anamnesis y exploración física: psiquiatría

Danielle Stern

Objetivos

- Comprender los componentes de la anamnesis y la exploración física (A/EF) en psiquiatría.
- Identificar las preguntas clave dentro de cada sección.
- Leer un ejemplo de A/EF completa en un paciente ficticio.

Comprender los componentes de la A/EF de psiquiatría

- El objetivo de la A/EF en psiquiatría es similar a cualquier otra: recopilar una historia clínica exhaustiva y completa, y realizar los estudios pertinentes para obtener un diagnóstico y elaborar un plan para el paciente.
- En psiquiatría, las principales modalidades son la anamnesis y el estado mental del paciente en el momento del interrogatorio.
- Esta información se utiliza para redactar una integración o evaluación reflexiva, que ayuda al lector a conceptualizar al paciente a través de una serie de perspectivas diferentes. La integración se emplea como prueba de apoyo para cada elemento del plan.

¿Cuáles son los componentes generales de la A/EF de psiquiatría?

- Motivo principal de consulta
- Padecimiento actual
- Antecedentes médicos
- Antecedentes psiquiátricos
- Antecedentes familiares
- Antecedentes sociales
- Exploración por aparatos y sistemas
- Evaluación del estado mental
- Integración
- Plan

  *Tenga en cuenta que el orden de cada sección puede variar.

Identificar las preguntas clave dentro de cada sección
Motivo principal de consulta

- Cita directa (si es posible) del paciente explicando el motivo por el que se presenta para recibir tratamiento. Por lo general, una cita breve o declaración. Ejemplo: «estoy *deprimido*» o «*no he dormido*».

Padecimiento actual

- Comience con una sola frase que incluya los datos demográficos del paciente, los diagnósticos psiquiátricos confirmados y la ubicación y el motivo de consulta. Ejemplo: *Jane Smith es una mujer de 45 años de edad, casada, con trastorno depresivo mayor (TDM) y trastorno de ansiedad generalizada, que acude al servicio de urgencias porque tiene ideaciones suicidas desde hace varios días después de perder su empleo.*
- El padecimiento actual debe incluir los detalles que contribuyen al cuadro clínico actual de la o el paciente.
  - ¿Cuáles son los síntomas principales del paciente?
  - ¿Cuándo empezaron los síntomas?
  - ¿Hay algo que le haya ayudado a sentirse mejor? ¿Peor?
  - ¿Tiene algún factor de estrés o desencadenante reciente?
  - ¿Alguna vez se ha sentido así?
  - ¿Ha recibido tratamiento? De ser así, ¿ha habido algún cambio reciente? ¿Cumple con su esquema de tratamiento?
  - Si este problema es crónico, ¿por qué decidió buscar tratamiento en este momento?
- En la mayoría de los casos, es fundamental incluir cualquier instancia de ideación suicida para que el lector tenga una comprensión inmediata del riesgo del paciente.
  - ¿El paciente tiene ideación suicida activa o pasiva?
  - ¿Tienen un plan? ¿Intención?
  - ¿Ha tenido algún intento suicida en el pasado?
- Recuerde mantener esta sección solo para la enfermedad *actual.* Esto puede ser difícil en los pacientes con enfermedades mentales crónicas, pero por eso un componente clave es determinar qué cambios han ocurrido recientemente o qué hace que este episodio sea diferente o distinto.

Antecedentes médicos

- ¿El paciente tiene alguna enfermedad? *(en este caso, se debe hacer hincapié en cualquier alteración médica que pueda causar enfermedades psiquiátricas)*
  - ¿Traumatismo craneal pasado o reciente?
  - ¿Enfermedad de Huntington?
  - ¿Convulsiones?
  - ¿Anomalías de la tiroides?
- ¿Hospitalizaciones?
- ¿Cirugías?
- ¿Tratamiento farmacológico?
  - Los fármacos psiquiátricos pueden incluirse aquí.
    - ¿Cuándo se iniciaron?
    - ¿Para qué sirven?
    - ¿Cuál es la dosis? ¿Ha aumentado o disminuido la dosis recientemente?
    - ¿Tienen algún efecto secundario?
  - Recuerde que algunos medicamentos pueden utilizarse para varias enfermedades. Siempre pregunte para qué toma cada medicamento. El paciente que toma un fármaco antiepiléptico (p. ej., ácido valproico) puede estar tomándolo para tratar su trastorno bipolar.
- ¿Alergias?

Antecedentes psiquiátricos

- ¿El paciente acude al interrogatorio con algún diagnóstico psiquiátrico confirmado por un profesional de la salud mental?

- ¿Cuál fue la edad de inicio de cada diagnóstico?
- ¿Qué síntomas de cada enfermedad se han presentado en el pasado?
- ¿Ha tenido otros diagnósticos que posteriormente fueron descartados?
- Respecto a las ideaciones suicidas:
  - ¿Pensamientos previos? ¿Cuándo? ¿Había un plan? ¿Qué le impidió al paciente actuar en consecuencia?
  - ¿Intentos anteriores? ¿Cuántos? ¿Cuándo fueron? ¿Cuál fue el método? ¿Cuáles eran las circunstancias sociales o emocionales del paciente en el momento de los intentos?
- Antecedentes de conductas autolesivas:
  - ¿Qué métodos ha utilizado el paciente?
  - ¿Cuándo fue la última vez que el paciente se autolesionó?
- Evaluación de las ideaciones suicidas previas o de los sentimientos de agresión hacia otros.
- Historial de contacto con tratamientos para la salud mental:
  - Número de hospitalizaciones (lugar, motivo del ingreso, duración de la estancia).
  - Número de internamientos u hospitalizaciones parciales (lugar, motivo del ingreso, duración de la estancia).
  - Tratamiento ambulatorio:
    - ¿Actualmente está en algún tipo de tratamiento ambulatorio debido a la enfermedad mental?
    - ¿Quién le ha recetado el tratamiento psiquiátrico?
    - ¿Tiene un consejero o terapeuta? ¿Cuánto tiempo lleva en terapia con esa persona? ¿Puede proporcionar su nombre e información de contacto?
- Antecedentes de tratamiento psiquiátrico:
  - ¿Qué medicamentos ha tomado el paciente desde que empezó a recibir el tratamiento?
  - ¿Por qué se inició el tratamiento?
  - ¿Cuánto tiempo lo ha tomado?
  - ¿Por qué lo suspendió?
  - ¿Cuál fue la dosis más alta que tomó del medicamento?
  - ¿Fue eficaz?
  - ¿Tuvo algún efecto secundario?
  - ¿Se tomó el medicamento como se prescribió? Si no, ¿por qué no?
- Otros antecedentes de tratamiento (p. ej., terapia electroconvulsiva [TEC], estimulación magnética transcraneal [EMT]).

Antecedentes familiares

- ¿Algún miembro de la familia con enfermedades psiquiátricas?
  - ¿Qué tratamientos, si los hay, han tenido éxito?
  - Tenga cuidado de determinar si estas enfermedades han sido diagnosticadas por un profesional o si se trata de un diagnóstico que el paciente ha atribuido a un familiar por su cuenta.
- ¿Alguna enfermedad médica relevante?
- ¿Trastornos por consumo de sustancias?
- ¿Intentos de suicidio? ¿Suicidios consumados? Esta pregunta es muy importante. Recuerde que el suicidio consumado en la familia es un factor de riesgo importante para el suicidio de su paciente.

Antecedentes sociales

- ¿El paciente trabaja o va a la escuela? ¿Cómo ha sido su rendimiento laboral o calificaciones escolares últimamente?

- ¿Con quién vive en casa?
- Antecedentes de relaciones personales:
  - ¿Cuál es su orientación sexual?
  - ¿Actualmente tiene una relación?
  - ¿Se siente seguro en su relación actual?
  - ¿Alguna vez ha tenido una relación en la que se haya sentido inseguro?
- ¿Quién, si es que hay alguien, le apoya emocionalmente?
- ¿Tiene hijos?
- ¿Tiene antecedentes penales o de encarcelamiento?
- **Antecedentes de consumo de sustancias** (este es un componente clave de los antecedentes sociales; también puede figurar como una sección separada si se justifica)
  - Antecedentes de consumo de alcohol
  - Antecedentes de consumo de tabaco
  - Antecedentes de consumo de sustancias ilegales
    - ○ ¿De dónde saca las drogas? ¿Cuándo fue la última vez que consumió una droga?
  - ¿Ha recibido algún tratamiento por abuso de sustancias en el pasado?
- Dependiendo del tiempo, los antecedentes sociales pueden variar en su duración. Se puede incluir cualquier información adicional sobre el trabajo, la escuela, las aficiones, los intereses y las relaciones.

Exploración por aparatos y sistemas

- La mayoría de los componentes de la exploración por aparatos y sistemas psiquiátrica se cubrieron antes en la A/EF. Sin embargo, a menudo los pacientes pueden omitir síntomas y beneficiarse de que se les hagan varias veces ciertas preguntas importantes.
- Un abordaje consiste en incluir **s**ueño, **i**ntereses, **c**ulpabilidad, **e**nergía, **c**oncentración, **a**petito, **p**sicomotricidad e ideación **s**uicida (SIC E CAPS), así como **d**istracción, **i**rresponsabilidad, **g**randiosidad, **f**uga de ideas, **a**umento de la **a**ctividad, déficit de **s**ueño y **l**ocuacidad (DIG FASL) para detectar depresión y manía.
  - ¿Aumento o disminución del sueño?
  - ¿Disminución del interés por las actividades cotidianas?
  - ¿Sentimientos de culpa, inutilidad o desesperanza?
  - ¿Disminución de la energía?
  - ¿Dificultad de concentración?
  - ¿Modificaciones del apetito?
  - ¿Retraso psicomotor o agitación?
  - ¿Ideaciones suicidas?
  - ¿Distracción?
  - ¿Indiscreción?
  - ¿Grandiosidad?
  - ¿Fuga de ideas?
  - ¿Locuacidad?
- Algunas preguntas específicas pueden dirigirse también a los trastornos psicóticos y a los trastornos de ansiedad.
  - ¿Alucinaciones auditivas o visuales?
  - ¿Dificultad para pensar con claridad?
  - ¿Inquieto?
  - ¿Pesadillas?
  - ¿Analepsia?
  - ¿Crisis de pánico?

- En la mayoría de los casos, basta con hacer una exploración por aparatos y sistemas psiquiátrica. Sin embargo, se puede interrogar brevemente sobre una enfermedad reciente, fiebre, escalofríos, etcétera.

Evaluación del estado mental

- La evaluación del estado mental es un «panorama» de cómo se percibe, se siente y actúa el paciente en el interrogatorio. Contiene componentes de observación y de lesión directa.
- Puede redactarse en forma de párrafo o en viñetas, como se ilustra a continuación.
- Observación:
  - Actitud (tranquilo, cooperativo, fácil de abordar, mantiene el contacto visual)
  - Aspecto (con buena apariencia, con tatuaje facial)
  - Afectividad (plena, plana, inhibida, embotada)
  - Habla (velocidad normal, presionada, ritmo normal, volumen alto)
  - Proceso de pensamiento (lógico, lineal, circunferencial, tangencial, concreto)
  - Contenido del pensamiento (orientado al futuro, apropiado para la conversación)
  - Introspección (buena, regular, pobre)
  - Juicio (bueno, regular, malo)
- Consulta directa:
  - Estado de ánimo (cita directa del paciente; p. ej., «bien»)
  - Alucinaciones auditivas o visuales
  - Ideación suicida (activa, pasiva, con o sin plan y con intención)
- Si hay dudas sobre la cognición o el sensorio del paciente, se pueden incluir aquí partes del *Mini-Mental State Examination.*

Integración

- El objetivo de la integración es resumir intencionadamente la información que ha recolectado para sacar conclusiones sobre lo que ha contribuido al cuadro clínico del paciente, qué diagnósticos son apropiados y qué intervenciones están justificadas.
- Comience con un informe resumido similar a la primera línea del padecimiento actual. A continuación, utilizando uno de los dos modelos (biopsicosocial o de las 4 P; tablas 6-1 y 6-2), escriba un párrafo que incluya explícita o implícitamente factores de cada categoría.
- A continuación, debe realizarse un diagnóstico diferencial con argumentos a favor y en contra de cada diagnóstico. Por ejemplo: «*la preocupación constante del paciente con síntomas físicos, como temblores y sudoración, son compatibles con el trastorno de ansiedad generalizada. Sin embargo, el paciente también describe episodios discretos con aumento*

TABLA 6-1 **Modelo biopsicosocial**

FACTORES BIOLÓGICOS	FACTORES PSICOLÓGICOS	FACTORES SOCIALES
Genética	Respuesta a los factores de estrés	Estructura familiar
Antecedentes familiares	Autoestima	Relaciones con los compañeros
Enfermedades concomitantes	Mecanismos de defensa	Escuela o trabajo
Presencia de discapacidades intelectuales o del desarrollo	Patrones de comportamiento	Situación socioeconómica
		Cultura, etnia y religión

TABLA 6-2 Modelo de las 4 P

PREDISPOSICIÓN ¿POR QUÉ YO?	PRECIPITANTE ¿POR QUÉ AHORA?	PERPETUACIÓN ¿POR QUÉ CONTINÚA?	PROTECCIÓN ¿EN QUÉ PUEDO CONFIAR?
Predisposición genética	Pérdida o traumatismo reciente	Mala respuesta al tratamiento	Cumplimiento del tratamiento
Mecanismos de defensa incompletos	Fuentes de estrés escolares, laborales o familiares	Incapacidad para asistir a la terapia o cumplir con el tratamiento médico	Introspección
Estado socioeconómico bajo	Cambio reciente de tratamiento o incumplimiento	Incapacidad para utilizar mecanismos de afrontamiento	Respuesta previa al tratamiento
Antecedentes familiares		Falta de introspección	Respuesta de la familia al tratamiento
Acontecimientos adversos en la infancia			Red de apoyo social sólida

de los síntomas físicos que, sin un desencadenante claro, son más característicos del trastorno de pánico. El paciente también puede cumplir los criterios para ambos diagnósticos».

Plan

- El plan para cada paciente será diferente en función de sus necesidades. Los elementos comunes son los siguientes:
  - Derivación: ¿el paciente será ingresado en el hospital?
  - Tratamiento: ¿recomienda alguna modificación de tratamiento en este momento?
  - Se pueden mencionar modalidades específicas de psicoterapia.

Ejemplo de A/EF para un paciente psiquiátrico

- **Motivo principal de consulta:** *no siento nada.*
- **Padecimiento actual:** *Katie Jones es una mujer soltera de 28 años con antecedentes de trastorno de pánico que acude al servicio de urgencias por preocupación respecto a su seguridad. La semana pasada, Katie terminó una relación de 8 años con su novia y desde entonces se siente muy deprimida. Tiene poco apetito y energía, poco interés en las actividades y no se ha cambiado de pijama en 4 días. Desde ayer, Katie ha tenido pensamientos suicidas. Nunca había intentado suicidarse, pero tuvo pensamientos similares hace 3 años posterior a la pérdida de su querida ave que tenía como mascota. Ayer, comenzó a pensar que estaría «mejor muerta», y consideró tomarse un frasco entero de alprazolam que le recetaron para el trastorno de pánico el año pasado. Actualmente Katie está en tratamiento con psicoterapia, pero no toma ninguna medicación psiquiátrica diariamente.*
- **Antecedentes médicos:** *Katie no tiene ninguna enfermedad. Tuvo que ser operada a los 10 años por una fractura de brazo, pero no ha tenido otras hospitalizaciones. Su médico de cabecera le ha recetado alprazolam 0.25 mg por razón necesaria para la ansiedad, pero por lo general lo toma una vez al mes. No tiene ninguna alergia.*

- **Antecedentes psiquiátricos:** *a Katie se le diagnosticó un trastorno de pánico a los 16 años de edad, cuando el psicólogo de su escuela la remitió a terapia. Dos veces al mes experimentaba episodios de aparición súbita de miedo y ansiedad intensos que duraban unos 15 min. Su consejero le proporcionó psicoeducación, que fue eficaz para reducir el número de episodios, y su pediatra le recetó alprazolam, que utiliza con moderación. Desde el comienzo de la universidad, solo ha tenido 1-2 crisis de pánico durante años. Katie pensó en suicidarse hace 3 años, después de la pérdida de su mascota. No tenía ningún plan ni intención. Sin intentos previos. Sin antecedentes de comportamiento autolesivo. Sin antecedentes de estancias hospitalarias, internamientos en estancias residenciales ni hospitalizaciones parciales. Ve a su terapeuta, el Dr. Marsh (444-4444), cada dos semanas y no asiste con un psiquiatra. Sin embargo, en los últimos meses, ha tenido que cancelar muchas citas debido a su horario de trabajo. Su médico de cabecera le ha recetado alprazolam 0.25 mg por razón necesaria y lo toma con moderación. Nunca ha tomado ningún otro medicamento psiquiátrico.*
- **Antecedentes familiares:** *la madre de Katie tiene trastorno de ansiedad generalizada diagnosticado que ha estado bien controlado con fluoxetina durante muchos años. Su hermana menor también tiene antecedente de crisis de pánico. Sin antecedentes de trastornos por consumo de sustancias en la familia. No hay enfermedades médicas relevantes.*
- **Antecedentes sociales:** *Katie es residente de segundo año de pediatría en el hospital infantil local. Actualmente está en rotación en la unidad de cuidados intensivos pediátricos y ha estado haciendo guardias de 24 h cada 3 días. Le cuesta concentrarse en su trabajo y últimamente se reporta como enferma porque no puede levantarse de la cama. Katie vive en un departamento con su novia, pero está tratando de encontrar un nuevo lugar para vivir. Tiene muchos buenos amigos, aunque a menudo están ocupados, y tiene una familia que la apoya. Le gusta montar a caballo y leer novelas policíacas. Katie se identifica como pansexual. Antes de esta relación, no había tenido muchas citas. Se ha sentido segura en ambas relaciones. Katie bebe alcohol socialmente y no fuma. Consumió marihuana ocasionalmente en la facultad de Medicina, pero no consume ninguna otra sustancia ilegal.*
- **Exploración por aparatos y sistemas:**

SÍNTOMAS PRESENTES:	*SÍNTOMAS AUSENTES:*
• *Disminución del apetito* • *Disminución de la energía* • *Disminución del interés* • *Sentimientos de culpa, inutilidad* • *Dificultad para concentrarse* • *Ideación suicida activa con plan*	• *Anomalías psicomotoras* • *Alteraciones del sueño* • *Inquietud* • *Pesadillas*

- **Evaluación del estado mental:** *Katie está tranquila, coopera y sostiene contacto visual. Lleva pijama y está mal arreglada. Su habla es fluida, con ritmo y volumen normales. No hay anomalías psicomotoras. El estado de ánimo es «insensible» y el afecto es distímico. El proceso de pensamiento es lógico y lineal. El contenido del pensamiento es apropiado para la conversación, con notable desesperanza. La introspección y el juicio son adecuados. Ideación suicida activa con plan. No hay alucinaciones auditivas ni visuales.*
- **Integración:** *Katie Jones es una paciente soltera de 28 años de edad con antecedentes de trastorno de pánico que acude hoy al servicio de urgencias con ideación suicida activa con plan e intención. Los principales factores que predisponen a Katie son sus antecedentes de trastorno de pánico y su agitado horario de trabajo, que no le deja mucho tiempo para el autocuidado. El factor precipitante es el fin de su relación de 8 años. La situación se perpetúa por la incapacidad de Katie para ver a su terapeuta con regularidad y su falta*

de mecanismos de afrontamiento. Sin embargo, Katie cuenta con una red de apoyo muy sólida y una gran visión de la situación actual, que son grandes factores de protección para el futuro. En este momento, Katie está experimentando síntomas compatibles con el trastorno de adaptación frente al TDM. Para cumplir los criterios de TDM, los síntomas deben durar más de 2 semanas, y Katie solo se ha sentido así durante 10 días. Dados sus síntomas físicos, su malestar emocional y su tendencia al suicidio, se realiza el diagnóstico de trastorno de adaptación con plan de reevaluación en unos días.

- **Plan:**
  - *Ingreso en el piso de hospitalización para estabilización y seguimiento.*
  - *Inicio de tratamiento con fluoxetina 20 mg c/24 h.*
  - *Sesión con el terapeuta ambulatorio Dr. Marsh lo antes posible.*

7

Anamnesis y exploración física: medicina familiar

David Anthony

Objetivos

- Comprender los objetivos de la anamnesis y exploración física (A/EF) completa en una clínica de medicina familiar ambulatoria.
- Aprender y practicar la entrevista con el paciente para obtener la A/EF completa, y cómo se diferencia de una consulta de seguimiento.

Objetivos de la anamnesis y la exploración física completa

- «Conocer y saludar», establezca una relación con el paciente si se reúnen por primera vez.
- Adapte la A/EF al paciente en específico.
- Aclare el nombre preferido, el pronombre y la identidad de género.
- Obtenga o actualice los antecedentes médicos, quirúrgicos, farmacológicos y sociales completos para establecer el estado de salud de base.
- Realice una exploración física completa.
- Mencione las recomendaciones de mantenimiento de la salud basadas en la evidencia, en función de la edad y de las enfermedades crónicas, si existen.
- Establezca objetivos para las visitas de seguimiento con respecto a las enfermedades crónicas, si están presentes.

¿Qué se debe hacer para preparar la A/EF completa?

- Pida al paciente que traiga sus frascos o cajas de medicación a la consulta para revisarlos con el asistente médico.
- Si es la primera vez que se reúnen, intente obtener los registros del anterior médico familiar (de atención primaria) del paciente.
- Verifique la última revisión del niño sano o la nota de la exploración física completa.
- Examine los estudios de laboratorio y de imagen pertinentes más recientes.
- Constate los registros de vacunación.
- Revise las recomendaciones de mantenimiento de la salud basadas en la evidencia para la edad del paciente y cualquier enfermedad crónica conocida.
- Revise los signos vitales del paciente, el índice de masa corporal (IMC), la evaluación del riesgo de caídas y la evaluación para la depresión obtenida por el asistente médico.
- Tenga en cuenta el seguro del paciente, ya que algunas aseguradoras (p. ej., Medicare) tienen requisitos específicos para la A/EF completa.

Preparación de la consulta

- Comente con el paciente o con el tutor designado que su objetivo es realizar una A/EF completa para poder planificar juntos cómo ayudarle a estar lo más sano posible.
- Pregunte si el paciente tiene alguna inquietud específica que tratar.

- Limite las inquietudes específicas a un problema para dedicar suficiente tiempo a la promoción de la salud y la prevención de enfermedades. Si el paciente tiene varias preguntas específicas, puede optar por priorizarlas y abordarlas y reprogramar la consulta anual de bienestar para una fecha posterior.

Obtención y actualización de la anamnesis

- Antecedentes médicos:
  - Actividades de la vida diaria (bañarse, vestirse, asearse, cuidados bucales, ir al baño, trasladarse a la cama o silla, caminar, subir escaleras y comer) y actividades instrumentales de la vida diaria (limpiar y mantener el hogar, administrar el dinero, moverse dentro de la comunidad, preparar las comidas, comprar alimentos y artículos de primera necesidad, tomar los medicamentos prescritos, utilizar el teléfono u otra forma de comunicación).
  - Antecedentes perinatales y del desarrollo, si se trata de un paciente pediátrico.
  - Antecedentes médicos:
    - ¿Qué tan bien controladas están estas enfermedades?
    - ¿Cuándo se realizó el diagnóstico inicial?
    - ¿Tiene seguimiento con un especialista? ¿Cuándo tuvo consulta por última vez?
    - Incluya las hospitalizaciones y las fechas.
  - Antecedentes psiquiátricos:
    - ¿Qué tan bien controladas están estas enfermedades?
    - ¿Cuándo se realizó el diagnóstico por primera vez?
    - ¿Tiene seguimiento con un psiquiatra o terapeuta?
    - Incluya las hospitalizaciones y las fechas.
  - Antecedentes obstétricos, si aplican:
    - Número de embarazos, nacimientos de término, nacimientos prematuros, interrupciones del embarazo, niños vivos.
    - Antecedentes ginecológicos, si aplican.
    - Menarquia, regularidad y duración de los ciclos, cualquier cambio reciente, edad de la menopausia.
- Antecedentes quirúrgicos, incluyendo fechas, lateralidad (si es relevante), complicaciones, e institución o cirujano que realizó cualquier cirugía.
- Tratamiento farmacológico actual:
  - Verifique las dosis y las formulaciones.
  - Incluya los medicamentos de venta libre y las vitaminas.
  - ¿A qué farmacia acude?
- Alergias a medicamentos, alimentos, etcétera. Documentar el tipo de reacción y la gravedad.
- Antecedentes sociales:
  - Plantee preguntas abiertas para obtener los antecedentes del paciente.
  - ¿Ha habido algún cambio importante en su vida y en sus redes sociales de apoyo?
  - Verifique el historial educativo.
  - Actualice el historial profesional.
  - Actualice el historial de género o identidad.
  - Ponga al día los antecedentes sexuales. Si el paciente es sexualmente activo, interrogue los objetivos de embarazo o paternidad.
  - Antecedentes de consumo de sustancias, incluyendo tabaco, alcohol, drogas.
  - Antecedentes de traumas o abusos sexuales, emocionales o físicos.
  - Revise la dieta actual y el régimen de ejercicio.

- Mantenimiento del estado de salud:
  - Historial de vacunación:
    - Vacunas reglamentadas para la edad.
    - Vacunas específicas para enfermedades crónicas.
  - Antecedentes de cribado, si procede.

Exploración por aparatos y sistemas

- Realice una revisión completa de los aparatos y sistemas. Incluya los siguientes componentes: cabeza, oídos, nariz, garganta y ojos (CONGO), cuello, cardíaco, pulmonar, gastrointestinal, genitourinario, musculoesquelético, hematológico, neurológico, dermatológico y psiquiátrico.
- Lleve a cabo la exploración física completa. Incluya los siguientes componentes: aspecto general, piel, CONGO, cuello, cardíaco, tórax y pulmones, abdomen, musculoesquelético, neurológico, estado mental y psiquiátrico, mama (si aplica), genitourinario y pélvico (según lo indicado).

Discusión del plan

- Revise cualquier hallazgo significativo en la exploración por aparatos y sistemas y la exploración física con el paciente y recomiende la realización de más pruebas en caso de ser necesario.
- Evalúe las recomendaciones de mantenimiento de la salud basadas en la evidencia para lo siguiente:
  - Cribado (cáncer, infecciones, colesterol y diabetes, osteoporosis, etc.) y vacunas.
  - Prevención primaria y secundaria de enfermedades crónicas.
  - Revise las recomendaciones actuales de ejercicio (al menos 150 min de actividad aeróbica moderada o 75 min de actividad aeróbica vigorosa a la semana).
  - Evalúe las recomendaciones nutricionales (dieta rica en frutas, verduras y cereales integrales y reducida en hidratos de carbono, alimentos procesados y bebidas azucaradas).
  - Adapte las recomendaciones nutricionales a los problemas de salud particulares del paciente.

Programación de la visita de seguimiento

- Programe la consulta de seguimiento del paciente en un plazo de 2-4 semanas para la revisión de las enfermedades crónicas no controladas o para evaluar los estudios solicitados durante la A/EF completa.

Exploraciones genitourinaria y rectal

Leanne L. Free y Dayna Burrell

Objetivos

- Conocer las indicaciones para realizar las exploraciones genitourinaria y rectal.
- Desarrollar habilidades técnicas óptimas para la realización de las exploraciones genitourinaria y rectal.
- Facilitar una comunicación adecuada con la paciente en relación con las exploraciones genitourinaria y rectal.

¿Cuáles son las exploraciones genitourinaria y rectal?

- La exploración genitourinaria, más conocida como *exploración pélvica*, implica una evaluación externa e interna de la vulva, la vagina, el cuello uterino, el útero y los ovarios.
- La exploración rectal implica la evaluación externa e interna del ano y el recto.

¿Cuándo se realizan las exploraciones genitourinaria y rectal?

- La exploración genitourinaria suele realizarse durante la consulta de la paciente sana y cuando está indicada en función de la historia clínica y los síntomas. Las indicaciones más frecuentes son las siguientes:
  - Cribado (detección precoz) del cáncer de cuello uterino
  - Sangrado uterino anómalo
  - Dolor abdominal o pélvico
  - Flujo vaginal
  - Síntomas urinarios
  - Amenorrea
  - Infertilidad
  - Detección de enfermedades de transmisión sexual
  - Agresión o abuso sexual
- En ausencia de nuevos síntomas, la decisión de realizar la exploración pélvica en una consulta de rutina es una decisión compartida entre la paciente y el médico.
- Por lo general, la exploración rectal solo se lleva a cabo cuando la o el paciente tiene síntomas agudos o existen indicaciones, como sangrado o dolor rectal; y como la evaluación adicional de una tumoración pélvica.

Preparación para la exploración

- Establezca una buena comunicación con la paciente y haga una anamnesis enfocada antes de que se cambie para la exploración. Entre la información importante que hay que tener en cuenta está la siguiente:
  - Síntomas genitourinarios previos, cirugías, traumatismos, antecedentes de enfermedades de transmisión sexual o infecciones frecuentes de las vías urinarias.
  - Cambios en la piel de la vulva, irritación o prurito.
  - Flujo vaginal anómalo, disuria, polaquiuria o tenesmo vesical.

- Antecedentes de exposición a endoprótesis liberadora de fármacos en el útero o anomalía congénita conocida.
- Antecedentes del ciclo menstrual, presencia o ausencia de sangrado uterino anómalo.
- Antecedentes sexuales y método anticonceptivo, si aplica.
- Explique a la paciente cada paso de la exploración. Permita que le haga preguntas. Considere la posibilidad de mostrarle el espéculo con antelación si nunca se le ha realizado la especuloscopia.
- Explique que los sentimientos de aprensión son normales; mantenga una actitud tranquila y natural.
- Verifique todos los materiales y equipos, incluidos los guantes no estériles, el espéculo, el lubricante, la lámpara y los elementos necesarios para realizar los estudios de diagnóstico.
- Lave sus manos delante de la paciente.

Colocación de la paciente

- La paciente debe colocarse en posición de litotomía dorsal (fig. 8-1) con los pies en los estribos durante la exploración pélvica.
- Los glúteos deben estar en el extremo de la mesa, con las rodillas flexionadas y las piernas relajadas hacia los lados.

Realización de la exploración: inspección externa y palpación

- Siempre informe a la paciente cuando vaya a comenzar la exploración. Establezca contacto en una zona neutra, como la cara interna del muslo, e informe a la paciente de lo que va a sentir (p. ej., «Va a sentir el dorso de mi mano en su muslo. Voy a empezar la exploración ahora...»).

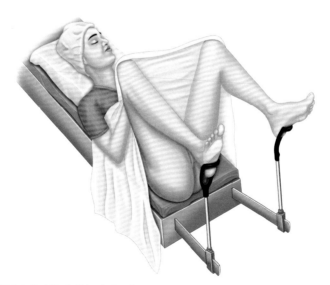

FIGURA 8-1 Posición de litotomía dorsal.

- Observe el aspecto de los genitales femeninos externos. Evalúe el color, el tamaño y la simetría del monte del pubis y los labios.
- Separe los labios mediante una suave tracción lateral para revelar el clítoris, los labios menores, la comisura posterior, el meato uretral, el himen y el orificio vaginal (fig. 8-2).
- Observe si hay hematomas, edema, eritema, erupciones, lesiones o secreciones.
- Inspeccione la piel perineal, el ano y la piel perianal.
- Palpe la región inguinal en busca de ganglios linfáticos y otras tumoraciones.

Realización de la exploración: especuloscopia

- Seleccione el espéculo adecuado que mejor se adapte a la anatomía de la paciente.
  - El espéculo más pequeño y estrecho, conocido como *espéculo de Pederson* (fig. 8-3), generalmente se utiliza en mujeres que no han tenido un parto vaginal o que tienen un introito vaginal más pequeño (posmenopáusicas, antecedentes de vaginismo, antecedentes de mutilación genital femenina).
  - El espéculo más grande y más ancho, conocido como *espéculo de Graves* (*véase* fig. 8-3), sirve para ayudar a la visualización en las mujeres con partos previos debido a que, por lo general, el conducto vaginal es más ancho y puede tener más tejido excedente.
- El espéculo debe calentarse o lubricarse con agua o una pequeña cantidad de gel. Una cantidad excesiva de gel puede interferir con el procesamiento de la muestra para la citología cervical (prueba de Papanicolaou).
- Sujete el espéculo con la mano dominante. Los dedos índice y medio rodean las hojas del espéculo y el pulgar se apoya suavemente sobre la palanca. Las hojas permanecen cerradas.
- Informe a la paciente que la especuloscopia está a punto de comenzar (coloque una mano neutra en la cara interna del muslo y diga: «esta es mi mano. Deje que sus piernas caigan hacia los lados. Sentirá la presión del espéculo...»).

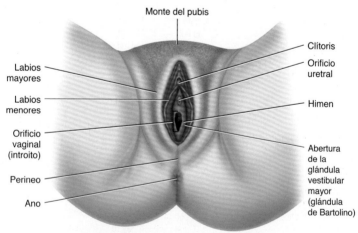

Monte del pubis

Clítoris
Orificio uretral

Labios mayores

Labios menores

Himen

Orificio vaginal (introito)

Perineo

Abertura de la glándula vestibular mayor (glándula de Bartolino)

Ano

Anatomía de los genitales externos femeninos

FIGURA 8-2 Estructuras vulvares (anatomía externa).

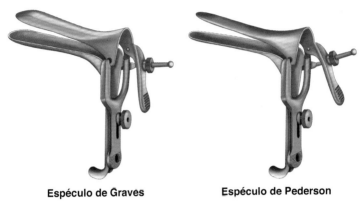

Espéculo de Graves   **Espéculo de Pederson**

FIGURA 8-3 Espéculos de Graves y de Pederson.

- Con la otra mano, abra los labios e introduzca el espéculo lenta y suavemente en la vagina, apuntando el extremo del espéculo hacia el fondo de saco posterior como si apuntara hacia el coxis. Retire la mano con la que separó los labios.
- Evite cualquier movimiento brusco; pida a la paciente que le comunique si siento dolor
- Una vez introducido el espéculo hasta el punto en el que el mango está en el perineo, ábralo lentamente para visualizar el cuello uterino; gire el tornillo para mantener las hojas del espéculo en posición abierta.
- Observe cualquier eritema cervical, lesiones, flujo o anomalías de la pared vaginal.
- Obtenga las muestras indicadas con el espéculo en posición (citología cervical, prueba de amplificación de ácidos nucleicos [NAAT, *nucleic acid amplification testing*] para gonorrea y clamidia; y examen en fresco).
- Para retirar el espéculo, con el pulgar sobre la palanca, mantenga las hojas del espéculo abiertas y suelte el tornillo. Mantenga las hojas abiertas hasta que el espéculo haya pasado por el cuello del útero y, a continuación, cierre las hojas y retire el espéculo de la vagina.

Realización de la exploración: bimanual

- Aplique lubricante en los dedos índice y medio de la mano dominante enguantada.
- Advierta a la paciente que va a comenzar la exploración bimanual («sentirá dos dedos en la vagina y una mano en el abdomen...»).
- Introduzca la parte distal de los dedos índice y medio en la vagina. Mantenga la presión posterior sobre el cuerpo perineal para relajar los músculos pubococcígeos.
- Palpe el cuello uterino y el orificio cervical externo; evalúe la sensibilidad del movimiento cervical desplazando el cuello uterino hacia adelante y hacia atrás entre los dos dedos.
- Palpe el útero entre la mano que está dentro de la vagina y la mano que está sobre el abdomen, evaluando la posición, el tamaño, el contorno y la movilidad uterina.
- Mueva los dedos que están dentro de la vagina hacia cada fondo de saco lateral. Coloque la mano que está sobre el abdomen en la cara lateral inferior del abdomen del mismo lado e intente palpar el ovario. Compruebe si hay tumoraciones pélvicas, dolor o irregularidades (fig. 8-4).
- Retire los dedos lentamente. Quítese el guante dándole la vuelta y deséchelo.
- Vuelva a cubrir a la paciente y ayúdele a sentarse.

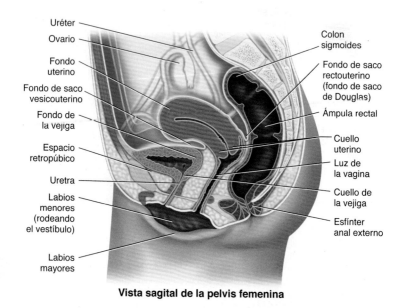

Uréter

Ovario

Fondo uterino

Fondo de saco vesicouterino

Fondo de la vejiga

Espacio retropúbico

Uretra

Labios menores (rodeando el vestíbulo)

Labios mayores

Colon sigmoides

Fondo de saco rectouterino (fondo de saco de Douglas)

Ámpula rectal

Cuello uterino

Luz de la vagina

Cuello de la vejiga

Esfínter anal externo

Vista sagital de la pelvis femenina

FIGURA 8-4 Vagina y anatomía circundante.

Realización de la exploración: rectal

- La inspección de la piel perianal y el ano externo para detectar cambios en la piel, hemorroides u otras irregularidades se realiza como parte rutinaria de la exploración pélvica.
- Cualquier evaluación adicional, incluyendo la exploración rectal interna o la exploración rectovaginal, se lleva a cabo solo cuando está justificada como evaluación de problemas específicos, a saber:
  - Tumoraciones rectales y anales o hemorragias de causa poco clara.
  - Evaluación de la función neuromuscular de los esfínteres anales.
  - Caracterización de una tumoración pélvica.
- Para realizar la exploración rectal interna:
  - Aplique lubricante en el dedo índice de la mano enguantada.
  - Advierta a la paciente que va a comenzar la exploración rectal interna y aliéntela a relajarse («Respire profundamente. Sentirá mi dedo en el recto»).
  - Introduzca el dedo índice en el recto.
  - Palpe en busca de tumoraciones. Observe el tono y la fuerza de los músculos del esfínter.
  - Retire los dedos lentamente. Quítese el guante dándole la vuelta y deséchelo.
- Para llevar a cabo la exploración rectovaginal:
  - Aplique lubricante en los dedos índice y medio de la mano enguantada.
  - Advierta a la paciente que va a comenzar la exploración rectovaginal y aliéntela a relajarse («Respire profundamente. Sentirá un dedo en el recto y otro en la vagina»).

- Introduzca el dedo medio en el recto y el dedo índice en la vagina.
- Palpe el tabique rectovaginal y el fondo de saco rectouterino entre los dedos haciendo un movimiento de barrido hacia adelante y hacia atrás. Busque dolor a la palpación o alguna tumoración.
- Retire los dedos lentamente. Quítese el guante dándole la vuelta y deséchelo.

Conclusiones

- Las exploraciones genitourinaria y rectal son componentes clave para ayudar en la detección sanitaria y el diagnóstico en la atención ginecológica.
- Establecer una buena relación con la paciente y facilitar la comunicación durante la consulta y la exploración son componentes clave para completar ambas exploraciones con éxito.

Nota de evolución: médica

Kate Cahill

Objetivo

- Identificar los componentes de una nota de evolución médica.

Las notas de evolución en medicina deben redactarse con el formato SOAP

- S = subjetivo
- O = objetivo
- A = análisis
- P = plan

Subjetivo

- Resuma los acontecimientos de las últimas 24 h.
- Informe los síntomas relevantes del motivo principal de consulta y otros problemas activos.
- Incluya los aspectos positivos y negativos pertinentes.
- Identifique cualquier problema o inquietud nuevo.

Objetivo (exploración, estudios de laboratorio e imagen)

Exploración física

- Siempre incluya los signos vitales, el aspecto general y las exploraciones cardíaca, pulmonar, abdominal, neurológica y del estado mental, como mínimo.
- Contemple otros sistemas explorados que se relacionen con la enfermedad actual o las afecciones médicas crónicas (como CONGO [cabeza, ojos, nariz, garganta y oídos], cuello, musculoesquelético, piel).
- Incluya cualquier vía o dispositivo (ubicación de la vía central, ubicación de la gastrostomía endoscópica percutánea, fístula con soplo y frémito, Foley en su lugar, etc.).

Datos de los estudios de laboratorio

- Incluya los estudios de laboratorio de la mañana, los datos de cultivo relevantes (incluso aquellos que no tienen crecimiento hasta la fecha, pero que aún no están finalizados).
- Enumere los estudios de laboratorio que se han solicitado pero están pendientes.
- Puede incluir los estudios de laboratorio del día anterior como referencias, pero limite el uso de datos antiguos.

Estudios de imagen y otros

- Informe los nuevos resultados de los estudios de imagen, electrocardiograma o resultados de otras pruebas, como las pruebas de esfuerzo.

Análisis

- El informe resumido debe actualizarse diariamente para reflejar el cuadro clínico actual.

Plan

- El plan debe basarse en las enfermedades.
- Priorice las enfermedades más importantes; vuelva a priorizar la lista a medida que se modifique el cuadro clínico.
- Los síntomas o enfermedades activos deben tener el diagnóstico, la incertidumbre diagnóstica, en caso de que haya, o la alternativa diagnóstica (cuál cree que es la explicación más probable, así como qué otra cosa podría ser).
- Cada anomalía identificada debe tenerse en cuenta en la lista de enfermedades y en el plan, ya sea un síntoma, un signo de exploración o una anomalía en los estudios de laboratorio.
- Cada medicamento que solicite debe corresponder con una de las enfermedades de la lista e incluirse en el plan.
- Al final de la lista, incluya las enfermedades crónicas que no se estén tratando activamente y el plan de tratamiento crónico.

Consejos

- Reduzca o suspenda el uso de las funciones de copiar y pegar. Con frecuencia, copiar y pegar conduce a errores involuntarios en las notas y aumenta los casos de incoherencias internas en estas.
- Nunca copie y pegue lo que escribió otro médico.
- Evite «rellenar la nota»: no transcriba información innecesaria o duplicada en su nota. Por ejemplo, resuma los hallazgos radiográficos importantes en lugar de escribir todo el informe radiológico.

Nota de evolución: quirúrgica

Vinay Rao

Objetivos

- Aprender los componentes necesarios de una nota de evolución quirúrgica.
- Comprender los componentes del formato de nota SOAP.
- Identificar los aspectos positivos y negativos pertinentes que son vitales para informar en una nota de evolución para el paciente quirúrgico.

Formato: redacción de la nota SOAP

- SOAP es el acrónimo del formato de la nota de evolución.
  - **S** = subjetivo
  - **O** = objetivo
  - **A** = análisis
  - **P** = plan
- Esta es una manera eficiente y organizada de informar sobre los pacientes en el hospital.

Subjetivo

- Esta sección refleja el informe del propio paciente sobre cómo se siente.
- Preste atención a enumerar solo los síntomas informados por el paciente, evite hacer afirmaciones **objetivas** o de **análisis** en esta sección.
- Puntos clave para informar:
  - *Incidentes nocturnos* (informe de cualquier incidente importante ocurrido durante la noche, como cambios en el estado clínico, nuevas pruebas o estudios de imagen, traslados a niveles superiores de atención, episodios médicos o quirúrgicos agudos, etc.)
  - *Dolor*
  - *Dieta tolerada*
  - *Náuseas o vómitos*
  - *Flatulencias o defecación*
  - *Evacuaciones*
  - *Deambulación*
- Puede ser útil usar las propias palabras del paciente para reflejar mejor su padecimiento y no sesgar al lector.

Objetivo

- Esta sección refleja la evaluación del paciente por parte del médico y los datos relativos a él o ella.
- **Signos vitales:** temperatura, frecuencia cardíaca (FC), presión arterial (PA), frecuencia respiratoria (FR), saturación de oxígeno, e indicar cualquier asistencia respiratoria.
- **Exploración física:** la mayoría de los pacientes quirúrgicos requieren una exploración general, cardíaca, torácica o pulmonar, abdominal, de las extremidades y neurológica (tabla 10-1).

TABLA 10-1 Ejemplo de exploración física enfocada en un paciente con apendicectomía postoperatoria

General	Bien desarrollado, bien alimentado, no está ansioso
Corazón	Normocárdico, ritmo regular Sin soplos, roces o galopes Sin distensión de la vena yugular
Pulmones y tórax	Respiración sin interrupciones Claro a la auscultación bilateral
Abdomen	Blando, sin distensión, leve dolor a la palpación alrededor del sitio quirúrgico en el cuadrante inferior derecho, sin dolor a la descompresión ni defensa; las lesiones quirúrgicas están limpias, secas e intactas, sin eritema circundante, induración o fluctuación
Extremidades	Calientes y bien perfundidas, sin alteración en la movilidad de las cuatro extremidades, sin edema periférico
Neurológico	Alerta y orientado en las tres esferas (tiempo, lugar y espacio), afecto normal

- **Ingresos y egresos corporales:** en esta sección se informa la cantidad diaria y total de ingresos y egresos que tiene un paciente mientras está en el hospital. Sus componentes clave son los siguientes:
  - Ingresos:
    - Vía oral
    - Vía intravenosa
  - Egresos:
    - Diuresis
      - La mejor forma de informar sobre la diuresis es como una aproximación y no como valor absoluto.
      - Si un paciente orina 1 500 mL en un lapso de 24 h, debe informarse como 62.5 mL/h.
      - En los pacientes pediátricos, se suele indicar como mL/kg por hora. Si el paciente pesara 70 kg, se informaría como 0.9 mL/kg por hora.
      - La diuresis adecuada depende del estado clínico del paciente, pero a menudo tiene un valor mínimo de 0.5 mL/kg por hora o 20-30 mL/h en caso de obesidad.
    - Defecación
  - Es útil determinar el balance positivo o negativo de un paciente en términos de sus egresos e ingresos.
    - Se calcula tomando el total de ingresos durante la estancia hospitalaria menos el total de egresos.
    - Conocer este valor es útil para controlar la reanimación y el estado hídrico del paciente.
- **Datos de los estudios de laboratorio**
  - Los resultados de los estudios de laboratorio diarios dependen del paciente y del motivo de ingreso.
  - A la mayoría de los pacientes quirúrgicos se les indican diariamente química sanguínea y hemograma completo.

TABLA 10-2 Elementos clave a incluir en el plan quirúrgico de la nota de evolución

Control del dolor	Continuar el control del dolor con paracetamol v.o. 1 g c/8 h, ibuprofeno v.o. 650 mg c/6 h y oxicodona v.o. 5 mg c/6 h en caso de recaída
Dieta	Dieta regular
Líquidos	Perfusión intermitente
Con o sin antibióticos	Sin antibióticos. Esquema completado de piperacilina/tazobactam i.v. perioperatorio
Tratamiento farmacológico ambulatorio	Revisar la medicación en el hogar y reiniciarla según corresponda
Actividad	Actividad según lo tolerado
Medidas de limpieza del árbol traqueobronquial	Espirometría de incentivo con el servicio de enfermería c/6 h
Profilaxis de la TVP	Administración de heparina s.c. 1 000 U c/8 h
Derivación	Nivel de atención hospitalaria: se planificará el alta hospitalaria esta tarde
Estado del código	Código completo

TVP, trombosis venosa profunda.

- Informe los resultados de laboratorio diarios en esta sección y preste especial atención a cualquier valor que se esté controlando estrechamente como parte del tratamiento clínico (p. ej., pruebas de función hepática, creatinina, creatina-cinasa, etc.).
- **Datos de los estudios de imagen**
  - Informe todos los estudios de imagen relevantes que se han realizado en el paciente durante esta hospitalización.
  - Es una buena práctica informar su impresión diagnóstica con sus propias palabras y complementarla con la lectura o impresión del imagenólogo.
  - Al comunicar los datos, debe indicar los *hallazgos* y su *impresión* (*imagen*: tomografía computarizada de abdomen y pelvis con contraste intravenoso. *Resultados*: apéndice dilatado con fecalito. Pared del apéndice engrosada y estrías de grasa inflamatoria periapendicular. *Impresión*: apendicitis aguda no complicada).

Análisis

- El análisis debe comenzar con una o dos líneas en las que se indique el nombre, la edad, el sexo, los antecedentes médicos de importancia, la indicación del ingreso hospitalario (diagnóstico o procedimiento quirúrgico), el día de estancia postoperatoria u hospitalaria y un informe general del estado del paciente.
- Por ejemplo: *KH es una mujer de 29 años de edad, sin antecedentes médicos de impor-tancia, que se encuentra en el día 1 del postoperatorio debido a una apendicectomía laparoscópica por apendicitis aguda no complicada. En general, tiene una buena evolución.*

Plan

- El plan suele estar escrito en forma de lista. Es importante asegurarse de incluir los elementos clave (tabla 10-2).

Nota de evolución: obstetricia y ginecología

Michael Cohen y Dayna Burrell

Objetivos

- Revisar los componentes básicos de la nota de evolución.
- Examinar los componentes clave de las notas de evolución más frecuentes en obstetricia y ginecología.

Panorama general

- Las notas de evolución en obstetricia y ginecología suelen realizarse en el formato SOAP: subjetivo, objetivo, análisis y plan.
- Los componentes exactos de esta nota en particular varían según el estado de la paciente.

Nota de evolución

- **Subjetivo:**
  - Informe su conversación con la paciente diariamente; escriba lo que siente la paciente y qué avances ha tenido y cuáles no.
  - Incluya la exploración por aparatos y sistemas.
- **Objetivo:** a continuación, se describen los componentes más frecuentes; anote solo los que se realicen.
  - Signos vitales; ingresos y egresos corporales.
  - Exploración física:
    - Aspecto general: ¿alerta? ¿orientada? ¿cómoda?
    - Exploración cardiovascular.
    - Exploración pulmonar.
    - Exploración de las mamas: a menudo **no** está indicada como parte del seguimiento diario de rutina.
    - Exploración abdominal: incluye la evaluación de cualquier incisión abdominal.
    - Exploración pélvica: a menudo **no** está indicada como parte del seguimiento de rutina.
    - Exploración de las extremidades inferiores: ¿edema presente o ausente? ¿Simétricas? ¿Dolor a la palpación?
  - Cardiotocografía (trazado de la frecuencia cardíaca fetal):
    - Valor de referencia de la frecuencia cardíaca fetal.
    - Variabilidad.
    - Presencia o ausencia de aceleraciones.
    - Presencia o ausencia de desaceleraciones, y si están presentes, de qué tipo (tempranas, variables, tardías).
    - Presencia y frecuencia de las contracciones uterinas.
  - Nuevos resultados de los estudios de laboratorio e imagen.
- **Análisis:**
  - Resumen de uno o dos enunciados sobre la paciente, el motivo de la hospitalización y la evolución.

- Formato: (inserte la edad) años de edad, gesta (G) (inserte número de embarazos previos), paridad (P) (inserte número de partos), a las (inserte semanas) de edad gestacional estimada (EGE) o criterios para el cálculo de la edad gestacional (si está embarazada), ingresada por (indicación de ingreso). (Inserte el enunciado sobre la evolución de la paciente).
  - Criterios para el cálculo de la edad gestacional. La edad gestacional se describe con mayor detalle mediante la forma en la que se determinó la fecha de parto de este embarazo; por ejemplo, en un embarazo de 37 semanas:
    - *37 L/8* describe un embarazo calculado por la última fecha de menstruación, concordante con la fecha estimada por medio de la ecografía de 8 semanas.
    - *37 S(8)* describe un embarazo calculado por medio de la ecografía de 8 semanas e infiere que la última fecha de menstruación era desconocida o no concordaba con la fecha calculada por medio de la ecografía.

- **Plan:**
- Incluya las afecciones agudas de la paciente (motivos de la hospitalización) y sus enfermedades (diagnósticos en curso antes de la hospitalización).
- La redacción de un plan integral puede llevarse a cabo mediante un formato *basado en problemas* o en *sistemas*.
- Registro de los planes basado en problemas:
  - Enumere cada alteración o diagnóstico que tenga la paciente y el plan asociado. La «alteración» puede reflejar un componente de la atención a la paciente en lugar de un diagnóstico real (p. ej., el bienestar materno en las pacientes obstétricas).
  - Lista de alteraciones obstétricas frecuentes:
    - Bienestar materno
    - Bienestar fetal
    - Alteraciones o diagnósticos adicionales antes, durante o después del parto
  - Lista de alteraciones ginecológicas frecuentes:
    - Hitos postoperatorios
      - Control del dolor: ¿tratamiento farmacológico intravenoso, y después control del dolor por vía oral?
      - Dieta: ¿hay progresión?
      - Hemorragia vaginal: ausente o presente (cuantifique por medio del número de compresas).
      - Diuresis (micción): ¿adecuada?
      - Movimientos intestinales: flatulencias y defecación ausente o presente.
      - Estado ambulatorio.
- Registro del plan basado en sistemas:
  - Útil en pacientes de alto riesgo con múltiples enfermedades concomitantes.
  - El plan está conformado por los sistemas primarios del cuerpo humano, a saber:
    - CONGO (cabeza, ojos, nariz, garganta y oídos)
    - Sistema cardiovascular
    - Sistema respiratorio
    - Sistema digestivo
    - Sistema genitourinario
    - Sistema tegumentario
    - Sistema endocrino
    - Sistema nervioso

Ejemplos de notas de evolución en obstetricia y ginecología

Pacientes antes del parto

- **Subjetivo:** incluya la siguiente información.

- ¿Cómo se siente la paciente?
- Primer trimestre: hemorragia vaginal (cuantifique por medio del número de compresas) y cólicos ausentes o presentes.
- Segundo y tercer trimestre:
  - Contracciones ausentes o presentes. Frecuencia e intensidad, si están presentes.
  - Secreción de líquido ausente o presente. Describa la secreción: con color o clara, acuosa o espesa, cantidad.
  - Hemorragia vaginal ausente o presente (cuantifique con el número de compresas).
  - ¿El bebé se mueve?
    - A partir de finales del segundo trimestre, la paciente embarazada puede sentir que su bebé se mueve la misma cantidad de veces cada día.
    - Si la paciente nota una disminución de los movimientos fetales, se le debe instruir sobre el recuento de patadas fetales y se debe considerar realizar la evaluación mediante cardiotocografía en reposo.
- **Objetivo:**
  - Signos vitales; ingresos y egresos (si hay deterioro de la función renal).
  - Exploración física:
    - Aspecto general.
    - Exploración abdominal: suave, sirve para evaluar la localización del fondo uterino y si hay presencia de dolor.
    - Exploración pélvica: diferida a menos que esté clínicamente indicada.
    - Exploración de las extremidades inferiores: simetría, dolor o edema.
  - Cardiotocografía (si tiene ≥ 24 semanas de gestación [SDG]), frecuencia cardíaca fetal por Doppler (si tiene < 24 SDG).
  - Nuevos resultados de los estudios de laboratorio e imagen.
- **Análisis:** (inserte edad) años de edad, G (inserte número de embarazos previos), P (inserte número de partos), a las (inserte semanas) de EGE (inserte criterio de datación), ingresada por (indicación de ingreso). (Inserte un enunciado sobre la evolución de la paciente).
- **Plan:**
  - Bienestar materno: incluya planes para la vigilancia continua y el parto.
  - Bienestar fetal: incluya la revisión del trazado cardiotocográfico y los planes para la monitorización continua o el seguimiento ecográfico; incluya información sobre la infección por estreptococos del grupo B, si se conoce.
  - Diagnósticos agudos o crónicos que complican el curso prenatal, por ejemplo: diabetes gestacional o preeclampsia.

Pacientes en el trabajo de parto

- Se debe escribir una nota de evolución de las pacientes en trabajo de parto cada ~2 h.
- **Subjetivo:**
  - ¿Cómo se siente la paciente?
  - ¿El dolor está controlado?
- **Objetivo:**
  - Signos vitales.
  - Exploración física:
    - Aspecto general.
    - Exploración pélvica. Incluir el tacto vaginal estéril, si se realiza: dilatación, borramiento y estación cervical.
  - Cardiotocografía (si tiene ≥ 24 SDG), o registro de la auscultación intermitente de la frecuencia cardíaca fetal.
  - Nuevos resultados de los estudios de laboratorio e imagen.

- **Análisis:** (inserte edad) años de edad, G (inserte número de embarazos previos), P (inserte número de partos) a las (inserte semanas) de EGE (inserte criterio de datación), ingresada por (indicación de ingreso). (Inserte frase sobre el progreso de la paciente durante el parto).
- **Plan:**
  - Bienestar materno: afrontamiento, control del dolor.
  - Bienestar fetal:
    - Anote la categoría del trazado cardiotocográfico (I, II o III).
    - Si el trazado cardiotocográfico persiste en la categoría II o III (dato de alarma), anote los planes para una nueva intervención.
    - Incluya información respecto a la infección por estreptococos del grupo B y el antibiótico administrado si es pertinente.
  - Progresión del trabajo de parto:
    - Incluya intervenciones para la inducción o estimulación del parto si es necesario: misoprostol, sonda de Foley cervical, oxitocina, amniotomía.
    - Si hay rotura de membranas, indique la hora y si fue espontánea o inducida.
    - Anote otras intervenciones para el seguimiento y evaluación del trabajo de parto:
      - Se puede colocar un catéter de presión intrauterina para controlar la fuerza, la duración y el momento de las contracciones.
      - Es posible colocar un electrodo en el cuero cabelludo fetal para un mejor control de la frecuencia cardíaca fetal en caso de que un monitor externo no sea útil.
    - Una vez que la paciente tiene la dilatación completa, incluya el momento en el que comenzó a pujar.
    - Si el trazado cardiotocográfico persiste con datos de alarma, anote los planes de intervención: parto vaginal o proceder al quirófano para realizar el parto por cesárea.
  - Diagnósticos agudos o crónicos que complican el curso prenatal.

Pacientes posparto

- **Subjetivo:** haga preguntas en torno a los hitos del posparto o postoperatorio.
  - ¿Cómo se siente la paciente? Incluya el estado de ánimo.
  - ¿El dolor está controlado?
  - Hemorragia vaginal ausente o presente (cuantifique por medio del número de compresas).
  - ¿Tolera la dieta regular?
  - ¿Dificultad para orinar o defecar?
  - ¿Deambula?
  - ¿Lactancia materna o artificial? ¿Dificultades para realizar la lactancia materna?
- **Objetivo:**
  - Signos vitales; ingresos y egresos corporales (si fue por cesárea, alteración en la micción o en la función renal).
  - Exploración física:
    - Aspecto general
    - Exploración cardiovascular
    - Exploración pulmonar
    - Exploración de las mamas (se realiza si la paciente tiene dificultades para lactar o refiere molestias en las mamas)
    - Exploración abdominal:
      - Obsérvese la ubicación del fondo uterino en relación con el ombligo.
      - Fondo de saco firme o no.
      - Ausencia o presencia de dolor a la palpación del fondo de saco.

- ■ Incluya la evaluación de la incisión si está presente.
- ○ Exploración pélvica:
  - ■ A menudo **no** está indicada como parte del seguimiento de rutina.
  - ■ Con frecuencia se realiza la exploración perineal antes del alta en presencia de una laceración compleja de tercer o cuarto grado.
- ○ Exploración de las extremidades inferiores:
  - ■ ¿Edema presente o ausente? ¿Simétricas? ¿Dolor a la palpación?
- ● Nuevos estudios de laboratorio y de imagen:
  - ○ Después del parto vaginal con pérdida excesiva de sangre o por cesárea, informe la hemoglobina previa al parto, la pérdida de sangre estimada y la hemoglobina posterior al parto.
- ● **Análisis:** (inserte edad) años de edad, G (inserte número de embarazos previos), P (inserte número de partos), día posparto (DPP)/día postoperatorio (DPO) (inserte el día; p. ej., el primer día después del parto vaginal sería DPP 1), posterior a un (tipo de parto). (Inserte un enunciado sobre el estado y la evolución de la paciente).
- ● **Plan:**
  - ● Si cumple con todos los objetivos posparto o postoperatorios, el plan es continuar con la atención de rutina. Cualquier problema en el cumplimiento de los objetivos debe abordarse en el plan.
  - ● Registre la lactancia materna, artificial o ambas. Si hay dificultades con la lactancia materna, anote el plan a seguir y si se cuenta con un asesor de lactancia.
  - ● Plan anticonceptivo posparto
  - ● Si es un recién nacido varón: ¿se desea la circuncisión?
  - ● Diagnósticos agudos o crónicos que complican el curso prenatal, intraparto o posparto.
  - ● Consulte a los servicios sociales si está indicado: antecedentes de depresión o ansiedad, embarazo en la adolescencia.

Paciente postoperatoria de ginecología

- ● **Subjetivo:** haga preguntas sobre los hitos postoperatorios.
  - ● ¿Cómo se siente la paciente?
  - ● ¿El dolor está controlado? ¿Tratamiento farmacológico oral o intravenoso?
  - ● ¿Hemorragia vaginal ausente o presente (cuantifique con el número de compresas)?
  - ● ¿Tolera la dieta regular?
  - ● ¿Dificultad para orinar o defecar?
  - ● ¿Deambula?
- ● **Objetivo:**
  - ● Signos vitales; ingresos y egresos corporales.
  - ● Exploración física:
    - ○ Aspecto general
    - ○ Exploración cardiovascular
    - ○ Exploración pulmonar
    - ○ Exploración abdominal (incluya la evaluación de la incisión si está presente)
    - ○ Exploración pélvica (a menudo no está indicada como parte del seguimiento de rutina)
    - ○ Exploración de las extremidades inferiores (¿edema presente o ausente?, ¿simétricas?, ¿dolor a la palpación?)
  - ● Nuevos estudios de laboratorio o imagen. Anote la hemoglobina preoperatoria, la pérdida de sangre estimada por el procedimiento y la hemoglobina postoperatoria si se obtiene.
- ● **Análisis:** (inserte edad) años de edad, DPP (inserte día), después de un (procedimiento) para (indicación del procedimiento). (Inserte un enunciado sobre el estado y la evolución de la paciente).

- **Plan:**
  - Si se cumplen todos los objetivos postoperatorios, el plan es continuar con los cuidados de rutina. Cualquier problema en el cumplimiento de los objetivos debe abordarse en el plan.
  - Planificación de la derivación: previsión de alta a domicilio o a un centro de rehabilitación o enfermería especializada.

Resumen

- El informe es un aspecto vital en la atención de la paciente. El uso de la estructura de nota SOAP puede proporcionar un formato fiable para registrar la información.
- Evite copiar y pegar las notas anteriores. Hacerlo puede arrastrar errores y dar lugar a un registro inexacto.
- Como estudiante, su nota debe reflejar sus procesos de pensamiento y que ha analizado a fondo el caso de la paciente. La retroalimentación sobre su informe es una excelente oportunidad de aprendizaje para mejorar su habilidad en la atención integral de la paciente.

12 Nota de evolución: pediatría

Marie Lidia Carillo, Jessica Dietz Daley y Katherine Mason

Objetivos

- Comprender las características importantes que se deben incluir en una nota de evolución para un paciente pediátrico.
- Aprender a estructurar la nota de evolución de forma eficaz.
- Adquirir experiencia con los aspectos específicos de la nota de evolución para el cuidado de los pacientes pediátricos.

Panorama general de la nota de evolución pediátrica

- El objetivo de una nota de evolución pediátrica es disponer de un registro diario que incluya una evaluación y un plan actualizados para el paciente y que destaque la información nueva o los acontecimientos ocurridos durante las 24 h anteriores, o el intervalo desde la última nota do evolución o de ingreso.
- Es importante que la nota de evolución incluya actualizaciones y evaluaciones utiles que sean una representación precisa, pero breve, del paciente. A continuación, se destacan las formas de registrar la información que se utilizan de forma exclusiva en la atención a los pacientes pediátricos.

Estructura de la nota de evolución pediátrica

- La nota de evolución pediátrica debe realizarse en formato SOAP: subjetivo, objetivo, análisis y plan. Esto le permite registrar la información de forma lógica y presentarla al lector de manera eficaz (fig. 12-1).

Subjetivo

- Anote cualquier acontecimiento significativo que haya ocurrido en las últimas 24 h. Esto incluiría cualquier cambio importante en los signos vitales del paciente (p. ej., experimentó taquicardia en el transcurso de la noche), cualquier recomendación nueva del servicio que proporcionó la interconsulta (p. ej., el servicio de gastroenterología recomendó que se comenzara a administrar un inhibidor de la bomba de protones, por lo que se inició tratamiento con omeprazol por la noche), y cualquier otro acontecimiento significativo (p. ej., se llamó al equipo de reanimación al final de la tarde debido al empeoramiento de la taquipnea del paciente).
- Inicie el período de 24 h desde el momento en el que se escribió la última nota de evolución hasta el momento en el que está escribiendo su nota. Esto debería limitar o eliminar cualquier posibilidad de perder información importante en su registro.

Objetivo

- Incluya todos los datos objetivos del paciente, incluidos los signos vitales, el estado hídrico, la exploración y los nuevos estudios de laboratorio relevantes de las últimas 24 h (*véase* fig. 12-1).

Nota de evolución
Nombre del paciente: (nombre)   **Fecha de nacimiento:** MM/DD/AAAA   **Edad:** 6 meses
Fecha: MM/DD/AAAA

Subjetivo: ayer durante la tarde, (nombre) tuvo un empeoramiento de la taquipnea y retracciones que requirió aumentar los requerimientos de oxígeno, así como succión de las secreciones. Después del incremento en el soporte ventilatorio, mejoró la taquipnea y el paciente tuvo mejoría clínica. Bebió más líquido durante la noche, por lo que la administración de líquidos vía intravenosa se redujo. No hubo más eventualidades.

Objetivo:
Signos vitales:
Temperatura: 37.3 °C (37.2-37.5 °C), frecuencia cardíaca 130 lpm (120-140), presión arterial 84/58 mm Hg (82-88/56-62), frecuencia respiratoria 40 rpm (38-52, SpO_2 95% con alto flujo: 4 L al 21%).

Estado hídrico:
Balance hídrico: +60 mL; ingresos: 540 mL (300 mL, 240 mL i.v.); egresos: 480 mL (urinario); diuresis 2.2 mL/kg por hora.

Exploración física:
General: alerta, activo, buena apariencia, sin angustia.
CONGO: secreciones claras de ambas narinas. Mucosas hidratadas.
Respiratorio: sin taquipnea. Sin presencia de retracciones, aleteo nasal ni resoplidos. En la auscultación, ruidos respiratorios gruesos en ambos campos pulmonares con buena entrada y salida de aire.
Cardiovascular: frecuencia y ritmo adecuados. R1 y R2 sin alteraciones ni presencia de soplos.
Extremidades: calientes, con adecuada perfusión. Llenado capilar < 3 s.

Estudios de laboratorio (últimas 24 h): ninguno.

Evaluación: (nombre) es un niño de 6 meses de edad que ingresó por compromiso respiratorio con síntomas urinarios, compatible con el diagnóstico de bronquiolitis, actualmente cursando el día 4 de hospitalización. Aunque ayer por la tarde tuvo empeoramiento de los síntomas respiratorios, en la mañana se encontraba estable sin sintomatología respiratoria, con alto flujo por puntas nasales. Ha mantenido una diuresis adecuada con actual disminución en la administración de líquidos i.v.

Plan:
Problema 1: bronquiolitis, día 4 de hospitalización.
• Se mantiene el oxígeno en 4 L al 21% por puntas nasales.
• Se irá disminuyendo el alto flujo durante el día conforme lo vaya tolerando el paciente.
• Vigilancia estrecha del estado respiratorio.
• Revisión constante de la oximetría de pulso.
• Toma de los signos vitales cada 4 h.

Problema 2: ingresos orales disminuidos, actualmente con mejoría.
• Se mantiene la administración de líquidos i.v. al 50%, dextrosa al 5% en solución fisiológica a 45 mL/h.
• Si continúa tolerando la vía oral, se debe considerar suspender la administración i.v. en la tarde de hoy.
• Vigilancia estrecha de los ingresos y egresos.

Derivación: nivel hospitalario para el mantenimiento del soporte respiratorio y la monitorización.
Se conversó con el médico residente, el Dr. XX y el coordinador de la rotación matutina.

FIGURA 12-1 Ejemplo de nota de evolución pediátrica.

Signos vitales

• Incluya la temperatura, la frecuencia cardíaca (FC), la presión arterial (PA), la frecuencia respiratoria (FR) y la saturación de oxígeno. Utilice un rango para cada signo vital para el período de 24 h, y después resalte el valor actual para ese signo vital (p. ej., FC: 110 [104-120]). Si hay tendencia hacia el valor más alto o más bajo, es decir, empeoramiento progresivo de la taquicardia en las últimas 6 h, indíquelo explícitamente.

• *Nota:* es importante conocer los rangos normales de los signos vitales en los pacientes pediátricos. Estos rangos varían según la edad gestacional del paciente y la edad actual.

Estado hídrico

- Incluya los ingresos y egresos corporales de las últimas 24 h, así como el balance neto positivo o negativo de líquidos durante este mismo período. También suele ser útil incluir el total de ingresos y egresos corporales de la estancia hospitalaria en su totalidad.
- *Nota:* específicamente para los pacientes pediátricos, la diuresis debe presentarse en mL/kg por hora, en lugar de los mL totales, dado que esto es mucho más útil como valor basado en el peso. Por lo general, los pacientes pediátricos tendrán una diuresis de al menos 2 mL/kg por hora.

Exploración

- La exploración redactada en su nota de evolución puede variar en cuanto a la cantidad de sistemas que incluya, según el estado del paciente y el motivo del ingreso. Aunque es importante incluir una exploración completa en la historia clínica inicial y en la nota de exploración física, la nota de evolución puede ser más específica.
- *General:* comience con su impreción general del paciente en el momento en el que realizó la exploración física. Esto incluye si el paciente estaba activo, alerta y orientado, cooperador, y si parecía estar angustiado o no (p. ej., alerta, orientado en las tres esferas [persona, lugar, tiempo], sonriendo durante toda la exploración, sin angustia).
- *Por sistemas:* siempre incluya las exploraciones cardiovascular y respiratoria en cada paciente. Además de estos sistemas, incluya cualquier sistema relevante para el paciente en específico, eligiendo entre los siguientes: CONGO (cabeza, ojos, nariz, garganta y oídos), abdominal, genitourinario, neurológico, extremidades y piel.

Parámetros de laboratorio

- Incluya los nuevos estudios de laboratorio de las últimas 24 h. No es necesario escribir todos los valores de laboratorio, sino centrarse en aquellos que son relevantes para el caso del paciente.
- *Nota:* los valores anómalos son particularmente importantes, pero los valores normales de laboratorio pueden, y deben, anotarse si son relevantes para el caso del paciente.

Análisis

- Proporcione un análisis preciso y sucinto del paciente. Utilice la información registrada en las secciones subjetivo y objetivo de su nota de evolución como medio para orientar su análisis actual. Sin embargo, tenga cuidado de no repetir la información proporcionada en las secciones anteriores, ya que es innecesario. En esta sección también se incluye el diagnóstico diferencial y el razonamiento, pero recuerde ser breve. En general, basta con una o dos frases (*véase* fig. 12-1).
- *Nota:* es habitual que los alumnos primerizos, incluidos los estudiantes de medicina, expongan datos sobre el paciente en esta sección, pero omitan su verdadera valoración. Asegúrese de pensar si su paciente actualmente está estable o no y por qué, e incluya esto en su evaluación. Recuerde ser breve y conciso.

Plan

- Existen dos formas de organizar su plan: basado en sistemas o basado en problemas. A menudo, algunos pacientes se prestan a uno u otro estilo, en función de su motivo de ingreso. Incluya solo los sistemas o problemas relevantes para el caso del paciente. Además, organice la lista de elementos de su plan en función de su importancia, para que el orden sea lógico.

- El método de uso más frecuente es el *basado en problemas*. El plan se organiza en función de los problemas que están activos o que son relevantes para el paciente. De esta manera usted puede organizar fácilmente sus elementos de acción, incluso si un problema se superpone con varios aparatos y sistemas. (Ejemplo de plan basado en problemas: problema 1: neumonía; problema 2: fiebre o dolor).
- El *basado en sistemas* suele utilizarse en las unidades de cuidados intensivos. Esto permite organizar el plan por los sistemas que son relevantes para ese paciente en particular. (Ejemplo de plan basado en sistemas: sistema 1: respiratorio; sistema 2: cardiovascular; sistema 3: neurológico, etc.).
- *Nota:* no se debe cambiar entre el estilo basado en sistemas y el basado en problemas dentro de una misma nota de evolución, sino quedarse con uno.

Derivación

- Es útil añadir información sobre la derivación de su paciente al final de su nota de evolución. En esta sección se indican los planes para el paciente en cuanto a si permanecerá ingresado, será dado de alta o será enviado a otro nivel de atención.
- Es útil anotar que la información descrita en la nota fue comentada con el médico tratante, el equipo médico, el paciente, los padres, el equipo de atención u otros, según sea relevante y preciso.

13 Nota de evolución: neurología

Alina D. Bayer y Linda C. Wendell

Objetivos

- Discutir la función de la nota de evolución de los pacientes ingresados en el servicio de neurología.
- Revisar la estructura de la nota de evolución neurológica y la información que debe contener.
- Aplicar estas recomendaciones en un ejemplo de nota de evolución de un paciente ingresado por un accidente cerebrovascular (ACV).

Introducción

- Aunque este capítulo se centra en las características específicas relacionadas con la estancia hospitalaria en el servicio de neurología, la nota de evolución es el registro principal de la hospitalización y también debe abordar cualquier alteración médica no neurológica que se presente durante la hospitalización.
- Es fundamental que la nota sea concisa y esté actualizada: imagine la forma en la que el médico buscaría la información en caso de una urgencia durante la noche.
- Evite copiar en su totalidad datos o evaluaciones anteriores en la nota, ya que esto produce notas extensas con exceso de detalles que dificultan su lectura.
- Recopilar los datos más relevantes y resumir el estado del paciente en cada nota reduce el riesgo de mala comunicación con otros servicios médicos que atienden al paciente y ayuda a mantenerlo seguro durante su estancia.

Nota de evolución

- La nota está estructurada según el formato SOAP: subjetivo, objetivo, análisis y plan (fig. 13-1). *Véase* el capítulo 10 para obtener orientación general sobre la redacción de las notas en este formato.
- Al completar la sección «subjetivo» de la nota, tenga en cuenta que algunas alteraciones neurológicas pueden impedir que el paciente proporcione una actualización adecuada sobre el motivo principal de consulta. Por esta razón, la sección «subjetivo» de la nota de evolución neurológica suele complementarse con información corroborada por los familiares, cuando se dispone de ella, o por otros miembros del equipo de atención, como personal de enfermería, terapeutas o el médico del turno nocturno.
- La sección «objetivo» incluye la exploración neurológica completa, además de la exploración médica general, los signos vitales y los resultados de los estudios de laboratorio pertinentes y otros estudios. Todos los datos de los estudios neurológicos (estudios de imagen cerebrales, resultados de la electroencefalografía [EEG], la electromiografía [EMG], etc.) deben enumerarse con la fecha en los que se obtuvieron.
- En la sección de «análisis» debe describir de forma narrativa su propuesta respecto al sitio de lesión, discutiendo la razón por la que cada sitio puede o no encajar con el cuadro clínico del paciente. Sin embargo, una vez que se ha esbozado este razonamiento en la nota inicial, no es necesario reiterar el proceso de localización del sitio de lesión en las

notas diarias posteriores, a menos que surgiera información nueva sobre una localización distinta a la sospechada inicialmente. Una vez que se ha identificado el sitio de lesión o se ha reducido a unas cuantas estructuras del neuroeje, se redacta un diagnóstico diferencial de las alteraciones que afectan la(s) región(es) de interés. A lo largo de la hospitalización, esta sección se actualiza para afinar el diagnóstico diferencial a medida que se dispone de más información.

- La sección del «plan» aborda tanto las alteraciones neurológicas como las médicas generales que surgen durante la estancia hospitalaria.

Exploración neurológica

- Incluya la exploración neurológica completa en cada nota de evolución diaria, haciendo especial hincapié en el sistema o sistemas neurológicos afectados por el motivo principal de consulta.
- El orden de la exploración refleja la secuencia en la que se evalúa al paciente: estado mental, nervios craneales, motor, sensitivo, reflejos, cerebelo o coordinación y marcha.
- Si no puede completarse un aspecto de la exploración, la nota debe explicar por qué no se hizo esa evaluación. Por ejemplo: «*no se evaluó la marcha porque el paciente no puede caminar y utiliza una silla de ruedas*».
- En ocasiones, los cambios en la exploración pueden reflejar el curso clínico de la enfermedad y poner en peligro la vida del paciente. Por lo tanto, es importante que el médico confíe en sus hallazgos y los registre, incluso si dichos hallazgos no se reflejan en las notas de los otros médicos. Para garantizar la exactitud de la exploraciones diarias, evite copiar las descripciones de las anteriores.
- Si un sistema no fue revisado en su evaluación más reciente, omita la sección que describe ese sistema de órganos en la nota, en lugar de informar hallazgos obsoletos.
- Recuerde que si hay una modificación en la enfermedad del paciente, la exploración descrita en la nota de evolución más reciente puede ser considerada como el «estado basal» del paciente, para ser tomado en cuenta en las decisiones importantes de tratamiento.
  - Por ejemplo, si a un paciente se le descubre una modificación en el habla, la fuerza u otros síntomas de ACV, la última nota SOAP puede ayudar a decidir si está dentro del plazo para el tratamiento con activador tisular del plasminógeno (tPA, *tissue plasminogen activator*) o la trombectomía.
- La exploración física pertinente también incluye la evaluación de otros sistemas que pueden estar implicados en la alteración neurológica o que pudieron haberse lesionado como resultado de la enfermedad neurológica. Por ejemplo:
  - En la evaluación del paciente con ACV se debe realizar la exploración cardíaca para valorar si el paciente tiene enfermedades cardiovasculares que aumenten el riesgo de ACV.
  - Respecto a la evaluación del paciente que tiene convulsiones, se debe explorar la lengua, la piel y el sistema musculoesquelético para buscar evidencia de lesiones sufridas durante la crisis.
- Se espera que todas las exploraciones incluyan la evaluación de la cabeza, el cuello, el corazón, los pulmones, el abdomen y las extremidades; los elementos adicionales pueden adaptarse en función del cuadro clínico del paciente y de otras inquietudes médicas.
- Para mayor claridad, es mejor evitar el uso de abreviaturas que describan los hallazgos de la exploración física (como PIRRLA) hasta que conozcan las preferencias de su equipo de trabajo.

Subjetivo: el personal de enfermería notó que el Sr. Torres estaba agitado y que frecuentemente intentó abandonar su cama, por lo que se requirió asignar a un miembro del personal para que lo vigilara. Esta mañana su familiar informó que el paciente no pudo comunicarse, aunque observaron que podía mover más su brazo derecho. No hubo eventualidades durante la noche. El paciente no es capaz de informar otros síntomas o participar en la exploración por aparatos y sistemas debido a la afasia.

Objetivo:
Signos vitales: FC 115 lpm, PA 120/85 mm Hg, Temp 37 °C, oximetría de pulso 99% al aire ambiente.

Exploración física:
General: hombre de edad avanzada sentado en su cama, su familiar a un lado, sin angustia.
Cabeza: normocéfala, sin traumatismos. Mucosas hidratadas. Escleróticas sin ictericia.
Cuello: sin soplos ni linfadenopatías.
Cardiovascular: R1, R2 irregulares, presencia de taquicardia.
Respiratorio: auscultación pulmonar clara. Sin sibilancias, roces ni estertores. Sin uso de
    músculos accesorios.
Gastrointestinal: presencia de ruidos intestinales. Abdomen blando, sin dolor a la palpación ni distensión.
Piel: seca y caliente. Presencia de equimosis en el glúteo izquierdo.
Extremidades: sin edema ni cianosis. Pulsos distales 2+ en las cuatro extremidades.
Estado mental: despierto, observa toda la habitación. Alerta ante la presencia de su familiar y el
    examinador, solo hace contacto visual con aquellos que se ubican a su lado izquierdo. Ocasional
    discurso vacilante sin sentido, conformado por palabras únicas, asociado con frustración visible.
    No puede nombrar objetos o repetir frases. No se puede evaluar la orientación debido a la afasia.
    Tampoco puede seguir indicaciones, pero puede imitar algunos gestos.
Nervios craneales: oftalmoscopia sin edema bilateral. Pupilas isocóricas, redondas y reactivas
    a la luz y la acomodación. Seguimiento con la mirada del lado izquierdo, cruzando la línea media
    no puede hacerlo del lado derecho. Evaluación limitada de la sensibilidad facial debido a la afasia.
    Aplanamiento del pliegue nasolabial derecho, el surco frontal intacto. El paciente voltea hacia el sitio
    de donde provienen ruidos tanto del lado izquierdo como del derecho. La lengua y el paladar están
    mediales. Fuerza 5/5 del músculo esternocleidomastoideo y del músculo trapecio, bilateralmente.
Motor: brazo derecho soporta brevemente la fuerza de la gravedad con desvío hacia la cama. Pierna
    derecha 4+/5. Brazo y pierna izquierdos 5/5.
Sensitivo: el paciente retira rápidamente el brazo y la pierna izquierdos ante estímulos nocivos. En
    el brazo y la pierna derechos no hay retiro ante estímulos dolorosos.
Reflejos: reflejos bicipitales, braquiorradiales, rotulianos y aquíleos 2+. Los dedos de los pies están
    hacia arriba en el lado derecho y hacia abajo en el lado izquierdo.
Coordinación: prueba dedo-nariz-dedo intacta con brazo izquierdo, con el derecho no puede realizarla
    por debilidad. Prueba talón-rodilla intacta en ambos lados. Movimientos alternantes intactos en el
    brazo izquierdo y alterados en el brazo derecho. Sin inestabilidad del tronco cuando está sentado.
Marcha: no se puede evaluar debido al riesgo de caída.

Estudios de laboratorio:
HbA1c: 4.8.
LDL: 112 mg/dL.
Troponina: < 0.05.

Monitorización y estudios de imagen:
Telemetría: FC durante la noche 90-125 lpm. Intermitentemente irregular.
TC de cráneo (realizada el 17/01/2020): sin datos de hemorragia ni tumoración. Cráneo intacto.
TC cabeza y cuello (realizada el 17/01/2020): oclusión de grandes vasos en la arteria cerebral
    media (ACM) izquierda.
Tratamiento farmacológico ambulatorio: lisinopril 10 mg v.o. c/24 h; atorvastatina 40 mg v.o. c/24 h.
Tratamiento actual: ácido acetilsalicílico 300 mg en supositorio c/24 h.

FIGURA 13-1 *Continúa*

Evaluación y plan: paciente de 87 años de edad con factores de riesgo vascular, ingresó por debilidad en hemicuerpo derecho y afasia ubicados en el territorio de la arteria cerebral media izquierda por medio de la exploración; se confirma oclusión de esta arteria por medio de la tomografía computarizada.

1. Accidente cerebrovascular de la arteria cerebral media izquierda, ateroesclerosis y cardioembolia:
   • Realización de resonancia magnética de cerebro, ecocardiograma, análisis de orina y toxicología para completar la evaluación para accidente cerebrovascular.
   • Seguimiento del servicio de rehabilitación.
   • Revisiones neurológicas por el servicio de enfermería.
   • Ayuno pendiente por posible presencia de disfagia.
   • Aumento en la dosis de atorvastatina a 80 mg c/24 h con meta de LDL < 100, cuando tolere la v.o.
   • Continuar el tratamiento con ácido acetilsalicílico.
   • Cese del tabaquismo.
   • Educación del paciente respecto a los accidentes cerebrovasculares.
   • Medidas preventivas de caídas.
2. Presencia de taquicardia en la exploración y en la telemetría:
   • Realizar electrocardiograma para evaluar la presencia de fibrilación auricular.
   • Continuar con la telemetría.
   • Discutir el plan para el control con anticoagulantes en caso de que se detecte fibrilación auricular.
3. Hipertensión:
   • Continuar el tratamiento ambulatorio con lisinopril, dependiendo si se puede administrar por v.o.; la meta es < X de sistólica.
4. Hiperlipidemia:
   • Incremento en la dosis de atorvastatina, dependiendo si se puede administrar por v.o.
   • Seguimiento del paciente por consulta externa.
5. Líquidos, electrólitos y nutrición:
   • Ayuno, dependiendo de la presencia de disfagia.
6. Profilaxis:
   • Iniciar tratamiento con heparina 5 000 UI s.c. c/8 h.
   • Dispositivos de compresión.
7. Estado del código: completo.
8. Derivación: unidad de accidentes cerebrovasculares.

FIGURA 13-1 (*Continuación*) Ejemplo de nota de evolución realizada por un estudiante de medicina sobre un hombre de 87 años de edad ingresado por hemiparesia derecha y afasia de inicio súbito.

14 Nota de evolución: psiquiatría

Sarah R. Magaziner

Objetivos

- La nota de evolución psiquiátrica se utiliza tanto en los hospitales psiquiátricos como en los programas ambulatorios para hacer un seguimiento de los síntomas, la presentación clínica y el tratamiento del paciente.
- La nota de evolución debe ser un resumen de lo que ha ocurrido desde que se realizó la nota previa. Debe incluir la percepción del paciente sobre sus síntomas, el informe del personal de salud sobre el comportamiento del paciente, incluyendo cualquier inquietud respecto a su seguridad, si el paciente tomó sus medicamentos, la evaluación del estado mental actualizada, los signos vitales y los estudios de laboratorio, así como cualquier cambio en su abordaje.
- La nota de evolución psiquiátrica debe seguir el formato SOAP: subjetivo, objetivo, análisis y plan.

Subjetivo

- Historia clínica subsecuente según el paciente: ¿cómo se siente hoy?
- Incluye la exploración pertinente por aparatos y sistemas.

Objetivo

- Cuadro clínico en comparación con los días anteriores.
- Incluya lo siguiente:
  - Estudios de laboratorio
  - Signos vitales
  - Exploración física
  - **Evaluación del estado mental**, incluyendo alguno o todos los siguientes elementos:
    - **Aspecto:** verifique el aseo, la higiene, la ropa, el contacto visual.
    - **Alerta:** evalúe la excitación y el estado de vigilia, ¿despierto y orientado?
    - **Comportamiento o actitud:** ¿el paciente está tranquilo, coopera y es posible realizar la exploración?
    - **Motor o actividad:** explore los movimientos y el tono.
    - **Habla y lenguaje:** evalúe la fluidez, el ritmo, el volumen y el tono.
    - **Estado de ánimo:** sensación subjetiva proporcionada por el paciente.
    - **Afecto:** descripción del estado emocional del paciente tal y como lo percibe el médico; incluya la calidad, la amplitud, si parece congruente con el estado de ánimo informado y si es apropiado para la situación.
    - **Proceso de pensamiento:** evalúe la coherencia de los pensamientos del paciente.
    - **Contenido del pensamiento:** incluya los delirios, las obsesiones y las ideaciones suicidas u homicidas.
    - **Percepción:** alucinaciones auditivas o visuales y disociación.
    - **Cognición:** evalúe la atención, la orientación y la memoria.
    - **Introspección:** ¿el paciente entiende su enfermedad y la necesidad de tratamiento?

○ **Juicio:** ¿el paciente comprende las consecuencias de sus actos? Evalúe la impulsividad y los comportamientos de riesgo.

○ **Seguridad:** ideaciones suicidas u homicidas (+) o (−), intención o plan, perfil temporal de los síntomas y capacidad para cuidar de sí mismo.

Análisis

● **Integración biopsicosocial** en la que el caso clínico se sintetiza en componentes biológicos, psicológicos y sociales relevantes.

  ● **Biológico:** incluye los antecedentes familiares de enfermedad mental o suicidio, la predisposición genética a la enfermedad y cualquier otro factor biológico adicional, como las afecciones médicas o el consumo de sustancias.

  ● **Psicológico:** comprende los factores que pueden haber influido en la salud psicológica del paciente, como los antecedentes de abuso o negligencia y cómo todo esto puede haber incidido en su funcionamiento.

  ● **Sociales:** explica los factores pronóstico positivos o negativos (como la red de apoyo familiar o la pérdida de un empleo).

● Puede incluir el **diagnóstico** o los **diagnósticos diferenciales**.

● Justificación del nivel de atención, del tratamiento farmacológico y de la evaluación de la seguridad (daño a sí mismo o a otros, negligencia en el cuidado de sí mismo, capacidad para tener mejoría en el estado mental a través de la estabilización en el hospital).

Plan

● Derivación: ¿nivel de atención hospitalaria, parcial o ambulatoria? ¿Planes de seguimiento?
● Planes de seguridad.
● Traslado a realizar.
● Tratamiento farmacológico e intervenciones terapéuticas indicadas.

15

Consulta de seguimiento: medicina familiar

David Anthony y Andrea Arena

Objetivos

- Priorizar los objetivos de la consulta de seguimiento en el servicio de medicina familiar.
- Aprender y practicar el interrogatorio en el paciente que acude a una consulta de seguimiento y la forma en la que se diferencia del interrogatorio en un paciente nuevo.

Objetivos de la consulta de seguimiento

- Aborde los problemas médicos del paciente guiándose por las notas de consultas anteriores.
- Limite el tratamiento de los nuevos padecimientos en función de la agudeza. En general, no conviene abordar más de un problema nuevo. Si surgen nuevas inquietudes, estas pueden abordarse en otra consulta de seguimiento.
- Revise brevemente los cambios en los antecedentes médicos y sociales.
- Realice una exploración física específica y relevante para la enfermedad a la que se le está dando seguimiento.
- Establezca objetivos para las consultas de seguimiento en relación con el mantenimiento de la salud y las enfermedades crónicas, si existen.

¿Qué se debe hacer para preparar la consulta de seguimiento?

- Pida al paciente que traiga los frascos o cajas de sus medicamentos para revisarlos con el asistente médico.
- Verifique los registros de la consulta más reciente:
  - Consultorio.
  - Estudios de laboratorio y de imagen pertinentes más recientes.
  - Notas del especialista o resumen del alta hospitalaria, si aplica.
- Revise los signos vitales del paciente, el índice de masa corporal, la evaluación del riesgo de caídas y la evaluación de la depresión obtenida por el asistente médico en cada consulta de seguimiento.

Preparación de la consulta

- Establezca el orden: pregunte al paciente sobre las inquietudes de las que le gustaría hablar durante la consulta.
  - Inicialmente, cree una lista exhaustiva sin entrar en detalles. Pregunte «¿hay algo más?».
  - Una vez hecha la lista, seleccione junto con el paciente dos o tres inquietudes a tratar durante la consulta.
    - Aborde inmediatamente los problemas potencialmente urgentes (dolor torácico, etc.).
    - Solicite al paciente que elija la inquietud que considera más importante a tratar y después pídale que programe una consulta de seguimiento en 2 semanas para tratar las demás (si aplica).
    - Siempre aborde el problema más importante para el paciente.
    - El médico elige uno o dos problemas que considera importantes para hacer un seguimiento durante la consulta.

Anamnesis

- La anamnesis debe ser basada en problemas:
  - Ubicación
  - Calidad
  - Gravedad
  - Duración
  - Tiempo de evolución
  - Contexto
  - Factores modificadores
  - Signos y síntomas asociados
- Concéntrese en los cambios desde la última visita.
- Recopile datos numéricos si es necesario (toma de presión sanguínea en casa, concentración de glucosa sérica, etc.).
- Revise el tratamiento farmacológico actual.
  - ¿Cuántas dosis omite semanalmente?
  - ¿Algún impedimento para obtener o tomar los medicamentos?
  - Confirme la disponibilidad en farmacia.
- Realice una revisión por aparatos y sistemas centrada en las alteraciones actuales.

Exploración física

- Haga una exploración física centrada en el problema.

Discusión del plan

- Revise el plan de cada tema individualmente.
- Verifique y escriba el plan en presencia del paciente para que tenga la oportunidad de hacer preguntas y se le pueda entregar una copia.
- Si el tiempo lo permite, actualice las medidas preventivas del paciente para el mantenimiento de la salud (vacunas, cribados).

Programación de la próxima consulta

- Planifique otra consulta para el seguimiento adecuado del paciente.
- Solicite la toma de estudios de laboratorio pertinentes para ese mismo día.

16

Órdenes de ingreso y traslado

Molly G. Curtis y Erica Y. Chung

Objetivos

- Aprender los componentes básicos de las órdenes de ingreso y traslado.
- Conocer la importancia de la conciliación de la medicación.

¿Qué es el ingreso?

- Es el proceso por el que un paciente es hospitalizado.
- Tipos:
  - Ingreso por urgencias: paciente hospitalizado desde el servicio de urgencias.
  - Ingreso directo: paciente hospitalizado «directamente» desde un hospital externo, un centro de atención urgente o un consultorio médico. Se evita el paso por el servicio de urgencias.

¿Qué es un traslado?

- Es el proceso por el cual la atención de un paciente se transfiere de un servicio a otro.

¿Por qué es importante el proceso de ingreso (o traslado)?

- Proporciona una oportunidad para revisar y sintetizar de manera sistemática la información de la historia clínica, el tratamiento farmacológico y los hallazgos pertinentes de la exploración física para formar un análisis y plan propio; es una oportunidad vital para pensar de forma crítica y holística sobre el paciente.
- Crea una barrera adicional de supervisión con la que se pueden identificar errores en el tratamiento farmacológico y descubrir información que no se había obtenido anteriormente.
- Designa un espacio para que usted considere un *nuevo análisis y plan* para su paciente, en lugar de limitarse a copiar el plan del médico del servicio de urgencias o del servicio anterior.
- Permite la aplicación formal del plan de atención inicial del paciente.

Conciliación de la medicación

- Confirmación del tratamiento farmacológico en casa del paciente, que incluye:
  - Nombre del medicamento (incluidos los medicamentos con y sin receta, la medicina alternativa y complementaria, los suplementos, etc.)
  - Presentación (líquido, tableta, cápsula, aerosol, etc.) y vía de administración
  - Dosis y concentración del fármaco (es importante tener la dosis en unidades, como el miligramo, para mayor precisión de las prescripciones)
  - Frecuencia (diaria, c/12 h, c/8 h, c/6 h, etc.) y horario (antes del desayuno, después del desayuno, tres veces al día con las comidas, etc.)
  - Indicación
- Confirmación del cumplimiento del tratamiento farmacológico.
- Verificación de los medicamentos que se han suspendido o que ya no forman parte del tratamiento farmacológico domiciliario del paciente.

Órdenes de ingreso y traslado

- Solicitudes realizadas en el momento del ingreso o del traslado, que proporcionan un plan integral para el paciente.
- Órdenes de ingreso y traslado en la era del expediente clínico electrónico:
  - La herramienta de memoria que se encuentra con mayor frecuencia en las plataformas de expediente clínico electrónico se llama «conjunto de solicitudes»:
    - Es un paquete de solicitudes electrónicas.
    - Incluye todas las solicitudes básicas (*véase* más adelante).
  - En un entorno en el que las órdenes de ingreso y traslado se escriben a mano, a menudo es beneficioso utilizar una herramienta de memoria, como una mnemotecnia (tabla 16-1), para recordar las solicitudes de importancia realizadas en el momento del ingreso.
- Órdenes básicas:
  - «Ingresar en» (ya sea específico del lugar o del servicio de hospitalización, unidad de cuidados intensivos, cardiología, etc.)
  - Ingresar ante un médico, un residente o un equipo médico
  - Diagnóstico
  - Estado (estable, crítico, etc.)
  - Dieta (dieta completa, dieta baja en sodio, ayuno, etc.)
  - Alergias
  - Toma de los signos vitales (en rutina, por turno, etc.) y los parámetros para notificar al médico (temperatura > 38 °C, presión arterial > 140/90, etc.)
  - Monitores (continuos o intermitentes, oximetría de pulso, monitorización cardiorrespiratoria, etc.)

TABLA 16-1 Mnemotecnia de las órdenes de ingreso

I	Ingresar
D	Diagnóstico
E	Estado
A	Alergias
S	Signos vitales
M	Medicamentos
O	Órdenes de enfermería
D	Dieta
E	Estudios de laboratorio
L	Líquidos intravenosos
A	Actividad
E	Estudios

- Órdenes de enfermería (controles neurológicos, aplicación de medias compresivas, cuidados bucales, etc.)
- Actividad (reposo en cama, deambulación)
- Medición de los ingresos y egresos corporales
- Indicaciones adicionales:
  - Líquidos intravenosos (tipo de solución y velocidad)
  - Medicamentos programados
  - Medicamentos «por razón necesaria» (analgésicos, antipiréticos, ansiolíticos, etc.)
  - Estudios de laboratorio
  - Estudios de imagen
  - Interconsultas
  - Órdenes específicas de la especialidad (tabla 16-2)

TABLA 16-2 Ejemplos de órdenes específicas de la especialidad

Cirugía	Ayuno
	Estudios de laboratorio preoperatorios
	Medicamentos para el dolor
Ginecología y obstetricia	Pruebas de cribado
	Órdenes de enfermería (monitorización fetal, sondaje vesical, etc.)
	Antibióticos intraparto
Psiquiatría	Medicamentos «por razón necesaria» para excitación psicomotora
	Vigilancia constante
	Precauciones para evitar el suicidio

Resumen del alta hospitalaria

Madeleine W. Elia y Erica Y. Chung

Objetivos

- Comprender el formato adecuado y los contenidos importantes de un resumen del alta.
- Aprender a redactar la evolución hospitalaria de manera concisa.

¿Qué es un resumen del alta?

- Es el resumen con la información más importante respecto a la hospitalización de un paciente que se envía al médico de atención primaria o a otros proveedores de servicios médicos ambulatorios cuando el paciente es dado de alta.
- Es útil para lograr un traslado sencillo de la atención de un paciente desde el ámbito hospitalario hacia el ambulatorio; se proporciona un resumen de los acontecimientos hospitalarios y los planes de atención de seguimiento.
- Nota: el resumen del alta no sustituye la comunicación verbal directa. En el momento del alta, el equipo de hospitalización debe llamar al proveedor de atención primaria para proporcionar un resumen verbal de la hospitalización y el plan de atención de seguimiento.

¿Qué debe contener un resumen del alta?

- Nombre y fecha de nacimiento del paciente, nombre del hospital.
- Fechas de ingreso y de alta.
- Diagnóstico del alta (problema principal) y lista de problemas, incluida la explicación de por qué se descartaron o consideraron menos probables otros diagnósticos en el diferencial.
- Fechas de los procedimientos y cualquiera de sus complicaciones.
- Conciliación de la medicación, incluyendo alergias o reacciones a los medicamentos, medicación en casa (incluso fármacos sin receta y herbolarios), fármacos que se mantuvieron, iniciaron, suspendieron o cambiaron durante la hospitalización, y lista de fármacos en el momento del alta.
- Vacunas administradas durante la hospitalización.
- Evolución hospitalaria (*véase* más adelante).
- Estado funcional y cognitivo del paciente al alta.
- Médico tratante en el momento del alta.
- Instrucciones de alta para el paciente, incluyendo lo siguiente:
  - Estudios de laboratorio o de imagen pendientes al alta o programados de forma ambulatoria.
  - Consultas de seguimiento, incluyendo al médico de atención primaria, citas de subespecialidades, derivaciones a fisioterapia, etcétera.
  - Limitaciones de la actividad, incluyendo ausencia laboral, escolar o de actividad física.
  - Datos de alerta para llamar a un médico o buscar atención médica de urgencia.

¿Qué es la evolución hospitalaria?

- La *evolución hospitalaria* es un breve resumen de la hospitalización y solo debe incluir la información pertinente que un proveedor de servicios médicos ambulatorios necesita saber para seguir atendiendo al paciente.

- Contenido:
  - Breve resumen del cuadro clínico del paciente, la evolución en el servicio de urgencias (si es el caso) y la razón del ingreso.
  - Resultados de los estudios de laboratorio y de imagen pertinentes.
  - Médicos especialistas implicados y sus recomendaciones, si aplica.
  - Fármacos administrados o suspendidos, incluyendo las fechas de inicio o suspensión de los nuevos medicamentos, las indicaciones de nuevos tratamientos y la respuesta clínica del paciente.
  - Otras intervenciones médicas (respiratorias, vías centrales, drenajes torácicos, etc.).
  - Nombre y fechas de los procedimientos, nombre del médico que realizó la intervención y cualquier complicación.
  - Plan ambulatorio: incluye el plan de tratamiento (p. ej., antibióticos), los resultados de los estudios de laboratorio o imagen pendientes al momento del alta o que deben completarse como paciente ambulatorio, el seguimiento del subespecialista, las recomendaciones de tratamiento para el médico de atención primaria, si corresponde, etcétera.
- Formato:
  - Cuando las hospitalizaciones no tuvieron complicaciones o fueron de rutina, el resumen es más breve (uno o dos párrafos) y por lo general se escribe en orden cronológico.
  - Para hospitalizaciones más prolongadas o complicadas:
    - Comience con un breve resumen (una o dos frases) de la hospitalización.
    - Desglose el resto de la evolución hospitalaria por aparatos y sistemas (cardiovascular, pulmonar, renal, etc.).
    - Finalice con un informe que resuma el plan de atención ambulatoria.
- Ejemplo: evolución hospitalaria de un ingreso pediátrico de rutina.
  - *Juan Pérez ingresó en el Hospital Infantil del 18/12/2019 al 19/12/2019 para el tratamiento de una exacerbación del asma debida a una infección vírica de las vías respiratorias superiores. Durante la exploración física, realizada en el servicio de urgencias, se observó disnea moderada y prolongación de la espiración. Se le administraron tres nebulizaciones de albuterol con ipratropio, un bolo de 20 mL/kg de solución fisiológica, 0.6 mg/kg de dexametasona y 1 h de albuterol continuo. Las pruebas rápidas de detección de virus fueron positivas para rinovirus. Se ingresó al piso de hospitalización para continuar su tratamiento. Después de 2 h de albuterol continuo, este tratamiento se espació a c/2 h durante la noche. En el día 2 de hospitalización (19/12/2019), su tratamiento con albuterol se espació a dos veces c/4 h, y se le dio el alta a casa. Recibió la vacuna contra la gripe estacional el 19 de diciembre. En el momento del alta, Juan y sus padres recibieron el plan de acción para prevenir el asma, las recetas de albuterol y la cámara de inhalación, así como un nuevo tratamiento de control (beclometasona 44 µg, una inhalación dos veces al día). Tiene programada para mañana (20/12) a las 9:00 a.m. una consulta de seguimiento con su pediatra, el Dr. Hernández.*

¿Y las subespecialidades?

- La información proporcionada anteriormente por lo general puede aplicarse a las diversas especialidades médicas, como medicina interna, pediatría y medicina familiar. Otros campos o subespecialidades pueden incluir información diferente. Por ejemplo, además de la información anterior, puede ser necesario agregar lo siguiente:
  - Pediatría (neonatal):
    - Fecha y hora de nacimiento, peso al nacer, peso al dar de alta.
    - Resultados del cribado rutinario del recién nacido, así como del cribado de la bilirrubina, si procede.
    - Plan de alimentación (leche materna frente a fórmula).
    - Cita con el pediatra (por lo general, en las 24-72 h posteriores al alta).

- Obstetricia:
  - Edad de la madre, número de embarazos previos y paridad.
  - Complicaciones durante embarazo.
  - Fecha y tipo de parto, complicaciones del parto.
  - Control del dolor postoperatorio.
  - Planes del alta para la alimentación (leche materna frente a fórmula), la anticoncepción y el control del dolor.
- Cirugía:
  - Fecha de la intervención quirúrgica.
  - Nota: posterior a un procedimiento quirúrgico, las fechas generalmente se describen como «día postoperatorio». Por ejemplo, si el paciente fue operado el 19 de diciembre, el 20 de diciembre sería el «día postoperatorio 1».
  - Breve resumen del procedimiento quirúrgico (procedimientos realizados, complicaciones, pérdida de sangre estimada, etc.).
  - Planes de alta con las limitaciones de la actividad, el control del dolor y el cuidado de las heridas.
- Psiquiatría:
  - Conciliación detallada de la medicación, incluyendo el ajuste o la reducción de las dosis de los fármacos psiquiátricos al momento del alta.
  - Medicamentos indicados (por razón necesaria) para la excitación psicomotora, la agresión, etcétera.

18

Nota preoperatoria

Jeremy Dressler y Beth Ann Ryder

Objetivos

- Describir el objetivo de una nota preoperatoria.
- Revisar los componentes clave de una nota preoperatoria.

¿Qué es una nota preoperatoria?

- Una *nota preoperatoria* es una forma de registro médico que se coloca en la historia clínica de un paciente antes de que se realice una cirugía.
- Detalla la indicación de la cirugía y el procedimiento previsto.
- También se revisa el historial del paciente para asegurarse de que está debidamente preparado para la cirugía.

Componentes clave

- Diagnóstico y procedimiento previsto
- Estudios de laboratorio y de imagen
- Indicaciones para el paciente
- Evaluación por anestesiología
- Consentimiento

Diagnóstico preoperatorio

- Establece la indicación de la operación.

Procedimiento previsto

- Resume el plan quirúrgico.
- Puede incluir posibles procedimientos que se decidirá realizar dentro del quirófano.

Estudios de laboratorio

- Revisión cuidadosa de todos los análisis de sangre del paciente.
- Esto es importante para garantizar una inducción segura de la anestesia, una reanimación preoperatoria adecuada y la identificación de anemia o coagulopatías.
- Los estudios de laboratorio solicitados deben concordar con el tipo de cirugía que se piensa llevar a cabo.
- Si se estima una pérdida de sangre considerable, debe solicitarse el tipo de Rh y anticuerpos (*type and screen*) o el tipo de sangre y la compatibilidad cruzada (*type and cross*).

Estudios de imagen y electrocardiograma

- Revisión cuidadosa de todos los estudios de imagen con fines diagnósticos y terapéuticos.
- Cualquier sonda o vía colocada en el preoperatorio debe confirmarse radiográficamente cuando sea necesario.
- La estratificación del riesgo cardíaco, si está indicada, suele determinarse mediante un electrocardiograma y una radiografía de tórax, que deben revisarse antes de la cirugía.

Indicaciones para el paciente

- Las órdenes preoperatorias típicas incluyen ayuno la noche previa a la cirugía, administración de líquidos intravenosos y el tipo de Rh y anticuerpos.
- Debe realizarse la solicitud de compatibilidad sanguínea cuando sea necesario.

Evaluación por anestesiología

- El servicio de anestesiología suele evaluar al paciente en la unidad preoperatoria la mañana de la cirugía.
- En el caso de los pacientes hospitalizados con enfermedades concomitantes, anestesiología puede evaluarlos el día anterior al procedimiento quirúrgico.

Consentimiento

- Es fundamental que el paciente o tutor, por medio de un consentimiento informado, autorice la realización de la cirugía prevista.
- Es necesario obtener la documentación que acredite el consentimiento informado.

19

Nota quirúrgica

Jeremy Dressler y Beth Ann Ryder

Objetivos

- Comprender el objetivo de la nota quirúrgica.
- Revisar los componentes clave de la nota quirúrgica.

¿Qué es la nota quirúrgica?

- La *nota quirúrgica* es una forma de registro médico escrita al final de un procedimiento quirúrgico.
- Detalla el tipo de cirugía realizada, incluyendo los principales hallazgos y acontecimientos quirúrgicos.
- También sirve para informar al equipo de cuidados postoperatorios sobre el estado del paciente y el plan postoperatorio.
- La «nota quirúrgica breve» se escribe justo después del procedimiento y contiene los componentes que se detallan a continuación. Por lo general, la redacta el asistente quirúrgico.
- La «nota quirúrgica» es una descripción detallada del procedimiento, con frecuencia va separada de la nota quirúrgica breve y es redactada por el cirujano o el asistente quirúrgico.
  - Esta nota incluye el recuento paso a paso del procedimiento, incluyendo las estructuras anatómicas encontradas, las decisiones intraoperatorias, las muestras extraídas y los dispositivos o implantes colocados.

Componentes clave de la nota quirúrgica breve

- Diagnóstico
- Procedimiento y personal médico
- Anestesia y líquidos
- Hallazgos quirúrgicos, muestras e implantes
- Complicaciones y estado del paciente
- Derivación y plan

Diagnóstico

- Se debe registrar tanto el diagnóstico preoperatorio como el postoperatorio.
- A menudo son los mismos; sin embargo, cuando se tienen hallazgos inesperados, debe anotarse el diagnóstico nuevo.
- Ejemplo:
  - Diagnóstico preoperatorio: apendicitis aguda.
  - Diagnóstico postoperatorio: apendicitis aguda perforada.

Procedimiento y personal médico

- Dependiendo de los hallazgos quirúrgicos, el procedimiento realizado puede diferir del planificado antes de la cirugía.

- Es necesario registrar el procedimiento llevado a cabo, ya que es fundamental para el cuidado postoperatorio del paciente.
- Ejemplo:
  - Procedimiento previsto: colectomía sigmoidea laparoscópica.
  - Procedimiento realizado: laparoscopia convertida en colectomía sigmoidea abierta, colostomía terminal.
- Personal médico: se deben registrar todos los cirujanos y asistentes quirúrgicos presentes.

Anestesia y líquidos

- Se debe anotar el tipo y la vía de administración de la anestesia utilizada.
- Los ejemplos incluyen la anestesia general, la vigilancia anestésica monitorizada y la anestesia regional o local.
- El equilibrio hídrico también debe registrarse para tener una mejor atención del paciente en el postoperatorio.
  - Los líquidos administrados incluyen cristaloides, coloides o hemoderivados.
  - Los egresos de líquidos incluyen la diuresis y la pérdida de sangre estimada.

Hallazgos quirúrgicos, muestras e implantes

- Es importante anotar brevemente los hallazgos quirúrgicos para informarlos a todo el equipo quirúrgico.
  - Los elementos clave ayudarán a los cuidados postoperatorios.
  - Ejemplo: los hallazgos quirúrgicos durante la colectomía por diverticulitis aguda deben incluir la presencia y el grado de perforación o contaminación.
- Las muestras deben informarse de forma rutinaria e incluir cualquier tejido o líquido enviado para su análisis patológico.
- Deben documentarse los implantes, incluidos, entre otros, las vías, los drenajes, las mallas o las prótesis.

Complicaciones y estado del paciente

- Hay que tener en cuenta las complicaciones quirúrgicas.
- Deben informarse las medidas adoptadas para corregir o tratar cualquier complicación quirúrgica, independientemente de si está relacionada con el procedimiento, la anestesia u otros factores.
- Debe registrarse el estado del paciente para los cuidados postoperatorios.
  - Ejemplos: estable, en vigilancia, crítico.

Derivación y plan

- La derivación del paciente debe reflejar el nivel de atención que necesita durante el postoperatorio.
- Algunos pacientes pueden ser dados de alta a sus hogares después de un período de observación en la unidad de recuperación postanestésica.
- Otros pacientes necesitan cuidados intensivos, reposo o atención en el piso de hospitalización posterior a la intervención quirúrgica.
- El plan debe detallar los componentes importantes del cuidado postoperatorio inmediato del paciente:
  - Tratamiento para el control del dolor
  - Gestión de líquidos
  - Cuidado del tubo de drenaje

- Restricciones dietéticas y de la actividad
- Fármacos nuevos o continuados (perfundidos, antibióticos, anticoagulación)
- Profilaxis de la trombosis venosa profunda
- Tiempo postoperatorio (inmediato o mediato)

Comunicación

- Recuerde que la nota quirúrgica nunca debe sustituir el traspaso de información verbal entre dos médicos.

Ejemplo de nota (fig. 19-1)

Nombre del paciente:

Número del expediente:

Fecha del procedimiento:

Diagnóstico preoperatorio:

Diagnóstico postoperatorio: (puede ser el «mismo» si no hay cambios en los hallazgos)

Procedimiento:

Cirujano:

Asistente(s):

Anestesia: (general, vigilancia anestésica monitorizada, regional o local)

Hallazgos: (descripción sucinta de los hallazgos quirúrgicos, esperados o no. Por ejemplo, si se va a realizar la apendicectomía por apendicitis aguda, describir el grado de inflamación y la presencia de gangrena, perforación o un absceso. Si hay algún hallazgo inesperado o se realizó algo que no estaba contemplado, anotarlo [p. ej., tumor o necesidad de resecar el íleon]).

Muestras: (cualquier tejido o material sintético que se haya retirado del paciente y enviado al servicio de anatomopatología).

Drenajes: (lista de cualquier sonda, catéter, drenaje torácico o dispositivo para el tratamiento de heridas. Es importante identificar la ubicación anatómica).

Pérdida de sangre estimada:

Líquidos i.v.: (incluidos cristaloides, coloides y hemoderivados).

Diuresis: (si el paciente tiene una sonda de Foley).

Complicaciones:
Estado del paciente y derivación: (anote la estabilidad hemodinámica y el envío postoperatorio [piso o UCI]).

Nombre, título:

Equipo:

Información de contacto:

FIGURA 19-1 Nota quirúrgica breve.

Nota postoperatoria

Jeremy Dressler y Beth Ann Ryder

Objetivos

- Comprender el objetivo de la nota postoperatoria.
- Revisar los componentes clave de la nota postoperatoria.

¿Qué es la nota postoperatoria?

- La *nota postoperatoria* es un registro médico que se lleva a cabo después de una evaluación postoperatoria inicial de un paciente que acaba de ser operado.
- Este encuentro suele ocurrir unas 4 h después de la finalización de la cirugía.
- Su propósito es garantizar que no existan complicaciones inmediatas como resultado de la cirugía o la anestesia y que el plan de cuidados postoperatorios se ha implementado de manera adecuada.
- El formato SOAP (subjetivo, objetivo, análisis y plan) es apropiado para este tipo de notas.

Componentes clave

- Anamnesis enfocada
- Signos vitales y equilibrio hídrico
- Exploración física
- Análisis y plan

Anamnesis enfocada

- Se debe obtener un breve resumen del padecimiento actual para identificar los síntomas de las complicaciones inmediatas postoperatorias. Algunos ejemplos son la hemorragia, la insuficiencia respiratoria, el infarto de miocardio o las complicaciones de la herida o la posición del paciente.
- La atención también debe centrarse en evaluar el control del dolor.
- En algunas cirugías en específico está justificado realizar preguntas adicionales sobre el padecimiento actual.

Signos vitales y equilibrio hídrico

- Deben verificarse los signos vitales y la diuresis desde que el paciente sale del quirófano para garantizar una recuperación postoperatoria satisfactoria.
- También debe documentarse cualquier perfusión de medicamentos (p. ej., vasopresores o anticoagulantes).
- Hay que verificar todas las salidas de los tubos de drenaje.
- Cualquier discordancia con lo esperado justifica una exploración más detallada.

Exploración física

- Se debe hacer una exploración dirigida que incluya los aspectos cardiopulmonares, abdominales, neurológicos y cualquier sitio involucrado en la cirugía.

- Todas las incisiones deben explorarse con los apósitos colocados en su lugar. Es imperativo registrar cualquier signo de hemorragia activa, hematoma, drenado o infección.
- Deben anotarse todas las características del líquido que sale por los tubos de drenaje.

Análisis y plan

- Es necesario redactar una evaluación formal en la que se incluya la indicación de la cirugía, el día postoperatorio y el procedimiento que se llevó a cabo.
- La sospecha de cualquier complicación debe registrarse aquí y abordarse más adelante en el plan.
- El plan debe detallar todos los componentes del cuidado postoperatorio del paciente, además de cualquier estudio, procedimiento o tratamiento farmacológico adicional que esté justificado según la evaluación postoperatoria.

Nota de procedimiento

Pooja Aysola

Objetivos

- Comprender el objetivo de la nota de procedimiento.
- Revisar los componentes clave de la nota de procedimiento.

Componentes de la nota de procedimiento

- Es necesario redactar una nota de este tipo para todos los procedimientos que se realizan, y esta debe ser escrita tan pronto como se complete la intervención.
- Debe incluir los siguientes elementos:
  - Fecha y hora de realización
  - Nombre del procedimiento
  - Indicación del procedimiento
  - Nombre del médico tratante
  - Asistentes (residentes, estudiantes de medicina, etc.)
  - Consentimiento informado (debe establecer que se ha obtenido el consentimiento informado y que se le han explicado los riesgos y las alternativas al paciente)
  - Anestesia (p. ej., lidocaína, anestesia raquídea, anestesia general, etc.)
  - Descripción del procedimiento
  - Complicaciones (p. ej., hemorragia, si la hay)
  - Derivación
  - Firma

Ejemplo de nota de procedimiento

- 2/25/19 10:11 AM
- **Procedimiento:** corrección de laceración.
- **Indicación:** laceración en el antebrazo.
- **Médico tratante:** Dra. Isabel Hernández.
- **Asistentes:** Juan Pérez, estudiante de tercer año de medicina.
- **Consentimiento:** obtención del consentimiento informado.
- **Anestesia:** anestesia local, lidocaína al 1%, infiltración de 3 mL.
- **Descripción del procedimiento:** se colocó al paciente en la posición adecuada, se limpió bien la zona con solución estéril, se preparó con clorhexidina y se colocaron paños estériles; para la anestesia local, se infiltraron 3 mL de lidocaína al 1%; se colocaron suturas continuas de nailon 3-0; se afrontó el tejido de manera correcta, se aplicó un vendaje y se explicaron los cuidados posteriores al procedimiento.
- **Complicaciones:** hemorragia leve.
- **Derivación:** el paciente respondió bien al procedimiento y fue dado de alta.
- **Firma:** Juan Pérez, estudiante de tercer año de medicina.

22

Notas de parto vaginal y por cesárea

Merima Ruhotina y Roxanne A. Vrees

Objetivos

- Describir los componentes de la nota del parto vaginal.
- Revisar los componentes del informe quirúrgico de la cesárea.

Componentes de la nota de parto vaginal (fig. 22-1)

- Fecha del parto.
- Personal médico.
- Diagnóstico previo y posterior al parto. El diagnóstico posterior al parto debe incluir cualquier cambio con respecto al diagnóstico previo.
- Tipo de anestesia (epidural, local, óxido de dinitrógeno o sin anestesia).
- Pérdida de sangre.
- Puntuación de Apgar (apariencia fetal, pulso, gestos, actividad y respiración).
- Desarrollo del parto, con un resumen de los antecedentes y los hallazgos clínicos relevantes que conducen al parto. Descripción del parto, del alumbramiento de la placenta, de la corrección de las laceraciones y del estado de la madre y el niño al finalizar el parto.
  - Los detalles del parto deben incluir la presentación del feto y la orientación de la parte que se presenta, si el perineo estaba intacto o si se realizó la episiotomía, la presencia o ausencia de cordón alrededor de la nuca, las maniobras de parto adicionales empleadas, si procede, así como las complicaciones posteriores al parto.
  - Se debe informar si la expulsión de la placenta fue espontánea o mediante extracción manual y confirmar la inspección posterior al parto para asegurar que la placenta está completamente intacta, así como la presencia de un cordón con tres vasos sanguíneos.
  - Debe detallarse la ausencia o presencia de laceraciones, incluyendo el grado de laceración perineal (de primer a cuarto grado), el tipo de sutura utilizado y la confirmación de la hemostasia posterior a la corrección.

Componentes del informe quirúrgico de la cesárea (fig. 22-2)

- Fecha de la cirugía.
- Diagnóstico preoperatorio: incluya la edad gestacional, los hallazgos clínicos relevantes y la indicación del parto quirúrgico.
- Diagnóstico postoperatorio: incluya el diagnóstico preoperatorio y cualquier diagnóstico nuevo; también anote las complicaciones del parto.
- Procedimiento realizado: incluya tanto los procedimientos planificados como cualquier otra intervención indicada (p. ej., cistoscopia).

Fecha de parto: 02/05/2020.

Médico que atendió el parto: Dra. Hernández.

Asistentes del parto: Dr. Díaz y Dra. Flores.

Diagnóstico previo al parto: embarazo pretérmino de 35 SDG, preeclampsia, diabetes gestacional bajo control con insulina.

Diagnóstico posterior al parto: distocia de hombros, hemorragia posparto.

Anestesia: epidural.

Pérdida sanguínea estimada: 300 mL.

Apgar: 7/9.

Evolución del parto: mujer de 26 años de edad con 35 SDG, ingresada a las 34 SDG para evaluación por preeclampsia que evolucionó con datos de gravedad por estudios de laboratorio. La paciente recibió maduración cervical y se envió para inducción con oxitocina. Tuvo dilatación completa y un parto vaginal espontáneo con un producto masculino cefálico, presentación occipitoanterior izquierda, perineo intacto. Circular de cordón presente, se corrigió. Los hombros salieron con facilidad, seguido del resto del cuerpo. Se entregó el recién nacido a la madre. Después de que el cordón umbilical dejó de tener latidos, se pinzó y cortó. Se obtuvieron los estudios de laboratorio de rutina del cordón umbilical. Después ocurrió la salida espontánea de la placenta, sin alteraciones. El cordón umbilical tuvo tres vasos sanguíneos. Hemostasia adecuada seguida de masaje uterino y administración de oxitocina 30 UI i.v. Se inspeccionó el perineo, la vagina y la vulva con desgarro de segundo grado. Se hizo la reparación pertinente con Vicryl® 3-0 con hemostasia adecuada. La madre y el recién nacido se encuentran estables y sin alteraciones. La Dra. Hernández y la Dra. Flores estuvieron presentes durante todo el parto.

FIGURA 22-1 Ejemplo de nota de parto vaginal espontáneo.

- Hallazgos intraoperatorios: agregue la descripción de la anatomía pélvica pertinente, incluidas las tubas uterinas y los ovarios.
- Cirujano y asistentes.
- Pérdida de sangre.
- Líquidos: incluya la cantidad y el tipo de líquidos intravenosos, así como la diuresis.
- Administración de antibióticos; incluya el tipo, la dosis y si se administró una segunda dosis.
- Complicaciones.
- Procedimiento quirúrgico: incluya detalladamente cada paso del procedimiento.

Fecha de la cirugía: 02/05/2020.

Diagnóstico previo a la cirugía: embarazo de término, antecedente de tres cesáreas previas.

Diagnóstico posterior a la cirugía: igual al anterior, adherectomía, atonía uterina.

Procedimiento realizado: se repite la cesárea con corte transversal inferior.

Cirujano y asistentes: Dr. Rodríguez (realizó el procedimiento); Dra. Domínguez.

Pérdida sanguínea estimada: 600 mL.

Antibióticos: cefazolina 2 g administrados antes de la cirugía.

Complicaciones: ninguna.

Indicaciones de cirugía: 39 años de edad, G4P3 con embarazo de 39 SDG, se realiza una cesárea. La paciente tiene antecedente de tres cesáreas previas.

Procedimiento:
Después de obtener el consentimiento informado, la paciente es ingresada en el quirófano. Antes del procedimiento, se administró la anestesia y se limpió el área quirúrgica correspondiente. Se realizó la incisión de Pfannenstiel con el bisturí y se continuó con la capa subyacente de la aponeurosis con el cauterizador. Se hizo la incisión en la línea media de la aponeurosis y se extendió lateralmento. La incisión de la aponeurosis se sujetó con las pinzas de Kocher, se elevó y los músculos rectos se disecaron con punta roma. Posteriormente, se siguió con el lado opuesto de la incisión: del mismo modo se tomó con las pinzas de Kocher, se elevó y los músculos rectos se disecaron con punta roma. Se identificó el perineo y se atravesó con punta roma. Se observaron adherencias desde el útero hasta la pared abdominal anterior, que se cortaron por medio de disección con punta roma y afilada. La incisión peritoneal se extendió superior e inferiormente cerca de la vejiga. Se insertó un separador vesical para elevar el peritoneo vesicouterino. Posteriormente, se hizo una incisión que se extendió de forma lateral y se generó un colgajo vesical con los dedos. El separador vesical se reintrodujo

Se realizó una incisión en el segmento uterino inferior que se extendió lateralmente. La cabeza del bebé salió de forma automática; los hombros y el cuerpo salieron con facilidad. Se pinzó y cortó el cordón umbilical, y el bebé se entregó a los pediatras. La placenta se retiró sin alteraciones. Se exteriorizó el útero y se limpiaron los coágulos y los residuos. La incisión se reparó con Vicryl 0 mediante sutura continua. Se utilizó una segunda capa de la misma sutura para superponer los planos y lograr la hemostasia. Se regresó el útero al interior del abdomen. Se retiraron coágulos y restos de los surcos y se inspeccionó la incisión uterina para verificar la hemostasia. Se inspeccionaron las tubas uterinas y los ovarios, no hubo alteraciones. Se aproximaron las aponeurosis con Vicryl 0, se usó sutura continua. Se hizo cierre de la piel con grapas. La paciente toleró de manera correcta el procedimiento. En la cuenta de gasas, compresas e instrumentos no hubo faltantes. Se envió a la paciente, hemodinámicamente estable, a la sala de recuperación.

FIGURA 22-2 Ejemplo de nota de cesárea.

23

Nota posparto

Erin M. Cleary

Objetivo

- Revisar el registro de la atención posparto.

¿Qué es la nota posparto?

- Es la nota de la visita médica, realizada con el método SOAP (subjetivo, objetivo, análisis y plan), en donde se registra el plan de tratamiento de una paciente posparto.
- Las inquietudes específicas de la atención posparto incluyen la recuperación del parto, las preguntas respecto a la lactancia y las mamas, el estado del bebé y la observación y el asesoramiento sobre las complicaciones posparto más frecuentes.

Subjetivo

- Pregunte a la paciente por su bienestar general. *¿Cómo se siente hoy? ¿Cómo está su bebé?*
- Específicamente:
  - ¿Tolerancia a la ingesta oral? ¿Náuseas o vómitos?
  - ¿Deambula?
  - ¿Ha orinado?
  - ¿Flatulencias o defecación?
  - ¿Loquios, sangre o coágulos?
  - ¿Dolor?
  - ¿Método de alimentación infantil? *¿Cómo alimenta a su bebé?*
    - Si está lactando, interrogue sobre su inicio, cualquier dolor en las mamas u otras molestias.
  - ¿Tiene síntomas de preeclampsia (cefalea, dolor epigástrico o en el cuadrante superior derecho y alteraciones visuales)?
  - ¿Síntomas de hemorragia posparto o anemia aguda (aturdimiento, mareo, palpitaciones)?
  - ¿Método de anticoncepción?

Objetivo

- Signos vitales (temperatura, frecuencias cardíaca y respiratoria y presión arterial).
- Ingresos y egresos corporales, registrados en mL/kg por hora, así como la diuresis de las últimas 24 h.
- Exploración:
  - Apariencia general: ¿está en su cama, sentada o de pie? ¿En este momento, está lactando o extrayendo leche (lo que puede impedir la realización del resto de la exploración)?
  - Cardiovascular.
  - Pulmonar.
  - Exploración abdominal:
    - Anote la altura del fondo uterino en relación con el ombligo (fondo firme por debajo del ombligo o desviado hacia la derecha a la altura del ombligo).

○ Explore y describa las características de la cicatriz de la cesárea (la incisión está bien afrontada, limpia y seca, con las grapas colocadas).
- Extremidades; se espera la presencia de edema leve debido a los cambios en los líquidos corporales posterior al parto.
- La exploración pélvica solo está indicada cuando existe una laceración reparada de tercer o cuarto grado o cuando hay molestias perineales, vulvares o en los labios, y siempre debe realizarse en presencia de un acompañante.
- Exploración de las mamas:
  ○ Está indicada cuando hay molestias específicas y siempre debe realizarse en presencia de un acompañante.
  ○ Anticipe la congestión en los días 2 a 5 posteriores al parto.
- Estudios de laboratorio:
  - Se solicita un hemograma completo de forma rutinaria en el día postoperatorio 1 de un parto por cesárea para verificar si hay anemia por pérdida aguda de sangre y puede estar indicado si el parto se complicó con una hemorragia posparto.
  - Otros estudios de laboratorio pueden estar indicados en función del escenario clínico:
    ○ Pruebas de coagulación (tiempo de protrombina, tiempo parcial de tromboplastina, cociente internacional normalizado [INR, *international normalized ratio*], fibrinógeno) en caso de hemorragias en curso o coagulación intravascular diseminada.
    ○ Pruebas de preeclampsia (hemograma, creatinina, función hepática [aspartato-aminotransferasa y alanina-aminotransferasa] para hipertensión de aparición reciente, o si hay pruebas de laboratorio durante el parto que tiendan a esta complicación.
- Estudios de imagen:
  - No hay estudios de imagen de rutina.
  - La tomografía computarizada de abdomen y pelvis está indicada en caso de que se sospeche hemorragia intraabdominal o infección.
  - La ecografía pélvica está indicada para evaluar la retención de placenta.

Análisis

- Ejemplo: *mujer de 35 años de edad, G2P2, en el primer día de posparto después de un parto vaginal espontáneo.*
- Aborde cualquier problema adicional preexistente o específico del periparto.

Plan

- La atención posparto de rutina implica la evaluación continua de los loquios, el dolor abdominal o pélvico, la capacidad de deambulación, la tolerancia a la ingesta oral y la reanudación de la función espontánea de la vejiga y el intestino. Las pacientes que deseen lactar deben ser instruidas por un asesor de lactancia.

Inquietudes específicas de las pacientes tras el parto por cesárea

- Debe abordarse el tratamiento del dolor. Idealmente, los analgésicos no opiáceos (paracetamol e ibuprofeno) se administran cada 4-6 h, con opción al empleo de opiáceos (oxicodona) disponibles según la necesidad.
- Es necesario proporcionar orientación anticipada en relación con la cicatrización de la herida y los signos o síntomas de dehiscencia o infección de la herida.

Lactancia materna

- Se debe alentar a las pacientes a lactar a demanda cuando el bebé muestre señales de hambre o al menos cada 3 h, y muchos bebés se alimentan más de 8-12 veces al día. Evaluar los pañales mojados o sucios indica si el bebé está recibiendo suficiente leche.

- Se debe ofrecer orientación anticipada con respecto a la congestión de las mamas (esperada en los días 2 a 5 del posparto; el dolor debe tratarse con medicamentos antiinflamatorios no esteroideos y compresas de hielo), revisar los signos y síntomas de la mastitis y proporcionar información de contacto para el asesoramiento sobre la lactancia después del alta.
- Si la paciente planea alimentar a su bebé exclusivamente con fórmula, sugiera el uso de un sujetador de apoyo y compresas de hielo, evitando la estimulación de la mama y el pezón.

Planificación del alta

- Asesoramiento sobre las complicaciones posparto más frecuentes que pueden surgir después del alta, así como datos de alerta que justifiquen llamar al médico o acudir al hospital para su evaluación.
  - Infección:
    - Los sitios de infección más frecuentes son el útero (endometritis), la herida (reparaciones por cesárea, laceración o episiotomía), el aparato urinario, el sistema respiratorio y las mamas (mastitis).
    - Puede haber fiebre leve con congestión mamaria en ausencia de infección.
  - Hemorragia posparto:
    - Anticipe un aumento de la hemorragia durante varias horas entre el día 10 y el 20 del posparto con escara en el sitio de inserción de la placenta.
    - Debe considerar retención de placenta si el sangrado excede los límites normales.
  - Enfermedad hipertensiva:
    - Busque signos o síntomas de preeclampsia.
  - Tromboembolia venosa:
    - Explore los signos o síntomas.
- Asesoramiento sobre anticoncepción:
  - Lo ideal es hacer un plan antes del parto, teniendo en cuenta los problemas médicos, la elegibilidad y la lactancia; se deben evitar los estrógenos en todas las pacientes en las primeras 3 o 4 semanas debido al riesgo de tromboembolia venosa y en las pacientes que están lactando.
  - Ofrezca la colocación del implante hormonal antes del alta.
  - Se recomienda la abstinencia sexual durante al menos 6 semanas para reducir el riesgo de infección, una reparación defectuosa de la laceración o episiotomía y un embarazo involuntario en un breve intervalo de tiempo.
- Trastornos del estado de ánimo perinatales:
  - La tristeza posparto (*baby blues*) puede comenzar entre varios días después del parto y 2 semanas, y se caracteriza por la dificultad para dormir, la falta de concentración, los cambios en el estado de ánimo y el llanto sin motivo.
  - La depresión posparto puede iniciar en cualquier momento después del parto, y solo mejora con tratamiento, con características de trastorno depresivo mayor, anancasmos (pensamientos obsesivos), fatiga extrema y aislamiento de la familia.
- Reanudación de las actividades cotidianas:
  - Puede conducir un auto si es capaz de reaccionar con rapidez ante el tránsito (pisar el freno sin dolor) y no utiliza analgésicos opiáceos. Para la mayoría de las pacientes, esto ocurre entre 1 y 2 semanas después del parto.
  - Puede subir o bajar escaleras y ducharse en el momento del alta.
  - Puede cargar al bebé, pero se aconseja evitar objetos pesados durante una o dos semanas después de la cirugía en las pacientes que han tenido un parto por cesárea.

24   Presentación oral de un paciente de reciente ingreso: clínica

Sarah L. Rhoads, Burton Hui Shen y Sean Sanker

Objetivo

- Desarrollar un abordaje y un sistema para las presentaciones orales de un paciente de reciente ingreso en medicina interna.

Paso 1: leer sobre el paciente

- En primer lugar, hay que examinar la anamnesis y la exploración física (A/EF) del paciente: ¿cómo se presentó y por qué? ¿Qué aspecto tenía cuando llegó? ¿Qué se ha hecho por el paciente desde su ingreso?
- Revise brevemente las notas del servicio de urgencias. ¿Qué ocurrió en el servicio de urgencias y cuál fue la impresión diagnóstica del cuadro clínico?
- Si, en lugar de ser un nuevo ingreso, el paciente fue trasladado desde otro servicio, la nota de traslado es el documento que se debe leer primero. A partir de ahí, se puede revisar la información en retrospectiva para verificar la A/EF iniciales o las notas de evolución recientes y así tener una idea del tiempo que el paciente ha estado en el hospital.
- Si ya han sido atendidos por los otros servicios, consulte las notas de la interconsulta o la nota de seguimiento más reciente: esto le dará una idea de quién ha participado en la atención del paciente, y cuáles son sus opiniones sobre su enfermedad.
- Si el caso del paciente es complejo y tiene un historial médico extenso, es recomendable verificar el resumen de alta hospitalaria reciente o las visitas a la consulta externa. Las consultas ambulatorias pueden ser especialmente útiles en los pacientes oncológicos; es probable que la nota del oncólogo le proporcione un panorama general del tratamiento del paciente y su pronóstico.
- Para todos los pacientes, puede ser útil recordar los nombres de los especialistas que le brindan atención ambulatoria o saber que el paciente recibe atención constante con un subespecialista en el ámbito ambulatorio.
- A continuación, verifique los signos vitales: ¿cuál ha sido la evolución? ¿La presión arterial se ha mantenido estable o fluctuante? ¿Ha tenido fiebre? ¿La frecuencia cardíaca está incrementada, disminuida o estable?
- Si su paciente está siendo monitorizado por telemetría, revise el monitor en busca de alertas o anomalías.
- Si hay estudios de laboratorio, verifique los resultados y *siempre* intente compararlos con los valores anteriores, si están disponibles, para tener una idea del parámetro basal del paciente.
- Después, revise los estudios de imagen: ¿se obtuvo alguno? Asegúrese de mirarlos usted mismo y después lea la interpretación de los imagenólogos.

- Inspeccione el electrocardiograma y los ecocardiogramas (si aplica).
- Verifique los medicamentos, tanto en las solicitudes (para ver lo que se ha indicado) como en el registro de administración de medicamentos, para ver qué tratamientos ha recibido el paciente y en qué intervalos. Consejo profesional: el resumen del alta hospitalaria anterior es un lugar excelente para obtener una idea del tratamiento farmacológico actual del paciente.

Paso 2: explorar al paciente

- Si su interno o residente está cerca, puede ir a explorar al paciente con ellos.
- Confirme con el paciente el motivo por el que lo han llevado al hospital o pregunte al miembro de la familia que está presente, en caso de que el paciente no pueda participar en la anamnesis. Esto puede ser breve: céntrese en resumir lo que sabe y en confirmar que ha entendido bien la historia clínica del paciente (ya que es posible que no tenga tiempo de hacer todas las preguntas abiertas).
- Por la mañana, explore al paciente detalladamente.
- Revise el monitor de telemetría de cada paciente: ¿cómo se mantuvo la frecuencia cardíaca durante la noche? ¿Hubo alguna anomalía detectada por el monitor? Observe la morfología: ¿es una arritmia real o es probable que sea un artefacto?

Paso 3: sacar conclusiones

- Su análisis y plan serán similares a los de la A/EF de un paciente de reciente ingreso. ¿Qué cree que esté pasando y por qué? ¿Quiere cambiar algo de lo que se ha hecho hasta ahora? Sintetice lo que le ocurre al paciente lo más brevemente posible. Por ejemplo, *Eduardo es un hombre de 59 años de edad con antecedentes de insuficiencia cardíaca congestiva (ICC) e hipertensión; ingresó por una exacerbación de la ICC, actualmente respira con el aire ambiente.*
- Recuerde que su plan se basará en el problema.
- Asegúrese de estar en contacto con el residente de mayor jerarquía o el médico interno antes de la sesión matutina para discutir sobre el caso del paciente y asegurarse de que están en sintonía.
- Formato estándar de la presentación:
  1. Motivo principal de consulta y padecimiento actual. En esta sección se pueden incluir aspectos relevantes sobre la exploración por aparatos y sistemas.
  2. Signos vitales y exploración física.
  3. Estudios de diagnóstico junto con los resultados.
  4. Informe resumido sobre el paciente.
  5. Lo que ocurrió en urgencias y lo que se ha hecho hasta ahora.
  6. Diagnóstico diferencial y plan.
- No se preocupe si las historias difieren entre las personas o si el paciente comenta un nuevo síntoma que no le mencionó antes; esto sucede todo el tiempo.
- Intente no leer sus notas de las rotaciones, más bien considérelas como un respaldo.

Presentación

- Su presentación se puede desglosar en el formato SOAP: subjetivo, objetivo, análisis y plan.
- El subjetivo debe incluir el motivo principal de consulta; el padecimiento actual detallado; los antecedentes médicos, quirúrgicos y sociales; la lista de medicamentos actualizada y precisa, y las alergias. Aunque las presentaciones orales deben ser concisas y directas, no dude en añadir más detalles y otra información en su nota que pueda ser menos relevante para el motivo de consulta presentado.

- Para las presentaciones de seguimiento (o notas de evolución), debería haber una sección de acontecimientos de las últimas 24 h en lugar del motivo principal de consulta y el padecimiento actual.
- El objetivo debe comenzar con los signos vitales y la exploración física completa. De nuevo, a diferencia de la presentación oral en la que se puede incluir una exploración física enfocada, ponga todos los detalles de su exploración en la nota. Presente (y escriba) lo que observó y lo que se hizo (p. ej., «capaz de levantar las cejas, inflar las mejillas, sonrisa simétrica» frente a «NC II-XII intactos»).
- La sección de objetivos también debe contener los resultados de los estudios de imagen, de laboratorio, ECG, etcétera.
- El análisis y el plan probablemente son las secciones más importantes de su presentación. La evaluación siempre debe comenzar con un «enunciado» breve que resuma las partes relevantes de su nota. Una forma de pensarlo es resumir todo lo importante en una o dos frases por si alguien solo tuviera tiempo de leer la «oración principal».
- Puede ser útil estructurar las «oraciones principales» de forma estandarizada, como la edad, el sexo, los antecedentes relevantes, el motivo principal de consulta, los hallazgos de importancia y el diagnóstico diferencial.
  - Ejemplo: una *mujer de 68 años de edad con antecedentes de enfermedad pulmonar obstructiva crónica (EPOC), tabaquismo durante 40 años e insuficiencia cardíaca; acude por disnea, tos, cambio de color del esputo y sibilancias en la exploración; radiografía de tórax sugerente de exacerbación de la EPOC, exacerbación de insuficiencia cardíaca y neumonía.*
  - En este ejemplo se destacan los componentes más importantes de la anamnesis y los síntomas e información relevantes que orientan el diagnóstico diferencial.
- El resto del análisis puede utilizarse para discutir cuál es el diagnóstico más probable y por qué los otros deben ser considerados, pero son menos probables.
- La sección del plan suele estar separada por problemas y, en ocasiones, por aparatos y sistemas (suele ser el caso de las unidades de cuidados intensivos). Los problemas suelen aparecer por número o con un símbolo de numeral (#). Después de cada problema, puede proporcionar una breve explicación de la anamnesis y la justificación de los planes de tratamiento actuales.
- Los planes pueden enumerarse por viñetas o separarse por «diagnósticos» y «tratamientos».
- Cite los estudios o referencias bibliográficas que haya utilizado para justificar su plan.
- Ejemplo de plan:
  - *# exacerbación de la EPOC: la paciente ha tenido un cambio en el color del esputo y un aumento de la tos en los últimos 3 días, lo que cumple los criterios establecidos para la exacerbación de la EPOC.*
  - *Dx: diagnóstico.*
  - *Obtenga una radiografía de tórax si la paciente tiene fiebre.*
  - *Tx: tratamiento.*
  - *Prednisona v.o. 40 mg durante 5 días (hoy es el día 2 de 5) (ir reduciendo dosis).*
  - *Ipratropio-albuterol en nebulizaciones cada 4 h durante las siguientes 24 h.*
  - *Continuar con el inhalador de fluticasona en casa.*

Presentación oral de un paciente de reciente ingreso: cirugía

Vinay Rao

Objetivos

- Aprender los componentes de la presentación oral de un paciente quirúrgico de reciente ingreso.
- Identificar los aspectos positivos y negativos pertinentes que son vitales para presentar al paciente quirúrgico de reciente ingreso.
- Entender cómo presentar el diagnóstico diferencial así como el plan quirúrgico asociado.

Declaración inicial

- El primer enunciado debe incluir el nombre del paciente, la edad, los antecedentes médicos de importancia y el motivo principal de consulta.

Motivo principal de consulta

- Breves palabras con las que se refleje el motivo por el que el paciente acudió a consulta (dolor abdominal, fatiga, vómitos).
- Puede ser útil escribir las propias palabras del paciente para reflejar mejor el motivo y no sesgar al lector (p. ej., «dolor de garganta» frente a *odinofagia*, «problemas para tragar» frente a *disfagia*).

Padecimiento actual

- Informe breve y centrado en los datos subjetivos del interrogatorio.
- El padecimiento actual debe centrarse en los componentes subjetivos del motivo principal de consulta para determinar la naturaleza, la cronología, la frecuencia y la gravedad del cuadro clínico.
- En el paciente quirúrgico, el dolor abdominal es un motivo principal de consulta frecuente. El uso de la mnemotecnia **OPQRSTIA para el dolor puede ayudar a garantizar que se incluyan todos los componentes principales al evaluar el este síntoma (tabla 25-1).**

TABLA 25-1 Mnemotecnia OPQRSTIA para el dolor

O	P	Q	R	S	T	I	A
Inicio (*onset*)	Paliación o provocación	Características (*quality*)	Irradiación	Gravedad (*severity*)	Temporalidad	Incidencia	Sistemas asociados

Exploración por aparatos y sistemas

- Informe la exploración por aparatos y sistemas que es directamente relevante para el motivo principal de consulta y el padecimiento actual. Realice una exploración por aparatos y sistemas completa, pero no es necesario incluir todos los hallazgos a menos que sean directamente relevantes para el caso.

Antecedentes médicos

- En esta sección indique todas las enfermedades crónicas. Incluya modificadores de la enfermedad para indicar la gravedad, lo que puede tener una importancia considerable a la hora de evaluar el riesgo quirúrgico de los pacientes (apnea obstructiva del sueño que requiere presión positiva continua en las vías respiratorias, enfermedad renal terminal en tratamiento con diálisis, enfermedad pulmonar obstructiva crónica con 4 L de oxígeno en casa, etc.).
- Agregue cualquier ingreso hospitalario reciente que sea relevante.
- Preste mucha atención a las enfermedades concomitantes mencionadas en los ingresos hospitalarios previos y que se relacionan con el cuadro clínico actual (episodios previos de pancreatitis que requirieron ingreso o estancia en la unidad de cuidados intensivos).

Antecedentes quirúrgicos

- Indique las cirugías anteriores.
- Asegúrese de incluir el nombre del procedimiento, la fecha y año, el cirujano, la localización de la cirugía y su indicación.

Antecedentes familiares

- Informe cualquier enfermedad médica o quirúrgica de la familia inmediata (padres y hermanos).
- Preste mucha atención a los antecedentes de cáncer (colon, mama), a las afecciones con predisposición genética (enfermedad inflamatoria intestinal, neoplasia endocrina múltiple) y a los síndromes familiares (poliposis adenomatosa familiar, Marfan).

Tratamiento farmacológico

- Comente todos los medicamentos programados y necesarios que forman parte del tratamiento farmacológico del paciente.
- Piense en los fármacos que pueden afectar la cirugía (anticoagulantes, insulina, esteroides, etc.). Estos deben mencionarse y abordarse según sea necesario en el análisis y el plan.

Alergias

- Enumere las alergias del paciente y la reacción informada.

Antecedentes sociales

- Los antecedentes sociales más relevantes a registrar son los hábitos (tabaco, alcohol, otras drogas), la situación laboral, la situación de vida, el apoyo social y el estado funcional.
- El estado funcional es especialmente clave en la población geriátrica y puede indicar la seguridad del procedimiento quirúrgico para este grupo demográfico.

Antecedentes sexuales

- Solo es necesario mencionarlos en la presentación oral si son relevantes para el motivo principal de consulta.
- Cuando se incluyan, es importante informar la actividad sexual del paciente, el número de parejas en el último año, la frecuencia de uso de protección, así como cualquier antecedente de enfermedades de transmisión sexual.

- Agregue si el paciente tiene infección por el virus de la inmunodeficiencia humana (VIH) y la fecha en la que se realizó la última prueba.
- En el caso de las pacientes sin histerectomía, informe la fecha de última menstruación y proporcione antecedentes obstétricos básicos (embarazos anteriores y complicaciones).

Medicina preventiva, pruebas de cribado (detección precoz) y estudios dinámicos previos

- Agregue un informe breve de los estudios de diagnóstico o cribado que sean relevantes para la cirugía.
- Los componentes clave son las pruebas de detección de cáncer (cáncer de pulmón, cáncer de colon, mamografía).
- Incluya las pruebas dinámicas previas relevantes, como antecedentes de endoscopia, pruebas de esfuerzo, ecocardiografías, angiogramas previos, etcétera.

Signos vitales

- Informe la temperatura, frecuencia cardíaca, presión arterial, frecuencia respiratoria y saturación de oxígeno (SaO_2) e indique el uso de cualquier aparato de asistencia respiratoria.
- Puede ser correcto informar los signos vitales como «normales» o «dentro de los límites normales» o solo incluir los signos vitales que son anómalos.
- **El punto clave es no omitir la presencia de fiebre (> 38.6 °C), la taquicardia (> 100 lpm), el aumento de las necesidades de oxígeno (de aire ambiente a necesitar oxígeno suplementario) o los episodios de hipotensión (PA sistólica < 90).**

Exploración física

- Describa la exploración física con todos los componentes relevantes.
- La mayoría de los pacientes quirúrgicos requieren una evaluación general, cardiopulmonar, torácica, abdominal, de las extremidades y neurológica.
- Al informar la exploración física, utilice frases de transición como «en la exploración abdominal...», «en la exploración cardíaca y pulmonar...», etcétera.
- Solo es necesario mencionar las partes de la exploración que se relacionan con el motivo principal de consulta del paciente.

Datos de los estudios de laboratorio

- Mencione todos los datos relevantes para ayudar a apoyar su diagnóstico diferencial.

Datos de los estudios de imagen

- Incluya todos los estudios de imagen relevantes obtenidos durante la estancia hospitalaria.
- Es una buena práctica agregar su impresión diagnóstica con sus propias palabras y complementarla con la lectura o impresión del imagenólogo.
- Al informarlos, debe indicar los *hallazgos* y su *impresión* (p. ej., **imagen**: tomografía computarizada de abdomen y pelvis con contraste intravenoso. **Resultados**: apéndice dilatado con fecalito. Pared del apéndice engrosada y estrato graso inflamatorio periapendicular. **Impresión**: apendicitis aguda no complicada).

Análisis y plan

- El análisis debe comenzar con un enunciado en el que se incluya el nombre, la edad, el sexo, los antecedentes médicos de importancia, la localización del padecimiento actual, el motivo principal de consulta y la sospecha diagnóstica principal.

TABLA 25-2 Elementos clave a incluir en el plan quirúrgico

¿Cirugía o no?	Pasa a quirófano para apendicectomía laparoscópica de urgencia
Dieta	Ayuno con sorbos de agua para administrar los medicamentos
Líquidos	RL 125 mL/h
¿Con o sin antibióticos?	Piperacilina/tazobactam i.v. administrar 3 375 mg c/6 h
Control del dolor	Control del dolor con paracetamol i.v. administrar 1 g c/8 h, morfina i.v. 4 mg c/4 h según la necesidad
Tratamiento ambulatorio	Revisar la medicación en el hogar y reiniciarla según corresponda
Actividad	Actividad según lo tolerado
Medidas de limpieza del árbol traqueobronquial	Espirometría de incentivo con el servicio de enfermería c/6 h
Profilaxis de la TVP	Administración de heparina s.c. 1000 U c/8 h
¿Se necesita realizar interconsultas?	No se necesita interconsultar con ningún servicio (si es el caso se puede omitir en la presentación oral)

RL, ringer lactato; TVP, trombosis venosa profunda.

- En resumen, K.H. es una mujer de 29 años de edad sin antecedentes médicos de importancia; acude al servicio de urgencias con dolor abdominal y sospecha por una apendicitis aguda no complicada.
- A continuación, agregue su diagnóstico diferencial. Normalmente se acepta incluir tres opciones.
- Dedique la siguiente parte a discutir los hallazgos pertinentes del cuadro clínico que lo orientaron a su diagnóstico principal.
- Después de exponer su diagnóstico principal, prosiga con el plan, que debe incluir los elementos clave indicados en la tabla 25-2.

Presentación oral de una paciente de reciente ingreso: obstetricia y ginecología

Renee Ross Eger

Objetivo

- Desarrollar un abordaje y un sistema para las presentaciones orales de una paciente de reciente ingreso en obstetricia y ginecología.

Paciente de reciente ingreso: ginecología

- La exploración ginecológica se centra en el mantenimiento de la salud, la evaluación del riesgo, el cribado y la prevención.

Componentes de la exploración ginecológica

- **Evaluación de la salud ginecológica**
  - Fecha de la última menstruación (FUM)
  - Menarquia, duración del ciclo (tiempo entre el inicio de una menstruación y el inicio de la siguiente), flujo menstrual (días de sangrado)
  - ¿Menopausia (FUM hace > 12 meses)? ¿Bochornos (sofocos), sequedad vaginal o sangrado posmenopáusico?
- **Antecedentes ginecológicos y exploración por aparatos y sistemas**
  - Sangrado uterino anómalo
    - Sangrado intermenstrual
    - Sangrado menstrual abundante o prolongado
  - Oligomenorrea o amenorrea
  - Dismenorrea
  - Flujo vaginal, olor, prurito, sequedad, dispareunia
  - Antecedentes de enfermedades de transmisión sexual (ETS)
  - Antecedentes de citologías cervicales (prueba de Papanicolaou) anómalas
  - Antecedentes de vacunación contra el virus del papiloma humano (VPH)
  - Antecedentes de exposición a endoprótesis liberadoras de fármacos en el útero
- **Antecedentes sexuales**
  - Identidad de género:
    - Género asignado al nacer
    - Pronombre preferido (ella, él o ellos)
    - Medidas adoptadas para la transición, si aplica
  - Orientación sexual: sexo con hombres, mujeres o ambos.
  - ¿Actualmente es activa sexualmente?
  - Alteraciones sexuales: dispareunia, disminución de la libido, anorgasmia, sexo coercitivo, sexo por dinero, otras dificultades o desafíos sexuales.
  - Deseos de procrear.
  - Anticoncepción.

- **Antecedentes obstétricos**
  - Gesta = número de embarazos previos.
  - Paridad = número de partos, subdividido en cuatro partes:
    - # Partos de término (> 37 semanas de gestación [SDG])
    - # Partos prematuros (< 37 SDG)
    - # Abortos espontáneos, abortos terapéuticos, embarazos ectópicos
    - # Niños vivos
  - Tipos de parto:
    - Espontáneo
    - Asistencia con fórceps o ventosas
    - Cesárea
  - Complicaciones durante el parto:
    - Detención de la dilatación o del descenso
    - Distocia de hombros
    - Hemorragia posparto
  - Alteraciones durante el embarazo:
    - Sangrado
    - Parto prematuro
    - Rotura prematura de membranas
    - Trastornos hipertensivos (incluyendo hipertensión crónica y gestacional, preeclampsia y eclampsia)
    - Diabetes
- **Antecedentes médicos**
  - Cardiovasculares: trastornos hipertensivos, alteraciones cardíacas, hiperlipidemia, antecedentes de episodios tromboembólicos venosos.
  - Pulmonares: enfermedad pulmonar restrictiva, asma (hospitalizaciones, uso de esteroides, intubaciones), tuberculosis, hipoxia crónica, fibrosis quística.
  - Hematológicos: anemia, trastorno hemorrágico, trombofilia, anemia falciforme, púrpura trombocitopénica inmunitaria, enfermedad de Von Willebrand, talasemia.
  - Neurológicos: convulsiones, accidente cerebrovascular, cefaleas, lesión o enfermedad de la médula espinal, esclerosis múltiple, neuropatía periférica, distrofia miotónica, seudotumor cerebral.
  - Gastrointestinales: enfermedad intestinal inflamatoria, síndrome del intestino irritable, hepatitis B o C, antecedentes de cirugía de derivación gástrica (*bypass* gástrico) o cirugía restrictiva.
  - Renales: pielonefritis, nefrolitiasis, insuficiencia renal crónica, poliquistosis renal.
  - Infecciones: ETS (virus de la inmunodeficiencia humana [VIH], VPH, sífilis, clamidia, gonorrea, tricomonas, enfermedad pélvica inflamatoria [EPI]), tuberculosis, paludismo.
  - Endocrinológicos: diabetes, enfermedad de la tiroides.
  - Psiquiátricos: depresión, ansiedad, trastorno bipolar, psicosis.
- **Antecedentes quirúrgicos**
  - Por ejemplo: amigdalectomía, adenoidectomía, apendicectomía, colecistectomía, tiroidectomía, dilatación y curetaje, parto por cesárea.
  - Consejo: preguntar a las pacientes si han sido hospitalizadas alguna vez suele hacer que recuerden cirugías previas.
- **Tratamiento farmacológico actual** (incluidas las dosis y el horario de administración)
- **Alergias** (incluyendo el tipo de reacciones)

- **Antecedentes familiares**
  - Origen étnico (judío asquenazí, francocanadiense, afrodescendiente)
  - Enfermedades cardíacas (hipertensión, defectos cardíacos congénitos [DCC], accidente cerebrovascular)
  - Enfermedades pulmonares (como la fibrosis quística)
  - Cánceres ginecológicos (de mama, de útero, de ovario, de cuello uterino, de vulva)
  - Trastornos hemáticos (talasemia, anemia falciforme, enfermedad de Von Willebrand, hemofilia)
  - Defectos del nacimiento (defectos del tubo neural, cardiopatía isquémica, discapacidad intelectual)
  - Enfermedades neurológicas (distrofia muscular, atrofia muscular espinal, corea de Huntington, enfermedad de Canavan)
  - Trastornos metabólicos (enfermedad de Tay Sachs, enfermedad de Gaucher)
  - Enfermedades gastrointestinales (enfermedad intestinal inflamatoria, cáncer de colon)
  - Enfermedades psiquiátricas (depresión, ansiedad, bipolaridad, psicosis, alcoholismo o abuso en el consumo de drogas o sustancias)
- **Exploración por aparatos y sistemas**
  - Síntomas constitucionales: fiebre, escalofríos, sudores, malestar, pérdida de peso.
  - Cabeza, ojos, nariz, garganta y oídos (CONGO): alteraciones visuales, dolores de oído, hipoacusia, congestión nasal.
  - Pulmonar: tos, disnea, opresión torácica, sibilancias, hemoptisis.
  - Cardíaca: dolor u opresión torácica, arritmias, palpitaciones, fatiga, síncope.
  - Gastrointestinal: dolor abdominal, modificaciones del hábito intestinal, diarrea, estreñimiento, dispepsia, disfagia, acidez, ictericia, melena, reflujo, vómitos.
  - Genitourinaria: sangrado, disuria, hematuria, retardo miccional, incontinencia, flujo vaginal.
  - Mamas: tumoraciones, galactorrea, telorrea, exantema, eritema, cambios en la piel, dolor a la palpación.
  - Hematológica: hemorragia, aparición fácil de hematomas, petequias.
  - Musculoesquelética: artralgias, debilidad muscular, mialgias, rigidez articular.
  - Neurológica: mareos, cefaleas, alteraciones de la memoria, convulsiones, alteraciones del habla, vértigo, debilidad.
  - Psiquiátrica: ansiedad, cambios en el comportamiento, disminución del apetito, depresión, fatiga, pérdida del interés, cambios de humor, alteraciones del sueño.
  - Endocrinológica: aumento del cansancio, polidipsia, polifagia, poliuria, hipersensibilidad al frío o al calor.
  - Alergias e inmunidad: rinitis alérgica, alergias y estacionales.
- **Ejercicio**
  - Los adultos deben realizar 150 min de actividad aeróbica moderada o intensa por semana con 2 días de fortalecimiento muscular.
  - Los jóvenes de 6-17 años necesitan 60 min de actividad física moderada o intensa cada día.
- **Peso** (índice de masa corporal [IMC] = peso [kg]/estatura [cm]^2)
  - < 18.5 = bajo peso.
  - 18.5-24.9 = peso normal.
  - 25-29.9 = sobrepeso.
  - 30 = obesidad.
- **Antecedentes sociales**
  - Estado civil: soltera, casada, divorciada, unión libre.
  - Consumo de tabaco: no fuma, fumadora activa (número de cigarrillos por día), exfumadora, mascar tabaco.

- Consumo de alcohol: no consume, consume (número de bebidas por día).
  - Cuestionario CAGE (prueba de detección de trastornos por consumo de alcohol)
  - Reducción (*cut* down), molestia (*annoyed*), culpa (*guilt*) y al despertar (*eye opener*)
- Consumo de drogas: marihuana, cocaína, heroína, otras.
- Antecedentes de viajes recientes.
- **Detección o prevención**
  - Enfermedades infecciosas:
    - Cribado para gonorrea y clamidia
    - Cribado para hepatitis B
    - Cribado para hepatitis C
    - Evaluación de riesgo y cribado para VIH
    - Cribado de tuberculosis latente
    - Asesoramiento para la prevención de las ETS
    - Cribado para sífilis
  - Vacunas:
    - Herpes zóster: > 50 años de edad.
    - VPH en mujeres de 9-26 años de edad (la Food and Drug Administration aprobó hasta los 45 años de edad).
    - Influenza: pacientes > 6 meses, anual.
    - Sarampión, rubéola y parotiditis (SRP): si no hay evidencia de inmunidad, una dosis.
    - Neumonía: > 65 años de edad.
    - Difteria, tos ferina (*Bordetella pertussis*) y tétanos (DPT): cada 10 años.
    - Varicela: administrar si no se vacunó durante la infancia y no tiene el antecedente de la enfermedad.
  - Cribado para cáncer y otras enfermedades:
    - Cáncer de mama
    - Cáncer de cuello uterino
    - Cáncer de colon
    - Cáncer de pulmón
    - Cáncer de piel
    - Osteoporosis y riesgo de caídas
  - Violencia interpersonal:
    - ¿Alguna vez ha sufrido abusos emocionales o físicos por parte de su pareja o de alguien importante para usted?
    - En el último año, ¿ha sido golpeada, abofeteada, pateada o herida físicamente por alguien?
    - Desde que está embarazada, ¿ha sido golpeada, abofeteada, pateada o herida físicamente por alguien?
    - En el último año, ¿alguien la ha obligado a tener actividades sexuales?
    - ¿Tiene miedo de su pareja o de cualquier otra persona?
  - Cribado para detectar depresión (PHQ2, PHQ9):
    - En las últimas 2 semanas, ¿con qué frecuencia ha experimentado alguno de los siguientes síntomas?
      - Poco interés o placer en hacer las cosas
      - Sentirse abatida, deprimida o desesperada
    - Si la puntuación es > 3, pase al cuestionario PHQ9
- **Elementos de la exploración física**
  - Signos vitales: presión arterial, frecuencia cardíaca, frecuencia respiratoria, estatura e IMC.
  - Aspecto general.

- CONGO: incluyendo la tiroides.
- Cardíaca: frecuencia, ritmo, soplos, roces o galopes.
- Pulmonar: inspección, palpación, percusión y auscultación.
- Mamas y axilas: incluyendo cualquier asimetría, tumoraciones, cambios en la piel.
- Abdomen: dolor, distensión, dolos a la descompresión, defensa, tumoraciones, cambios en la piel, timpanismo, localización de la cicatriz quirúrgica.
- Vulva: eritema, lesiones, evidencia de atrofia, asimetría, traumatismo.
- Uretra: prolapso, tumoraciones, dolor.
- Vagina: himen intacto, coloración y pliegues de la mucosa, flujo vaginal, lesiones, presencia de cuerpos extraños.
- Cuello uterino: tamaño, textura, lesiones, secreción, traumatismo.
- Útero: tamaño, ubicación, orientación, dolor.
- Anexos: tamaño, ubicación, dolor.
- Extremidades: simetría, edema, eritema, dolor, hematomas, lesiones, pulsos.

Ordene todo («¿cómo presento a la paciente ginecológica?»)

- *Nombre de la paciente* es una paciente con *gesta/partos* que acude para una exploración ginecológica de rutina. Hoy refiere _____.
- *Nombre de la paciente* se identifica como _____ mujer u otro y prefiere que le llamen _____. Es/no es sexualmente activa con hombres, mujeres, ambos u otros. Tiene/no tiene/tendrá/no tendrá necesidades anticonceptivas. Anticoncepción actual: _____.
- Sus antecedentes ginecológicos de importancia son _____.
- Sus antecedentes médicos y quirúrgicos de importancia son _____.
- Tiene antecedentes familiares de _____ y esto la sitúa en un mayor riesgo de _____.
- Se observaron los siguientes hallazgos durante la exploración ginecológica y la exploración por aparatos y sistemas: _____.
- No hubo ninguno de estos hallazgos durante la exploración ginecológica y la exploración por aparatos y sistemas: _____.
- Tiene/no tiene completo su esquema de vacunación. Está previsto que acuda a _____.
- La exploración física no tiene alteraciones o se distingue por _____.
- Hoy se han realizado o solicitado las siguientes pruebas de cribado: _____.
- Hoy hemos hablado de lo siguiente _____ y hemos aconsejado a la paciente sobre _____.
- La paciente regresará el día _____.

Paciente de reciente ingreso: obstetricia

Componentes de la exploración obstétrica

- **Elementos de la anamnesis**
  - Determine el número de gestas y partos:
    - Gesta = número de embarazos previos (incluyendo el embarazo actual).
    - Paridad = número de partos.
    - La paridad se divide en cuatro partes (# partos de término [partos > 37 SDG], # partos prematuros [> 20 y < 37 SDG], # abortos [espontáneos o electivos y embarazos ectópicos], # recién nacidos vivos).
    - Por ejemplo, G5P3A1 significa cinco embarazos (incluido el actual), dos partos de término, un parto prematuro, un aborto espontáneo.
  - Determine el primer día de la FUM de la paciente.

- Investigue cuándo se realizó la primera ecografía de la paciente.
- Determine si la FUM y la fecha de la primera ecografía coinciden y calcule la fecha estimada del parto (FEP).
- Determine si se trata de un embarazo planificado o no planificado. ¿Ha utilizado métodos anticonceptivos desde la FUM?
- Evalúe los siguientes antecedentes desde el primer día de su última menstruación:
  - Sangrado posterior a la finalización de la FUM
  - Dolor abdominal
  - Náuseas, vómitos o incapacidad para comer
  - Fiebre, escalofríos
  - Cefaleas
  - Visitas al servicio de urgencias
  - Fármacos tomados desde la FUM
  - Viajes fuera del país
- Obtenga los antecedentes médicos:
  - Cardiovasculares: enfermedades hipertensivas, eventos cardíacos, hiperlipidemia, antecedente de tromboembolia venosa.
  - Pulmonares: enfermedad pulmonar restrictiva, asma (hospitalizaciones, esteroides, intubaciones), tuberculosis, hipoxia crónica, fibrosis quística.
  - Hematológicos: anemia, trastorno hemorrágico, antecedente de trombofilia, anemia falciforme, púrpura trombocitopénica inmunitaria, von Willebrand, talasemia.
  - Neurológicos: convulsiones, accidente cerebrovascular, cefaleas, lesión o enfermedad de la médula espinal, esclerosis múltiple, neuropatía periférica, distrofia miotónica, seudotumor cerebral.
  - Gastrointestinales: enfermedad intestinal inflamatoria, síndrome del intestino irritable, hepatitis B o C, antecedente de cirugía de derivación gástrica (*bypass* gástrico) o cirugía restrictiva.
  - Renales: pielonefritis, nefrolitiasis, insuficiencia renal crónica, poliquistosis renal.
  - Enfermedades infecciosas: ETS (VIH, VPH, sífilis, clamidia, gonorrea, tricomonas, EPI), tuberculosis, paludismo.
  - Endocrinológicos: diabetes, enfermedad de la glándula tiroides.
  - Psiquiátricos: depresión, ansiedad, trastorno bipolar, psicosis.
- Obtenga los antecedentes quirúrgicos:
  - Por ejemplo: amigdalectomía, adenoidectomía, apendicectomía, colecistectomía, tiroidectomía, legrado, parto por cesárea.
  - Consejo: preguntar a las pacientes si han sido hospitalizadas alguna vez suele hacer que recuerden cirugías previas.
- Obtenga los antecedentes familiares:
  - Antecedentes de talasemia, defectos del tubo neural, DCC, fibrosis quística, corea de Huntington, discapacidad intelectual, enfermedad de Tay-Sachs, enfermedad de Canavan (judío asquenazí), síndrome de Down, otros trastornos genéticos o cromosómicos heredados, disautonomía familiar (judío asquenazí), enfermedad o rasgo de células falciformes (ascendencia africana), hemofilia u otros trastornos sanguíneos, distrofia muscular, abortos repetidos.
- Fármacos, incluyendo la dosis y el tiempo de administración.
- Alergias, incluido el tipo de reacción.
- Identidad de género y sexualidad:
  - Género asignado al nacer

- Pronombre preferido (ella, él o ellos)
- Medidas adoptadas para la transición (si aplica)
- Orientación sexual (sexo con hombres, mujeres o ambos)
- Antecedentes sociales:
  - Estado civil: soltera, casada, divorciada, unión libre.
  - Consumo de tabaco: no fuma, fumadora activa (número de cigarrillos por día), exfumadora, mascar tabaco.
  - Consumo de alcohol: no consume, consume (número de bebidas por día).
    - Cuestionario CAGE (prueba de detección de trastornos por consumo de alcohol)
    - Reducción (**c**ut down), molestia (**a**nnoyed), culpa (**g**uilt) y al despertar (**e**ye opener)
  - Consumo de drogas: marihuana, cocaína, heroína, otras.
- Obtenga los antecedentes obstétricos:
  - Fechas de los partos
  - Alteraciones durante los embarazos previos:
    - Sangrado
    - Parto prematuro
    - Rotura prematura de membranas
    - Trastornos hipertensivos, preeclampsia o eclampsia
    - Diabetes
  - Edades gestacionales y tipos de parto (parto vaginal espontáneo, parto vaginal asistido con ventosa, parto con fórceps, parto por cesárea)
  - Complicaciones durante el parto:
    - Detención del descenso del vértice fetal
    - Distocia de hombros
    - Fiebre
    - Sufrimiento fetal
    - Hemorragia posparto
  - Estado de salud de los recién nacidos vivos
- Investigue los antecedentes ginecológicos:
  - Edad de la menarquia
  - Antecedentes del ciclo menstrual
  - Antecedentes de dismenorrea
  - Antecedentes de ETS
  - Antecedentes de citologías cervicales anómalas
- Detección de la violencia de pareja:
  - ¿Alguna vez ha sufrido abusos emocionales o físicos por parte de su pareja o de alguien importante para usted?
  - En el último año, ¿ha sido golpeada, abofeteada, pateada o herida físicamente por alguien?
  - Desde que está embarazada, ¿ha sido golpeada, abofeteada, pateada o herida físicamente por alguien?
  - En el último año, ¿alguien la ha obligado a tener actividades sexuales?
  - ¿Tiene miedo de su pareja o de cualquier otra persona?
- Cribado para detectar depresión (PHQ2):
  - En las últimas 2 semanas, ¿con qué frecuencia ha experimentado alguno de los siguientes síntomas?
    - Poco interés o placer en hacer las cosas
    - Sentirse abatida, deprimida o desesperada

○ Si la puntuación es > 3, pase al cuestionario PHQ9.
● Exploración por aparatos y sistemas:
  ○ Síntomas constitucionales: fiebre, escalofríos, sudores, malestar, pérdida de peso.
  ○ CONGO: alteraciones visuales, dolores de oído, hipoacusia, congestión nasal.
  ○ Pulmonar: tos, disnea, opresión torácica, sibilancias, hemoptisis.
  ○ Cardíaca: dolor u opresión torácica, arritmias, palpitaciones, fatiga, síncope.
  ○ Gastrointestinal: dolor abdominal, modificaciones del hábito intestinal, diarrea, estreñimiento, dispepsia, disfagia, acidez, ictericia, melena, reflujo, vómitos.
  ○ Genitourinaria: sangrado, disuria, hematuria, retardo miccional, incontinencia, flujo vaginal.
  ○ Mamas: tumoraciones, galactorrea, telorrea, exantema, eritema, cambios en la piel, dolor a la palpación.
  ○ Hematológica: hemorragia, aparición fácil de hematomas, petequias.
  ○ Musculoesquelética: artralgias, debilidad muscular, mialgias, rigidez articular.
  ○ Neurológica: mareos, cefaleas, alteraciones de la memoria, convulsiones, alteraciones del habla, vértigo, debilidad.
  ○ Psiquiátrica: ansiedad, cambios en el comportamiento, disminución del apetito, depresión, fatiga, pérdida del interés, cambios en el humor, trastornos del sueño.
  ○ Endocrinológica: aumento de la fatiga, polidipsia, polifagia, poliuria, intolerancia a la temperatura.
  ○ Alergias e inmunidad: rinitis alérgica, alergias ambientales, alergias estacionales.
● **Elementos de la exploración física**
  ● Estatura
  ● Peso e IMC (tabla 26-1)
  ● Exploración de la tiroides
  ● Oftalmoscopia
  ● Exploración cardíaca
  ● Exploración pulmonar
  ● Exploración abdominal
  ● Extremidades
  ● Exploración pélvica:
    ○ Exploración de la vulva en busca de lesiones o eritema
    ○ Exploración vaginal en busca de lesiones o secreciones

TABLA 26-1 Pautas acerca del aumento de peso durante el embarazo

CATEGORÍA ANTES DEL EMBARAZO	IMC	RANGO RECOMENDADO DE PESO TOTAL (KG)
Bajo peso	< 18.5	61-88
Peso normal	18.5-24.9	55-77
Sobrepeso	25-29.9	33-55
Obesidad (todas las clases)	> 30	24-44

Datos obtenidos del Institute of Medicine (US). *Weight Gain During Pregnancy: Reexamining The Guidelines.* National Academies Press; 2009.
IMC: índice de masa corporal.

- ○ Exploración del cuello del útero en busca de lesiones o secreciones
- ○ Exploración uterina (para determinar el tamaño, la posición y la presencia de dolor a la palpación (tabla 26-2); registro de los ruidos cardíacos fetales)
- ○ ¿En qué momento se pueden escuchar los ruidos cardíacos fetales?
  - 6 semanas desde la FUM por ecografía transvaginal
  - 10-12 semanas desde la FUM por ecografía transabdominal
- ○ Evaluación del tipo de pelvis

Ordene todo («¿cómo presento a la paciente obstétrica?»)

- *Nombre de la paciente* es una paciente con gesta y partos, FUM, con SDG basado en los criterios para el cálculo de la edad gestacional; acude para atención prenatal.
- Desde su última menstruación informa lo siguiente: ___.
- Sus antecedentes médicos, quirúrgicos y familiares destacan por lo siguiente: _____.
- Su tratamiento farmacológico actual es el siguiente: _____.
- La paciente se identifica como: (identidad sexual). Es/no es fumadora que niega/reconoce el consumo de alcohol o drogas.
- Niega o confirma violencia de pareja de tipo: ___. El cribado para depresión es negativo/positivo: ___.
- En la exploración física (describa: aspecto general, signos vitales, incluido el IMC, resultados de la exploración abdominal o pélvica, incluido el tamaño del útero, y otros hallazgos físicos importantes).
- Estudios de laboratorio o muestras solicitados u obtenidos hoy: _____.
- Análisis y plan: se trata de una paciente con gesta y partos, que tiene ___ SDG, que acude para recibir atención prenatal. Sus molestias actuales son_____. El plan es _____.
- Hoy se han realizado o solicitado las siguientes pruebas de cribado: _____.
- Hoy hemos hablado de lo siguiente _____ y hemos aconsejado a la paciente sobre _____.
- La paciente regresará el día _____.

TABLA 26-2 **Tamaño del útero según la edad gestacional**

EDAD GESTACIONAL	TAMAÑO DEL FETO (MM)	ALTURA DEL FONDO UTERINO (CM)
6	5	6
12	61	Justo por encima de la sínfisis del pubis
16	120	Fondo uterino entre la sínfisis del pubis y el ombligo
20	160	Fondo uterino a nivel del ombligo
24	210	Distancia desde la sínfisis del pubis hasta la región superior del fondo uterino = # semanas de embarazo
30	270	↓
40	360	

27

Presentación oral de un paciente de reciente ingreso: pediatría

Sean Sanker, Sarah L. Rhoads y Burton Hui Shen

Objetivo

- Desarrollar un abordaje y un sistema para las presentaciones orales de un paciente de reciente ingreso en pediatría.

Paso 1: leer sobre el paciente

- Verifique la anamnesis y la exploración física (A/EF) del paciente: ¿cómo se presentó y por qué? ¿Qué aspecto tenía cuando llegó? ¿Qué se ha hecho por el paciente desde su ingreso?
- Revise brevemente las notas de urgencias. ¿Qué ocurrió en el servicio de urgencias y cuál fue la impresión sobre el niño?
- Si, en lugar de ser un nuevo ingreso, el paciente fue trasladado desde otro servicio, la nota de traslado es el documento que debe leer primero. A partir de ahí, se puede revisar la información en retrospectiva para verificar la A/EF iniciales o las notas de evolución recientes y así tener una idea del tiempo que el paciente ha estado en el hospital.
- Si ya ha sido atendido por otros servicios, consulte las notas de la interconsulta o la nota de seguimiento más reciente: esto le dará una idea de quién ha participado en la atención del paciente y cuáles son sus opiniones sobre su enfermedad.
- Verifique los signos vitales: desde que llegó, ¿ha tenido fiebre? ¿Taquicardia? ¿O se han mantenido estables?
- En los pacientes con síntomas respiratorios, ¿tienen algún tipo de asistencia ventilatoria? ¿Ha tenido cambios desde que llegó por primera vez?
- Sobre todo en los pacientes pediátricos, es importante revisar la sección de ingresos y egresos corporales para asegurarse de que están ingiriendo suficiente líquido y que siguen orinando y defecando. La diuresis inferior a 1 mL/kg/h se considera inadecuada y puede ser un signo de hipovolemia.
- Revise los resultados de cualquier estudio; si hay pendientes en el laboratorio, trate de comparar con los parámetros anteriores, si están disponibles, para que tenga una idea de los valores basales del niño.
- A continuación, verifique los estudios de imagenología: ¿se obtuvo algún estudio de imagen? Asegúrese de observar las imágenes usted mismo, y después revise la interpretación del radiólogo.
- Revise la lista de fármacos, tanto en la pestaña de solicitudes (para ver lo que se ha solicitado), como en su registro de administración de medicamentos para ver qué fármacos ha recibido y en qué intervalos.

Paso 2: explorar al paciente

- Es frecuente que los pacientes y sus familiares están durmiendo. Haga lo que sea posible (escuche al niño mientras duerme, por ejemplo) y planifique su regreso posterior cuando estén despiertos. En ocasiones, el personal de enfermería y otros miembros del equipo médico pueden preferir que no se despierte a los pacientes ni a sus familiares. Si tiene alguna duda al respecto, póngase en contacto con su residente o interno.

- En los pacientes que están más enfermos, puede valer la pena despertarlos para explorarlos más a fondo. Este es un buen momento para coordinarse con su interno o residente: intente ir a ver al paciente con ellos, o más o menos a la misma hora.
- Si la familia está despierta, asegúrese de confirmar la historia clínica que ha estado leyendo y hacer cualquier pregunta. Puede ser bastante breve.
- Pregunte cómo es que los tutores creen que está el niño en comparación con cuando ingresó en el hospital. ¿Cómo pasó la noche? ¿Hay algo que les preocupe esta mañana?
- Haga lo posible por examinar al niño por la mañana; siempre puede volver más tarde para realizar una exploración más exhaustiva si es necesario.

Paso 3: sacar conclusiones

- ¿Qué cree que está pasando y por qué? ¿Quiere cambiar algo de lo que se ha hecho hasta ahora? El análisis y el plan son una parte importante de su presentación.
- Resuma lo que le ocurre al paciente. Ejemplo: *Cindy es una niña de 2 años de edad con leucemia linfoide aguda; ingresó por fiebre neutropénica, ha tenido mejoría con la ceftriaxona, está afebril desde hace 24 h, con cultivos de sangre sin crecimiento hasta el momento.*
- Asegúrese de ponerse en contacto con el residente de mayor jerarquía o interno para discutir el caso del paciente y asegurarse de que están en sintonía.

Paso 4: presentación

- Determine si va a presentar la «visita clínica centrada en la familia»
  1. Su formato de presentación será el mismo, pero en general debe ser más conciso y menos técnico.
  2. Por ejemplo, en lugar de hablar de disnea de esfuerzo, ortopnea, emesis, etcétera, puede decir: «*Notó que Lucía parecía tener problemas para respirar cuando corría y que vomitó una vez*».
  3. La exploración física será similar, siéntase libre de decir: «*Esta mañana se observaba un poco cansada y parecían escucharse algunos ruidos respiratorios gruesos, que se observan mucho en el caso de las infecciones víricas. Su piel estaba caliente y bien perfundida, con adecuado llenado capilar, no está deshidratada.*»
  4. En cuanto a la presentación de su diagnóstico diferencial, como está centrado en la familia, asegúrese de tener cuidado con lo que menciona durante las visitas. Por ejemplo, la leucemia puede ser algo en lo que haya pensado como posible causa de la fatiga en la paciente, pero si no es algo que esté considerando con el equipo médico, o de lo que hayan hablado todos como equipo, probablemente no sea apropiado mencionarlo.
  5. Los familiares siempre quieren saber cuándo darán el alta a su hija o hijo. Si tiene una idea de esto, podría ser bueno terminar la sesión clínica diciendo: «*para poder dar de alta a la paciente, necesitamos asegurarnos de que Lucía puede beber por sí misma sin necesidad de líquidos intravenosos, respirar bien sin ayuda de oxígeno y no necesitar que le succionen los mocos. En este momento, todavía necesita la administración de líquidos intravenosos, así que vigilaremos cómo progresa la vía oral el día de hoy y pensaremos cuándo podemos dejar de administrarlos por vía intravenosa*».
- Formato estándar de la presentación:
  1. Motivo principal de consulta, padecimiento actual detallado, antecedentes médicos, antecedentes quirúrgicos, antecedentes sociales, lista de medicamentos actualizada y precisa, y alergias. También puede incluir puntos de la exploración por aparatos y sistemas relevantes para el padecimiento actual.

2. Signos vitales, exploración física, ingresos y egresos corporales y cualquier estudio diagnóstico junto con sus resultados (estudios de laboratorio y de imagen, electrocardiograma, etc.).

3. Proporcione su análisis resumido sobre el paciente:
   ○ Comience con una frase breve que resuma las partes relevantes de su presentación. Una forma de pensar en ello es resumir todo lo importante en una o dos frases como si alguien solo tuviera tiempo de leer esos enunciados.
   ○ Estructure de forma organizada los datos en una oración, como la edad, el sexo, los antecedentes de importancia, el motivo principal de consulta, los hallazgos relevantes y el diagnóstico diferencial.
   ○ Ejemplo: niña de 18 meses de edad con antecedentes de ingreso por disnea que presenta disnea, tos, fiebre, sibilancias a la exploración; se sospecha de bronquiolitis, enfermedad reactiva de las vías respiratorias.

4. ¿Qué ocurrió en urgencias y qué se ha hecho hasta ahora?

5. Diagnóstico diferencial, incluyendo cuál es el más probable (y por qué) y el motivo por el que los otros deben ser considerados, pero son menos probables.

6. El plan, por lo regular organizado por aparatos o problemas:
   ○ En la unidad de cuidados intensivos se suelen separar los problemas por aparatos. Después de cada problema, puede proporcionar una breve explicación del caso clínico y la justificación de los planes de tratamiento actuales.
   ○ Cite cualquier estudio o documento que haya utilizado para ayudar a justificar su plan.
   ○ Ejemplo de plan:
     ■ *# Pulmonar: el paciente presenta disnea y sibilancias en la exploración; además, tiene antecedentes de un ingreso previo por disnea. Es probable que el diagnóstico sea bronquiolitis con un componente reactivo de las vías respiratorias. Es menos probable que se trate de una neumonía con base en la exploración pulmonar.*
       ❑ *Diagnóstico (Dx):*
       ❑ *Obtener una radiografía de tórax si el paciente presenta fiebre por arriba de 38.8 °C o tiene un hallazgo relevante durante la exploración.*
       ❑ *Tratamiento (Tx):*
       ❑ *Albuterol (salbutamol) en nebulizaciones cada 2 h, aumentar a cada 4 h cuando el paciente lo tolere.*
       ❑ *Dada la edad del paciente, no administraría esteroides orales, a pesar de la presencia de sibilancias durante la exploración pulmonar (N Engl J Med. 2009;360(4):329-338).*

7. Para las visitas clínicas centradas en la familia, termine con «¿qué otras preguntas tiene?»

28

Presentación oral de un paciente de reciente ingreso: neurología

Mayra Montalvo y Linda C. Wendell

Objetivos

- Entender cómo hacer una presentación oral de forma directa y concisa.
- Presentar los síntomas y signos pertinentes para que el receptor tenga una idea clara de lo que le ocurre al paciente.

Comenzar la presentación con el motivo principal de consulta

- Si el oyente conoce el motivo principal de consulta, sabrá en dónde enfocarse y seguirá mejor el caso clínico.
- Ejemplos:
  - Si usted comenta que el motivo principal de consulta es «mi hija me dijo que me fuera», eso hará que todos se pierdan.
  - Si dice que el motivo principal de consulta es la «visión doble», la gente orientará sus pensamientos hacia ese problema y la presentación será más fácil de entender.

Solo incluir los antecedentes médicos de importancia en la oración inicial

- Para un paciente con sospecha de accidente cerebrovascular (ACV) o isquemia cerebral transitoria, incluya los factores de riesgo vascular.
- En el caso de una persona con sospecha de crisis convulsivas, incluya los antecedentes de epilepsia y los posibles desencadenantes.
- En los pacientes con cefalea, incluya si esta es similar o diferente a las crisis previas.
- Ejemplos:
  - En un paciente que acude con afasia de inicio repentino y debilidad en el hemicuerpo derecho, usted diría: «Hombre diestro de 72 años de edad con antecedente de fibrilación auricular sin tratamiento con anticoagulantes, fumador, con hipertensión e hiperlipidemia se presenta por debilidad en el hemicuerpo derecho e incapacidad para hablar».
  - No debe decir: «Hombre de 72 años de edad, diestro, con antecedente de enfermedad por reflujo gastroesofágico (ERGE), gota, artrosis, apendicectomía en la infancia, fibrilación auricular sin tratamiento con anticoagulantes, fumador, con hipertensión e hiperlipidemia», porque la ERGE, la gota, la artrosis y la apendicectomía no son relevantes para el motivo principal de consulta.

Breve pero detallado

- Durante las sesiones clínicas, haga una presentación de 5 min. Elija la información relevante.
- Pregunte al médico en turno o residente de mayor jerarquía si debe presentar los antecedentes médicos, sociales y familiares completos o solo los relevantes. En general, puede omitir la exploración por aparatos y sistemas y solo mencionar los aspectos positivos y negativos pertinentes.
- Los antecedentes de consumo de tabaco, alcohol o drogas suelen ser relevantes en los pacientes neurológicos.
- El estado funcional inicial y la situación de vida también suelen ser importantes.

Evitar leer la anamnesis y la exploración física

- Debe narrar la anamnesis y no leer la nota al pie de la letra.
- Tener contacto visual con el oyente es importante porque lo mantendrá interesado.
- Puede anotar los signos vitales, estudios de laboratorio y fármacos que toma en casa en una pequeña tarjeta o en su registro para poder consultarlos cuando sea necesario.

Seleccionar la información relevante para informar el caso clínico en orden cronológico

- Si el paciente estuvo tosiendo incesantemente durante días, acudió a consulta con un quiropráctico, o tuvo un traumatismo cervical y después desarrolló una disección carotídea que ocasionó el ACV, es importante contar los detalles previos a la disección.
- Si el paciente tuvo una infección de oído y después desarrolló un absceso intracraneal, es importante mencionar la infección de oído.
- Si el paciente ha estado estudiando mucho para los exámenes finales de la universidad, por lo que ha dormido pocas horas, y posteriormente desarrolla convulsiones, es importante incluir en la presentación la privación del sueño.
- Si un paciente acude por caída de la muñeca, es importante informar que, previo a la caída, el paciente experimentó una intoxicación con etanol y durmió en una banca del parque.
- Los detalles relevantes permiten recordar el caso y orientan al oyente hacia el diagnóstico.

El orden es nuestro mejor amigo

- Aunque las presentaciones orales son abreviadas, deben seguir el orden general de la anamnesis y la exploración física (A/EF).
- El orden permite seguir la presentación y garantiza que no se pierda ningún componente.

Mantener el orden para la exploración neurológica

- Recuerde que debe ser organizado: 1) estado mental, 2) lenguaje, 3) nervios craneales, 4) motor, 5) reflejos, 6) sensorial y 7) coordinación y marcha.
- Como es breve, puede mencionar solo los resultados relevantes de la exploración.
- Si un componente de la exploración está intacto, se puede afirmar que no tiene alteraciones.
- Describa los patrones de los hallazgos motores, reflejos y sensitivos.
- Ejemplos: el brazo derecho es 4+/5 en los músculos flexores y 4/5 en los extensores; el brazo izquierdo es 5/5. Esto es más fácil de entender a que diga: «deltoides derecho 4+/5, deltoides izquierdo 5/5, tríceps derecho 4/5, tríceps izquierdo 5/5, bíceps derecho 4+/5, bíceps izquierdo 5/5, extensor de los dedos derecho 4/5...».
- La marcha es una parte importante de la exploración neurológica. Siempre hay que hacer caminar al paciente. Si no lo hizo, debe comentar el motivo.

Incluir los estudios de laboratorio relevantes

- En un paciente que presenta un ACV isquémico, es importante mencionar la concentración de colesterol de baja densidad (LDL, *low density lipoproteins*) y la hemoglobina A1c. Tanto en los ACV isquémicos como en las hemorragias intracerebrales, también mencione el cociente internacional normalizado (INR, *international normalized ratio*) si el paciente tiene tratamiento anticoagulante.
- El análisis y cribado toxicológico en orina son importantes en la mayoría de estos pacientes.
- Las concentraciones de antiepilépticos son importantes en pacientes con epilepsia. Los resultados inmediatos de laboratorio están disponibles para ácido valproico, fenobarbital, fenitoína y carbamazepina. Puede haber hiperamoniaquemia en los pacientes en tratamiento con ácido valproico o topiramato, por lo que puede ser un estudio importante en aquellos con alteración del estado mental.

- Es importante mencionar la fuerza inspiratoria negativa en los pacientes con miastenia grave y síndrome de Guillain-Barré.
- Informe los valores de la punción lumbar (recuento celular, proteínas y glucosa). Una punción lumbar «negativa» no es equivalente a la ausencia de células nucleadas. Incluso sin estas células hay muchos procesos que pueden presentarse con aumento en la concentración de proteínas, lo cual es anómalo y puede orientar a un diagnóstico diferencial distinto.

Incluir estudios de imagen pertinentes y elaborar la impresión diagnóstica

- Informe la impresión diagnóstica de la tomografía computarizada (TC) y la resonancia magnética (RM) cerebral, la angiografía por TC y por RM de la cabeza y el cuello, el electroencefalograma, el ecocardiograma, la ecografía carotídea y la RM de la columna vertebral.
- También debe elaborar su impresión diagnóstica propia y leer todo el informe en busca de hallazgos que puedan no estar mencionados en la impresión del imagenólogo, ya que el estudio se hizo de forma urgente buscando una alteración aguda. Por ejemplo, la TC cerebral de un paciente con una convulsión de reciente aparición puede tener un informe «sin anomalías intracraneales agudas»; sin embargo, el paciente podría tener encefalomalacia debida a un ACV previo que probablemente sería la causa de la convulsión.

Identificar el sitio de la lesión al proporcionar el análisis general

- Localizar el sitio de la lesión es parte de ser sistemático y un buen clínico. Si no se localiza la lesión, se puede pasar por alto el diagnóstico.
- Por ejemplo, si el paciente tiene debilidad en las extremidades inferiores, esto podría ser un mundo de posibilidades. ¿Es una pierna o ambas? ¿Distal o proximal? ¿Los reflejos no tienen alteraciones, están aumentados o ausentes? ¿Hay algún hallazgo sensitivo?
- Una persona con debilidad bilateral en ambas piernas podría tener una lesión en el cerebro, la médula espinal, el asta anterior, los nervios, la unión neuromuscular o el músculo.
- Si los reflejos están aumentados, se considera la presencia de una lesión del cerebro o de la columna vertebral. Si los reflejos están disminuidos, se puede pensar en un problema nervioso o radicular. Si los reflejos no tienen alteraciones, podría existir afección en la unión neuromuscular o el músculo.
- Si no hay hallazgos sensitivos, ello orientaría hacia la unión neuromuscular o el músculo. Si tiene alteraciones sensitivas, el patrón le permitirá saber si se trata de la médula espinal, las raíces o los nervios. Considere la exploración neurológica como un algoritmo que le orientará hacia la localización de la lesión.

Concluir la presentación con el diagnóstico más probable, el plan de trabajo y el tratamiento posterior

- Para encontrar el diagnóstico más probable, hay que combinar la evolución de los síntomas a lo largo del tiempo más la localización.
- Esté preparado para proporcionar su diagnóstico diferencial en caso de que le pregunten y el motivo por el que descartó ciertos diagnósticos.
- Ejemplo: si el paciente tiene problemas de fluidez, disfasia y es incapaz de nombrar objetos, entonces considere una afasia motora. La lesión se localiza en el giro inferior del lóbulo frontal. Si esto ocurriera de forma aguda, se podría pensar en algo vascular, como un ACV isquémico o una hemorragia. En el caso de que el cuadro clínico sea agudo y paroxístico, el diagnóstico más probable es el de crisis convulsiva. Si estos síntomas se produjeron a lo largo de varias semanas, se piensa en un tumor; si ocurrieron a lo largo de los años, podría tratarse de una alteración neurocognitiva, como la afasia primaria progresiva.

29

Presentación oral de un paciente de reciente ingreso: psiquiatría

Paul Wallace

Objetivos

- Aprender la información que debe mencionarse durante la presentación oral de un paciente de reciente ingreso en el servicio de psiquiatría y en qué orden presentar esta información.
- Comprender el significado de la información de la presentación oral.

Panorama general

- La presentación oral típica de un paciente de reciente ingreso en el servicio de psiquiatría puede estar conformada por las siguientes secciones: «una oración» que incluya el padecimiento actual, la exploración de los síntomas psiquiátricos, la exploración por aparatos y sistemas, los antecedentes psiquiátricos y médicos, el tratamiento farmacológico, las alergias, los antecedentes familiares y sociales, los signos vitales, la evaluación del estado mental, la exploración física, los estudios de laboratorio y de imagen, el análisis y el plan.

Secciones

«Una sola oración»

- Incluya el nombre del paciente, la edad, el sexo, los antecedentes pertinentes (sobre todo psiquiátricos, pero también médicos de importancia) y cómo y por qué se presentó (motivo principal de consulta).
- Otra información relevante que se puede indicar en la oración introductoria es la situación legal del paciente (especialmente si es involuntario).

Padecimiento actual

- Relate cómo llegó el paciente a su servicio médico. Los docentes pueden tener diversas preferencias en cuanto a dónde comenzar la narración, pero el «último período de normalidad conocido» (antes del episodio psiquiátrico activo actual del paciente, cuando se encontraba por última vez en su estado basal) suele ser un buen punto de partida.
  - En algunos casos, puede optar por empezar antes del «último período de normalidad conocido» para describir la cronicidad de la enfermedad psiquiátrica del paciente en el padecimiento actual, aunque normalmente guardará esta información para la sección de «antecedentes psiquiátricos».
- Incluya todos los acontecimientos pertinentes que van desde el «último período de normalidad conocido» hasta el momento en el que realizó el interrogatorio.
  - Esto incluye la descripción del encuentro inicial con los paramédicos o la autoridad judicial y la evolución del paciente en el servicio de urgencias y el hospital hasta el momento. Incluya los fármacos administrados y otras intervenciones realizadas hasta el momento.
  - Evite recitar una lista de signos vitales, parámetros de laboratorio o resultados de los estudios de imagen en el padecimiento actual, ya que los mencionará más adelante en la presentación. Sin embargo, puede comentar las principales anomalías de la exploración, especialmente si ya se ha requerido una intervención.

- Debe intentar reunir información adicional de familiares, conocidos, proveedores de atención ambulatoria (incluidos psiquiatras, otros médicos, terapeutas, trabajadores sociales y gestores de casos) y testigos. Incluya la descripción que proporcione el paciente de lo sucedido y la información pertinente ofrecida por terceros.

Exploración psiquiátrica de los síntomas (EPS)

- En la mayoría de los casos debe realizarse una EPS (basada en criterios diagnósticos) en busca de depresión, ansiedad, manía y psicosis. Las preguntas relativas al trastorno de estrés postraumático (TEPT), al trastorno obsesivo-compulsivo (TOC) o a otros trastornos psiquiátricos deben formularse cuando sean pertinentes.
- Si el paciente niega todos los síntomas de un trastorno en particular, puede mencionarlo («no tiene síntomas de manía»). Si tiene algún síntoma de un trastorno, debe enumerar todos los síntomas que están presentes y los que no.
  - En algunos casos, su docente puede solicitarle que enumere todos los síntomas que el paciente negó, incluso si no tiene ninguno.

Otras exploraciones por aparatos y sistemas (si se realizan)

- Si se lleva a cabo otra exploración por aparatos y sistemas para revisar otros órganos, mencione todos los resultados positivos y negativos pertinentes.

Antecedentes psiquiátricos

- Cite las enfermedades psiquiátricas diagnosticadas anteriormente. Considere mencionar cuándo se hicieron estos diagnósticos.
  - Evite copiar la información que está en el expediente clínico sin verificarla con el paciente o con la persona que está a cargo. Si detecta contrariedades de algún diagnóstico en el expediente, puede resaltar esta discrepancia durante su presentación.
  - Debe investigar cuándo y cómo se hizo cada diagnóstico al conversar con el paciente o la persona encargada (sobre todo con los médicos que lo trataron previamente), además de leer con detenimiento las notas anteriores que están en el expediente. Puede resumir brevemente esta información durante su presentación oral, en especial si es relevante para la presentación actual del paciente.
- Mencione los medicamentos psiquiátricos actuales (incluyendo la dosis, la frecuencia y la vía de administración), el motivo por el que toma cada medicamento y el tiempo que lleva con el tratamiento.
- Enumere los fármacos anteriores, por qué se administraron, cuándo y por qué se dejaron de tomar (incluidos los efectos secundarios).
- Comente el historial de intentos de suicidio, incluyendo cuándo y cómo se hicieron.
- Agregue el historial de hospitalizaciones psiquiátricas, diciendo dónde, cuándo y por qué.
- Mencione el historial de tratamientos con proveedores de salud mental para pacientes ambulatorios, incluidos psiquiatras, otros terapeutas y programas de salud, como los programas intensivos para pacientes ambulatorios, programas de hospitalización parcial y programas de rehabilitación contra las drogas.
- Describa los antecedentes de consumo de sustancias, incluyendo alcohol, tabaco, marihuana, opiáceos, otros sedantes (benzodiazepinas), cocaína, otros estimulantes (anfetaminas), alucinógenos y cualquier otro consumo de drogas.
  - Si el cuadro clínico actual del paciente no está relacionado con el consumo de sustancias, esta sección debe ser un resumen breve.
  - En caso de que el consumo de sustancias sea relevante, incluya la cantidad, la frecuencia, la duración, la vía de administración, los antecedentes de sobredosis y los antecedentes de abstinencia.

Antecedentes médicos

- Enumere las enfermedades presentes.
- Mencione los antecedentes médicos de importancia (cáncer, infarto de miocardio, accidente cerebrovascular) y cuándo se presentaron.
- Incluya las cirugías principales, cuándo se realizaron y por qué.

Tratamiento farmacológico

- Enumere los fármacos no psiquiátricos que el paciente tiene como parte de su tratamiento y en qué dosis.

Alergias

- Mencione todas las alergias, especialmente a los medicamentos, y los principales efectos secundarios.

Antecedentes familiares

- Cite los diagnósticos psiquiátricos de todos los integrantes de la familia (tíos, abuelos, etc.). Incluya si hay antecedentes familiares de suicidio u hospitalizaciones psiquiátricas.
  - Si puede hablar con la familia del paciente, asegúrese de preguntar sobre los antecedentes familiares psiquiátricos.
- Solo incluya los antecedentes médicos importantes entre los familiares directos.

Antecedentes sociales

- En esta sección proporcione el contexto de los antecedentes psiquiátricos y médicos del paciente. Esto debe incluir la situación de vivienda actual (y si alguna vez ha experimentado una vivienda inestable), el historial laboral, cualquier fuente de ingresos, incluidas las prestaciones por discapacidad (además de por qué y durante cuánto tiempo las recibió), y el estado del seguro. Además del empleo, incluya otras aficiones o actividades a las que el paciente dedique mucho tiempo.
- Especialmente en los pacientes que son militares activos o veteranos, pregunte sobre el servicio militar y si el paciente estuvo en combate.
- Incluya las relaciones actuales, las relaciones significativas del pasado (puede preguntar cuándo y por qué terminaron) y otras fuentes importantes de apoyo social, como la familia, los amigos o los profesionales, como los coordinadores asistenciales.
- Añada la identidad de género y la orientación sexual del paciente. Especialmente si es relevante para el cuadro clínico actual, proporcione más información sobre la narrativa de género y los antecedentes sexuales del paciente, incluyendo sus parejas recientes.
- Agregue cualquier antecedente de trauma (sexual, violencia o emocional). A menudo, durante el interrogatorio inicial con el paciente, los entrevistadores deciden no indagar con profundidad en los antecedentes de trauma y, en su lugar, se limitan a preguntar si sí o si no ha experimentado un trauma, de qué tipo y aproximadamente a qué edad. Esto es apropiado porque rara vez es terapéutico pedirle a un paciente que reviva su trauma describiéndolo en detalle si usted no puede proporcionarle terapia. Puede comentar que por el momento no le pedirá detalles sobre ningún episodio traumático, pero que en una reunión posterior va a conversar a profundidad sobre ellos.
- Otras preguntas importantes para comprender mejor la historia de vida del paciente incluyen la historia del desarrollo (cómo era de niño, cómo le fue en la escuela, incluyendo las calificaciones y los problemas disciplinarios, y cómo era su familia).
- También pregunte al paciente si ha sido encarcelado alguna vez (por qué y cuándo).
- Incluya información sobre el origen cultural del paciente, como el lugar donde nació y creció. Mencione las creencias religiosas del paciente si este las considera importantes.

Signos vitales

- Mencione la temperatura, la presión arterial, la frecuencia cardíaca, la frecuencia respiratoria y la saturación de oxígeno más recientes del paciente. Si alguno de los signos vitales es significativamente diferente al del ingreso, comente esta diferencia.

Evaluación del estado mental

- A veces las clasificaciones de la evolución del estado mental varían ligeramente, pero el contenido es relativamente ubicuo. Determine qué clasificaciones utiliza su docente o la institución en particular. Una evaluación del estado mental habitual es la siguiente:
- Aspecto: describa detalladamente el aspecto físico del paciente.
- Comportamiento: escriba cómo se comporta el paciente con usted, con los demás y en general, y describa su actitud.
- Neuromotor: comente la presencia o ausencia de hallazgos neurológicos, especialmente movimientos como temblores, tics o movimientos extrapiramidales.
- Habla: describa el ritmo, el volumen, el tono, la fluidez del lenguaje y cualquier otro aspecto notable del habla del paciente.
- Estado de ánimo: lo ideal es pedir al paciente que describa directamente su estado de ánimo y citarlo.
- Afecto: comente cómo percibe el estado de ánimo y las emociones del paciente (incluyendo toda la gama de emociones).
- Proceso de pensamiento: describa el patrón y organización del pensamiento del paciente.
- Contenido del pensamiento: describa con detalle los pensamientos expresados por el paciente, incluyendo las ideas suicidas y homicidas, las alucinaciones, los delirios, la paranoia y otros temas específicos.
- Introspección: califique y describa la consciencia y la comprensión del paciente sobre su propia salud mental y sus circunstancias actuales.
- Juicio: evalúe y describa la capacidad del paciente para tomar decisiones acertadas, especialmente en lo que respecta a su salud mental.
  - La introspección y el juicio suelen calificarse como «buenos», «regulares» o «pobres», pero no debe sentirse limitado por esta clasificación. También debe justificar cómo evaluó la introspección y el juicio del paciente.
- Orientación: describa su grado de consciencia y si el paciente puede decir su nombre, su ubicación actual y la fecha.
- Memoria: mencione detalladamente los déficits a corto o largo plazo y brinde pruebas proporcionando las respuestas del paciente a las preguntas sobre la memoria.
- Cognición: describa con detalle las capacidades cognitivas actuales del paciente y sitúelas en el contexto de su cognición de base.
  - Si se realizan pruebas cognitivas como el *Mini-Mental State Examination* o el *Montreal Cognitive Assessment*, deben incluirse los resultados; a menudo se anexan en la categoría de cognición.

Exploración física (si se realiza)

- Presente los hallazgos importantes de la exploración física, tanto los positivos como los negativos, que encontró en su paciente.
- El tipo de exploración física (si la hay) que se realiza en un paciente psiquiátrico puede variar significativamente en función de su cuadro clínico. Las exploraciones neurológicas focalizadas probablemente serán las que se realizan con mayor frecuencia. También se pueden hacer exploraciones cardiopulmonares básicas, CONGO (cabeza, ojos, nariz, garganta y oídos) y exploraciones oftálmicas, en particular si se sospecha de intoxicación por sustancias. Pueden efectuarse otras exploraciones en función de la situación del paciente.

Estudios de laboratorio e imagen

- Especifique todos los parámetros de laboratorio anómalos y aquellos sin alteraciones. En el caso de los parámetros normales, puede limitarse a decir que no hay anomalías («la química sanguínea no tiene alteraciones») o que son negativos («el análisis toxicológico de orina fue negativo»), aunque en ciertos casos su docente puede querer que lea todos o algunos parámetros específicos. Todos los estudios de laboratorio que se hayan realizado deben mencionarse de alguna manera.
- Si se han llevado a cabo varios estudios de laboratorio desde su ingreso, utilice los valores más recientes, pero asegúrese de mencionar cualquier diferencia significativa entre los estudios recientes y los iniciales.
- Mencione todos los estudios de imagen realizados desde el ingreso. Si no tienen alteraciones, puede indicarlo. Comente cualquier hallazgo anómalo.

Análisis

- Comience repitiendo la «oración» del inicio de su presentación y resuma sucintamente su padecimiento actual en dos o tres frases; evite el exceso de detalles.
- A continuación, ofrezca su diagnóstico diferencial, empezando por los diagnósticos que considere más probables. Proporcione información que sustente o se oponga a cada uno de los diagnósticos que enumere basándose en los criterios de diagnóstico.
- Existen diferentes abordajes para la evaluación psiquiátrica (a veces llamada «integración»). Una integración común es la del llamado modelo «biopsicosocial», en el que se discuten uno a uno los factores biológicos, psiquiátricos y sociales que contribuyen al cuadro clínico actual del paciente.

Plan

- Comience el plan proporcionando el nivel de atención recomendado (hospitalización, ambulatorio u otro) con base en la evaluación de riesgos y el estado legal recomendado (voluntario o involuntario) con base en los criterios legales locales. Mencione qué riesgos (o la ausencia de ellos) y qué criterios legales han influido en sus recomendaciones.
- Con base en el diagnóstico probable, recomiende un tratamiento para el paciente. Esto puede incluir tratamiento farmacológico y otras intervenciones. Justifique y explique sus objetivos de atención.
- Mencione otras cosas «por hacer», como estudios adicionales, contactar con la familia o con proveedores externos y poner al paciente en contacto con otros recursos, como albergues o los servicios sociales.

Consejos generales

- La mayoría de las presentaciones orales están conformadas por la información y el orden mencionados, aunque algunos docentes pueden tener ciertas preferencias, por lo que puede haber diferencias entre las presentaciones. Antes de hacer su presentación oral, siempre pregunte las preferencias del docente respecto a las presentaciones orales.
- La psiquiatría consiste en conocer la historia del paciente, y la presentación oral, en particular, es su oportunidad para contar esa historia de forma cohesionada y comprensible. Haga todo lo posible para que su presentación oral sea fluida: hará que la narración sea más convincente.
- Aunque la anamnesis y la exploración física escritas deben ser exhaustivas, es posible omitir de la presentación oral la información que no está relacionada con el motivo de consulta del paciente y que es irrelevante.

Presentación oral de un paciente de reciente ingreso: medicina familiar

David Anthony y Andrea Arena

Objetivo

- Aprender qué incluir en la presentación oral de un paciente de reciente ingreso que acude a consulta y cómo organizar la presentación.

Objetivos de la presentación oral de un paciente de reciente ingreso que acude a consulta

- Presente un panorama completo del motivo principal de consulta del paciente, el padecimiento actual, los antecedentes médicos y sociales, los hallazgos de la exploración física, y el análisis y el plan de una manera concisa y completa.
- Las recomendaciones que se mencionan a continuación son para los pacientes de reciente ingreso que acuden con un motivo principal de consulta nuevo y no para aquellos que regresan para recibir atención médica por el mismo motivo. En el caso de los pacientes que regresan para recibir atención médica por el mismo motivo, planifique la presentación de la anamnesis y la exploración física como se indica en el capítulo 8.

¿Cuánto tiempo debe durar la presentación de un paciente de reciente ingreso?

- Los objetivos varían, por lo que deberá comentarlo con su docente con antelación.
- Las presentaciones orales pueden realizarse delante del paciente, en cuyo caso pueden durar más que las presentaciones llevadas a cabo fuera del consultorio. Menos de 15 min es el tiempo normal.

¿Qué debe incluir?

- Motivo principal de consulta: comience con una oración que incluya el nombre del paciente, la edad, los antecedentes médicos y el motivo principal de consulta. Este motivo puede ser «obtener atención médica de rutina»; sin embargo, hay que tratar de descubrir la razón subyacente por la que el paciente asistió a consulta.
- Padecimiento actual: presente un padecimiento actual conciso, abordando hasta tres temas. Para cada tema, describa brevemente la cronología de los hechos.
- Exploración por aparatos y sistemas: los hallazgos negativos pertinentes se incluyen en el padecimiento actual. No presente una revisión exhaustiva de los sistemas.
- Antecedentes médicos: incluya un enunciado tal y como se lo comunicó el paciente. No agregue información que haya encontrado en los registros médicos que no esté verificada.
- Antecedentes familiares: para la presentación oral solo debe agregar los antecedentes relevantes. Por ejemplo, si el paciente tiene una tumoración no diagnosticada, incluya los antecedentes familiares de cáncer. No mencione los antecedentes familiares completos durante la presentación oral a menos que sean relevantes para la consulta.
- Antecedentes sociales: cite los que sean relevantes para el cuadro clínico. La mayoría de las veces esto incluye cualquier inestabilidad relacionada con la vivienda y la alimentación. Considere todos los determinantes sociales de la salud.

- Exploración física: mencione el índice de masa corporal y otros signos vitales. Agregue los hallazgos positivos y negativos de la exploración. No comente las partes irrelevantes para el padecimiento actual.
- Resultados de los estudios de laboratorio, de imagen y otros: en el caso de un paciente de reciente ingreso, los resultados pueden estar disponibles si el paciente acude a su consulta después de asistir al servicio de urgencias u otro servicio médico.
- Análisis y plan: organice con base en las alteraciones. Para cada alteración, intente establecer un diagnóstico diferencial y el más probable. Ofrezca un plan específico.
- El mantenimiento de la atención médica debe incluirse en el análisis. En el caso de los pacientes que tienen otras alteraciones, el plan de mantenimiento de la atención médica podría consistir en volver a realizar la exploración física completa. Cuando sea posible, trate de incluir el mantenimiento de la atención médica en las consultas. Esto podría significar la inclusión de estudios de laboratorio de cribado adecuados junto con un estudio de diagnóstico.

Presentación oral de la nota de evolución: clínica

Tovah Bass Tripp

Objetivos

- Comprender el propósito y la estructura de la nota de evolución y de su presentación oral.
- Aprender a redactar la nota de evolución.
- Saber cómo realizar de manera eficaz la presentación oral de la nota de evolución.

¿Cuál es el objetivo de la nota de evolución?

- Que el lector y el oyente conozcan los acontecimientos que el paciente ha experimentado en las últimas 24 h, así como el plan del día.

Estructura de la nota de evolución y la presentación

- Siga la mnemotecnia SOAP: subjetivo, objetivo, análisis y plan.

Subjetivo

- Síntomas, sentimientos e información subjetiva proporcionada por el paciente.
- Cualquier acontecimiento importante en las últimas 24 h.
- Exploración por aparatos y sistemas del día (debe ser **dirigida** y no ser extensa).

Objetivo

- Signos vitales (presentados como intervalo durante las últimas 24 h).
- Exploración física (debe ser dirigida, con hallazgos importantes para el caso).
- Nuevos parámetros de los estudios de laboratorio o hallazgos de los estudios de imagen en las últimas 24 h.

Análisis

- Breve resumen de la alteración del paciente, la evolución y el tratamiento hospitalario hasta la fecha, así como un diagnóstico diferencial, si el diagnóstico aún no está claro.
- Plantilla: se trata de un paciente de (insertar *edad*) de edad con antecedentes de (*insertar aquí los antecedentes médicos*), actualmente en el día (*insertar número del día que lleva hospitalizado*) de hospitalización; acudió al hospital con (*insertar motivo principal de consulta*) y se encontró que tenía (*insertar el diagnóstico, o si no hay diagnóstico puede indicar el proceso diagnóstico y el diferencial actual*). Otras alteraciones son (*insertar otras alteraciones*).
- Ejemplo: se trata de un hombre de 67 años de edad con antecedentes de enfermedad pulmonar obstructiva crónica (EPOC), insuficiencia cardíaca y diabetes, en el segundo día de hospitalización, que inicialmente acudió con disnea y fiebre, y que resultó tener neumonía. Otras alteraciones presentes son la anemia y la diabetes descontrolada.

Plan

- Proporcione una lista numerada de alteraciones con los objetivos del proceso diagnóstico, el tratamiento y la gestión debajo de cada una.

- Por ejemplo: hasta el momento, ¿qué se sabe de cada alteración (si hay un diagnóstico, qué estudios de laboratorio o de imagen se tienen, qué han comentado los servicios interconsultantes)? ¿Qué está pendiente (cualquier estudio de laboratorio que esté pendiente o cualquier informe realizado por los médicos que hicieron interconsultas)?, ¿qué tratamiento se está proporcionando (medicamentos o terapias utilizados)?, ¿cómo se continúa el abordaje del caso (cualquier estudio nuevo de laboratorio, de imagen o interconsultas pendientes de solicitar durante el día)?
- Si el caso del paciente es complejo o está siendo tratado en la unidad de cuidados intensivos, puede considerar presentar un plan basado en aparatos y sistemas, pasando por cada alteración con base en el sistema corporal (neurológico, cardiovascular, pulmonar, gastrointestinal, endocrino, cutáneo, hemático, etc.).
- Ejemplo de plan basado en una alteración a partir del ejemplo de evaluación mencionado anteriormente:
  - Neumonía: actualmente en el día 3/5 de antibióticos, en tratamiento con ceftriaxona. Disminución gradual de oxígeno según tolerancia, actualmente ajustado al 98% con 2 l por cánula nasal. Se realizará transición a antibióticos por vía oral mañana.
  - Anemia: la concentración de hemoglobina se encuentra estable con un valor de 8.2; el parámetro basal es de 12. La prueba de sangre oculta en heces fue positiva. Se realizará la interconsulta con el servicio de gastroenterología para que se considere la esofagogastroduodenoscopia.
  - Diabetes descontrolada: la concentración de hemoglobina A1c tomada durante el ingreso fue del 11.2%. Solo tiene tratamiento con hipoglucemiantes orales en casa. Se iniciará tratamiento con insulina antes del alta. Actualmente, en el hospital con 10 U de insulina glargina antes de dormir y dosis ajustable con las comidas.

Consejos para realizar una nota de evolución correcta

- Evite copiar y pegar las notas previas sin incluir las actualizaciones pertinentes.
- La lista de problemas y el plan deben actualizarse diariamente en función de los resultados positivos o negativos y de la confirmación del diagnóstico.

Consejos para una buena presentación con el método SOAP

- La presentación debe ser breve.
- Céntrese en los estudios de laboratorio, de imagen y los hallazgos de la exploración física que sean pertinentes para el caso. Por ejemplo, si alguien acude por una exacerbación de la EPOC, no es necesario que comente información relacionada con los oídos, pero sí que presente los ruidos cardíacos y pulmonares.

32

Presentación oral de la nota de evolución: cirugía

Vinay Rao

Objetivos

- Aprender los componentes de la presentación oral diaria del paciente quirúrgico que está hospitalizado.
- Identificar los aspectos positivos y negativos clave que deben mencionarse durante la presentación oral diaria del paciente quirúrgico que está hospitalizado.
- Sentirse cómodo con la elección de palabras y la redacción que se utiliza normalmente en la presentación oral de una cirugía.

Formato: cómo estructurar la presentación oral

- Oración introductoria de apertura seguida del formato: subjetivo, objetivo, análisis y plan (SOAP).
- Oración introductoria:
  - Se trata de una frase breve con la que se recuerda al equipo médico el caso del paciente, la duración de la estancia hospitalaria y el motivo del ingreso.
  - Este enunciado debe incluir el **nombre del paciente**, su **edad**, el **día del postoperatorio** u **hospitalario**, según corresponda, y el **motivo del ingreso**.
  - Ejemplo: *K.H. es una mujer de 30 años de edad que se encuentra en el día 1 del postoperatorio de una apendicectomía laparoscópica.*
  - Después de la oración introductoria, proporcione la información del paciente utilizando el formato SOAP.
- SOAP es el acrónimo del formato de presentación oral:
  - **S** = subjetivo.
  - **O** = objetivo.
  - **A** = análisis.
  - **P** = plan.
- Esto funciona como una forma eficiente y organizada de informar sobre los pacientes diariamente en el hospital.

Subjetivo

- En esta sección se menciona el informe del propio paciente sobre cómo se siente.
- Preste atención a citar solo los síntomas informados por el paciente; evite hacer declaraciones **objetivas** o de **análisis**.
- Puntos clave para informar:
  - *Acontecimientos nocturnos:* informe cualquier eventualidad importante que haya ocurrido durante la noche (cambios en el estado clínico, nuevos estudios, traslados a niveles superiores de atención, episodios médicos o quirúrgicos agudos, etc.).
  - *Dolor*
  - *Dieta tolerada*
  - *Náuseas y vómitos*

- *Flatulencias y defecación*
- *Diuresis*
- *Deambulación*
- Esta sección debe ser breve y explicarse con claridad. Evite proporcionar demasiada información y solo céntrese en los detalles clave para garantizar una presentación eficaz.

Objetivo

- En esta sección se proporciona la información que el médico obtuvo después de evaluar al paciente y los datos relativos a él o ella.
- **Signos vitales:** temperatura, frecuencia cardíaca, presión arterial, frecuencia respiratoria, saturación de oxígeno, e indicar si necesita soporte ventilatorio.
  - Es posible informar que los signos vitales son «normales» o están «dentro de los límites normales» o solo mencionar aquellos que son anómalos.
  - **El punto clave es no omitir la presencia de fiebre posterior a la cirugía (> 38.8 °C), taquicardia (> 100 lpm), aumento de las necesidades de oxígeno (de respirar con el aire ambiente a necesitar oxígeno suplementario) o hipotensión (presión arterial sistólica < 90).**
- **Exploración física**
  - La mayoría de los pacientes quirúrgicos requieren una evaluación general, cardíaca, torácica y pulmonar, abdominal, de las extremidades y neurológica (tabla 32-1).
  - Cuando informe la exploración física, intente describir lo que ve y siente. En lugar de decir «las incisiones son normales» cambie a «las incisiones están correctamente afrontadas, limpias y secas».
  - Dedique más palabras y tiempo al aparato o sistema de mayor importancia para el caso. En un paciente con cirugía abdominal, la exploración del abdomen debería ser a la que le dedique más tiempo de su presentación.
- **Ingresos y egresos corporales**
  - En esta sección se mencionan los valores del paciente durante 24 h.
  - Componentes clave:

TABLA 32-1 Ejemplo de exploración física específica para un paciente después de una apendicectomía

General	Evolución y alimentación adecuadas, sin angustia
Corazón	Normocárdico, ritmo regular, sin soplos, roces ni galopes, sin distensión de la vena yugular
Pulmones y tórax	Respiración sin alteraciones, claro pulmonar bilateral a la auscultación
Abdomen	Blando, sin distensión, leve dolor a la palpación alrededor del sitio quirúrgico en el cuadrante inferior derecho, sin dolor a la descompresión ni defensa, las heridas están limpias, secas e intactas; sin presencia de eritema circundante, induración o fluctuación
Extremidades	Calientes y bien perfundidas, sin alteraciones en el movimiento de las cuatro extremidades ni edema periférico
Neurológico	Alerta y orientado en las tres esferas (tiempo, lugar y persona), sin alteraciones emotivas

○ **Ingresos corporales**
  ■ Vía oral
  ■ Vía intravenosa:
    ■ Informe qué líquidos se administran y cuánto por hora (solución de Ringer lactato a 100 mL/h).
    ■ Asegúrese de mencionar cualquier administración de bolos y la cantidad que el paciente haya recibido durante la noche, si es el caso.
○ **Egresos corporales**
  ■ Diuresis:
    ■ La mejor forma de informar sobre la diuresis es como una aproximación y no como un valor absoluto.
    ■ Si un paciente elimina 1 500 mL en un lapso de 24 h, debe informarse como 62.5 mL/h.
    ■ En los pacientes pediátricos, se suele indicar como mL/kg por hora. Si el paciente pesa 70 kg, entonces 0.9 mL/kg por hora.
    ■ La diuresis adecuada depende del estado clínico del paciente, pero a menudo tiene un valor mínimo de 0.5 mL/kg por hora o 20-30 mL/h en el paciente con obesidad.
  ■ Defecación
  ■ Sonda nasogástrica:
    ■ Es muy importante informar si el paciente tiene una sonda nasogástrica, ya que la cantidad que se expulsa puede determinar si es posible retirar la sonda o debe permanecer en su lugar.
    ■ Se informa como cantidad total en mililitros durante 24 h.
● Es útil determinar el balance positivo o negativo de un paciente en términos de sus egresos e ingresos corporales.
  ○ Se calcula tomando el total de ingresos durante la estancia hospitalaria menos el total de egresos.
  ○ Conocer este valor es útil para controlar la reanimación y el estado hídrico del paciente.
● Aunque todos estos componentes son importantes, para ahorrar tiempo durante su presentación, puede mencionar ciertos elementos y solo comentarlos si se lo solicitan. Estas preferencias dependen del equipo quirúrgico y se deben aclarar durante su rotación.
● **Datos de los estudios de laboratorio**
  ● Los datos de laboratorio diarios dependen del paciente y de la indicación de ingreso.
  ● A la mayoría de los pacientes quirúrgicos hospitalizados se les realiza diariamente una química sanguínea y hemograma completo.
  ● En esta sección agregue los datos de laboratorio diarios e informe cualquier parámetro que se esté vigilando estrechamente como parte del tratamiento clínico (pruebas de función hepática, creatinina, creatina-cinasa, etc.).
● **Datos de los estudios de imagen**
  ● Mencione todos los datos radiológicos relevantes que se han obtenido sobre el paciente en las últimas 24 h.
  ● Es buena práctica compartir su impresión diagnóstica con sus propias palabras y complementarla con la lectura o impresión del radiólogo.
  ● Al comunicar los datos radiológicos, indique los *hallazgos* y su *impresión* (*estudio de imagen*: tomografía computarizada de abdomen y pelvis con contraste intravenoso. *Hallazgos*: apéndice dilatado con fecalito. Pared del apéndice engrosada y estrías de grasa inflamatoria periapendicular. *Impresión*: apendicitis aguda no complicada).

Análisis

- El análisis debe comenzar con uno o dos enunciados que indiquen el nombre, la edad, el sexo, el día de estancia postoperatoria u hospitalaria, la indicación del ingreso hospitalario (diagnóstico o procedimiento quirúrgico) y un informe general del estado del paciente.
- Por ejemplo: *K.H. es una mujer de 30 años de edad sin antecedentes médicos de importancia que se encuentra en el día 1 del postoperatorio de una apendicectomía laparoscópica por apendicitis aguda no complicada. En general, está progresando bien.*

Plan

- Los componentes clave de la mayoría de los planes quirúrgicos se describen a continuación (tabla 32-2):
  - Control del dolor
  - Dieta
  - Líquidos
  - Antibióticos
  - Actividad
  - Medidas de limpieza del árbol traqueobronquial
  - Interconsultas
  - Estudios de imagen adicionales
  - Derivación

TABLA 32-2   Elementos clave para incluir en su plan quirúrgico en la presentación oral diaria

Control del dolor	¿Cuál es el plan de tratamiento para el control del dolor? ¿Debemos continuar con el abordaje actual? ¿Cuál es el régimen actual? ¿Necesitamos añadir algún fármaco o comenzar a disminuirlo para hacer la transición al tratamiento ambulatorio (cambiar de la administración intravenosa a la vía oral)?
Dieta	¿Progresar en la dieta del paciente y actualmente qué dieta seguir?
Líquidos	Aumentar, continuar o suspender los líquidos
Con o sin antibióticos	¿El paciente tiene tratamiento con antibióticos? ¿Debemos continuar con el esquema, y si es así, durante cuánto tiempo?
Actividad	¿Cuál es el estado de actividad actual del paciente? ¿Es necesario aumentarlo?
Medidas de limpieza del árbol traqueobronquial	Siempre es importante continuar con la espirometría de incentivo mientras el paciente está hospitalizado para prevenir la presencia de atelectasias
Interconsultas	¿Es necesario realizar interconsulta con otro servicio? Si es así, ¿cuáles son las recomendaciones y se están aplicando? ¿Hay cosas que deban ser objeto de seguimiento?
Estudios de imagen adicionales	Según el estado del paciente, ¿se necesita algún estudio de imagen? Si es así, ¿qué estudios específicos recomienda?
Derivación	¿Se puede dar de alta al paciente? Si no, ¿cuáles son los obstáculos que impiden el alta a su domicilio (necesita más tratamiento, fisioterapia, coordinación asistencial para un plan de alta seguro, etc.)?

Presentación oral de la nota de evolución: obstetricia y ginecología

Chelsy Caren

Objetivos

- Revisar el abordaje adecuado para la presentación oral de la paciente obstétrica hospitalizada, que ha sido presentada con anterioridad.
- Analizar el abordaje correcto para la presentación oral de la paciente ginecológica hospitalizada que ha sido presentada con anterioridad.

Nota de evolución: presentación oral de la paciente obstétrica

- Se trata de una presentación SOAP (subjetiva, objetiva, análisis y plan) en la que se revisa el estado actual de la paciente obstétrica que está hospitalizada, así como el plan de tratamiento para dicha paciente.
- Esta presentación concisa pretende proporcionar rápidamente los detalles más pertinentes sobre la paciente, sin revisar toda su historia clínica.
- Hay dos tipos principales: anteparto e intraparto.
  - Las pacientes en anteparto generalmente son presentadas a diario, en las rotaciones matutinas o durante el cambio de turno.
  - Por el contrario, las pacientes intraparto suelen acudir varias veces al día, a veces incluso cada 2 horas, para evaluar la evolución del parto. Por lo general se denominan «controles del trabajo de parto».
- En primer lugar se mencionan las molestias subjetivas, seguidas de los hallazgos de la exploración física, y después se resume el análisis y el plan para la paciente.
  - El primer enunciado de la presentación siempre debe incluir:
    - Nombre
    - Edad
    - Gesta (G)
    - Paridad (P)
    - Edad gestacional
    - Motivo de ingreso
    - Tratamiento o intervenciones actuales:
      - Ejemplo de nota durante el anteparto: *la Sra. Sosa es una mujer de 32 años de edad, G1 con 32 semanas de gestación (SDG), que ingresa por amenaza de parto prematuro. Está siendo tratada con nifedipino para la tocólisis, betametasona para la madurez pulmonar del feto y antibióticos para prevenir la infección por estreptococos del grupo B.*
      - Ejemplo de nota durante el intraparto: *la Sra. Torres es una mujer de 25 años de edad, G2P1 y 38 SDG, que ingresa por trabajo de parto activo. En este momento se proporciona un abordaje expectante.*
  - A continuación, mencione brevemente cualquier factor específico de la paciente:
    - ¿La paciente tiene una alteración obstétrica de importancia? Ejemplos:

- Hipertensión inducida por el embarazo (HIE) (hipertensión gestacional, preeclampsia o síndrome HELLP [hemólisis, aumento de la concentración de enzimas hepáticas y bajo recuento de plaquetas])
  - Placenta previa (completa, parcial, marginal o baja)
  - Desprendimiento de la placenta (agudo o crónico)
    - Restricción del crecimiento fetal (percentil de crecimiento en la última ecografía)
- Continúe con una breve revisión del estado actual de la paciente con el formato SOAP.

Subjetivo

- Comience con la causa principal por la que acudió la paciente, que debe ser relevante para el motivo del ingreso, y después agregue cualquier molestia adicional.
- ¿La paciente tiene contracciones? Si es así:
  - ¿Con qué frecuencia las siente?
  - ¿Son dolorosas?
  - ¿Quiere tomar algo para el dolor?
  - Si ha tomado algún analgésico, ¿le ha ayudado?
- ¿La paciente está perdiendo líquido? Si es así:
  - ¿El líquido comenzó a filtrarse por una rotura espontánea de membranas o se realizó una rotura artificial de membranas?
  - ¿El líquido es claro? ¿Tiene sangre? ¿Es verdoso (sugiere la presencia de meconio)?
- ¿La paciente está sangrando? Si es así:
  - ¿Cuánto? Puede solicitar ayuda de enfermería para obtener esta información. Cuantifique en mL/cm^2 por hora o por medio del número de compresas.
  - ¿La hemorragia ha tenido diferencias en comparación con la mencionada en la presentación previa? (¿Es más o menos abundante?)
- ¿La paciente percibe movimientos fetales?
- Respuestas para cualquier pregunta relevante sobre las alteraciones de la paciente:
  - ¿Cefalea, alteraciones en la visión o dolor en la región superior del abdomen? (HIE)
  - ¿Mareos, aturdimiento? (Hemorragia)
  - ¿Disnea o dolor torácico? (Hemorragia o HIE)

Objetivo

- Signos vitales (temperatura, presión arterial, frecuencia cardíaca y respiratoria, saturación de O_2): usar el valor actual o el rango desde la última presentación, si esta fue hace más de 4 h.
- Exploración:
  - Aspecto general (¿está recostada, sentada o de pie?, ¿balancea el tronco?)
  - Exploración cardiovascular (puede omitirse en una presentación intraparto a menos que sea relevante para la historia de la paciente o el curso del parto)
  - Exploración pulmonar (puede omitirse en una presentación intraparto, a menos que sea relevante para la historia de la paciente o el curso del parto)
  - Exploración abdominal (dolor a la palpación)
  - Extremidades (dolor a la palpación, edema o tumefacción)
  - Exploración pélvica (especuloscopia estéril en caso de que esté indicada, revisión del cuello uterino)
- Ingresos y egresos corporales, si está indicado:
  - Pueden obtenerse cuando la paciente tiene preeclampsia y está en tratamiento con sulfato de magnesio.

- Debe informarlos en mL/h y en forma de balance total durante las últimas 24 h.
- Trazado cardíaco fetal:
  - Trazo de referencia
  - Variabilidad
  - Aceleraciones
  - Desaceleraciones
  - Reactivo o no reactivo (índice de líquido amniótico [ILA] o resultados del perfil biofísico, si está indicado)
- Resultados de los estudios de laboratorio: cualquiera que se haya solicitado u obtenido desde la última presentación.
  - Hemograma completo o resultados de los estudios de laboratorio para preeclampsia.
  - El perfil de coagulación puede ser relevante en caso de hemorragia.
- Estudios de imagen: cualquier estudio que se haya solicitado u obtenido desde la última presentación.
  - Ecografía para verificar el ILA, el crecimiento, ecografía Doppler.
  - Radiografía para buscar el origen de la fiebre.
  - Angiografía por tomografía computarizada para detectar émbolos pulmonares.

Análisis

- Un breve resumen de lo que acaba de verificar.
- Ejemplo: *la Sra. Fernández es una mujer de 25 años de edad, G2P1 con 38 SDG, que ingresó por trabajo de parto activo y posteriormente fue diagnosticada con pree-clampsia sin datos de gravedad. Está evolucionando bien durante el parto y la presión arterial actualmente es normal; no ha necesitado administración de tratamiento antihipertensivo. Se aplicó anestesia epidural como medida de analgesia. El patrón fetal es reactivo y estable, el trazado cardiotocográfico es categoría I y hay contracciones cada 3 min.*

Plan

- Mencione el plan actual para la paciente, así como cualquier modificación con base en su evaluación.
- Ejemplo: *el plan para la Sra. Fernández es continuar con el seguimiento de la evolución del parto y la toma periódica de la presión arterial; también se debe estar alerta ante cualquier signo o síntoma de empeoramiento de la preeclampsia.*

Nota de evolución: presentación oral de la paciente ginecológica

- Se trata de una presentación de tipo SOAP con la que se revisa el estado actual de la paciente ginecológica hospitalizada, así como su plan de tratamiento.
- La presentación debe ser concisa con el objetivo de proporcionar rápidamente los detalles más importantes sobre la paciente, sin revisar toda su historia clínica.
- Por lo general, las presentaciones de las pacientes ginecológicas ingresadas se hacen a diario, durante las rotaciones matutinas o el cambio de turno.
- En primer lugar se mencionan las molestias subjetivas, seguidas de los hallazgos de la exploración física, y después se resume el análisis y el plan para la paciente.
  - El primer enunciado de la presentación siempre debe incluir:
    - Nombre
    - Edad
    - Gesta (G)
    - Paridad (P)

○ Motivo de ingreso. Ejemplos usuales: sangrado vaginal abundante o irregular, dolor pélvico, enfermedad pélvica inflamatoria, embarazo ectópico.
○ Tratamiento en curso. Ejemplo: *la Sra. Sánchez es una mujer de 40 años de edad, G2P2, ingresada para una transfusión por anemia sintomática debida a una hemorragia vaginal profusa por probables pólipos uterinos. Actualmente está siendo tratada con estrógenos intravenosos para detener la hemorragia y ha recibido 2 U de concentrado de eritrocitos como tratamiento para la anemia.*
- A continuación, mencione brevemente cualquier factor específico de la paciente:
  ○ ¿La paciente tiene alguna enfermedad de importancia que pueda estar relacionada con el motivo del ingreso?
  ○ Ejemplos:
    ■ Un trastorno hemorrágico, trombosis venosa profunda o preeclampsia bajo tratamiento con anticoagulantes en una paciente con sangrado vaginal abundante.
    ■ Diabetes u otra razón de inmunosupresión en una paciente que está recibiendo tratamiento para una infección.
- Continúe con una breve revisión del estado actual de la paciente con el formato SOAP.

Subjetivo

- Comience con la causa por la que acudió la paciente, que debe ser relevante para el motivo del ingreso, así como cualquier actualización sobre su evolución clínica desde la última presentación.
- ¿Cómo es la hemorragia? Cuente el número de compresas, etcétera.
- Dolor: clasifíquelo en una escala del 1 al 10. ¿Los analgésicos son útiles?
- Agregue datos adicionales presentes o ausentes que tengan relevancia durante la exploración por aparatos y sistemas:
  - Fiebre o escalofríos
  - Náuseas, vómitos, diarrea o estreñimiento
  - Dolor torácico, disnea o palpitaciones
  - Mareos o aturdimiento

Objetivo

- Signos vitales (temperatura, presión arterial, frecuencia cardíaca y respiratoria y saturación de O_2).
- Exploración:
  - Aspecto general (¿está recostada, sentada o de pie? ¿En posición fetal?)
  - Exploración cardiovascular
  - Exploración pulmonar
  - Exploración abdominal:
    ○ Inspección: distensión, eritema, estado de las incisiones.
    ○ Auscultación: ruidos intestinales, si son relevantes para la evolución de la paciente.
    ○ Palpación: dolor a la palpación o a la descompresión o defensa.
  - Exploración pélvica, si está indicada (a menudo no está indicada para una paciente ya ingresada):
    ○ Especuloscopia estéril.
    ○ Exploración bimanual.
- Ingresos y egresos corporales, si está indicado:
  - Por ejemplo, puede estar indicado en casos de sepsis por una infección pélvica grave.
  - Debe informarlos en mL/h y en forma de balance total durante las últimas 24 h.
- Resultados de los estudios de laboratorio: cualquiera que se haya solicitado u obtenido desde la última presentación.

- Hemograma completo, química sanguínea, análisis de orina.
- Puede estar indicado un perfil de coagulación en caso de hemorragia activa.
- Estudios de imagen: cualquier estudio que se haya solicitado u obtenido desde la última presentación.
  - Ecografía, tomografía computarizada, resonancia magnética o radiografías.

Análisis

- Un breve resumen de lo que acaba de verificar.
- Ejemplo: *la Sra. Ramos es una mujer de 40 años de edad, G2P2, ingresada para una transfusión por anemia sintomática debida a una hemorragia vaginal profusa por probables pólipos uterinos. La hemorragia ha disminuido con los estrógenos intravenosos y los síntomas han mejorado después de la transfusión.*

Plan

- Mencione el plan actual para la paciente, así como cualquier modificación con base en su evaluación.
- Ejemplo: *el plan para la Sra. Ramos es hacer la transición de los estrógenos intravenosos a los anticonceptivos orales debido a que la hemorragia ha disminuido; el día de hoy se debe repetir el hemograma completo para asegurarse de que se encuentra estable. En última instancia, se le programará una histeroscopia diagnóstica con probable polipectomía en un futuro muy próximo.*

34 Presentación oral de la nota de evolución: pediatría

Jessica Dietz Daley y Marie Lidia Carillo

Objetivos

- Describir los componentes de la presentación oral de un paciente diagnosticado.
- Comprender las consideraciones especiales para las presentaciones orales en la población pediátrica.

Consejos generales

- Recuerde que la visita médica centrada en la familia se basa en el entendimiento de que tanto la aportación del niño como la de los familiares es importante en la toma de decisiones clínicas. No olvide presentarse a usted y al resto del equipo médico con la familia y el paciente. Comente que pueden interrumpirlo si tienen preguntas o quieren añadir detalles mientras está presentando.
- Recuerde seguir con una descripción no médica cuando mencione la terminología médica. Ejemplo: «*la radiografía de abdomen mostró un patrón de gas intestinal no obstructivo con aire en toda su extensión*», seguido de la «*radiografía de abdomen no tuvo hallazgos de importancia*».
- Mantenga el contacto visual y evite leer de las notas.
- Las presentaciones de pacientes ya diagnosticados deben tener una duración de 2-3 min.

Presentación de los pacientes

- **S**ubjetivo: debe ser un resumen breve, de una sola oración, del diagnóstico y el cuadro clínico actual del paciente y una recapitulación de los acontecimientos ocurridos desde las últimas visitas médicas.
  - Recuerde incluir los datos demográficos del paciente, la historia clínica pertinente y la molestia actual. Ejemplo: *X es un niño de 5 años de edad con leucemia linfoblástica aguda en remisión que tiene fiebre durante 5 días debido a neumonía.*
- **O**bjetivo: esto debe incluir los hallazgos de la exploración física pertinente y cualquier resultado *nuevo* de los estudios desde las últimas consultas médicas.
  - Signos vitales: mencione cualquier signo vital anómalo. Podría ser más útil indicar lo que es normal que lo anormal, y después dar intervalos. Hable sobre esto con su equipo con anticipación.
  - Exploración física: incluya los hallazgos normales o anómalos de la exploración que sean pertinentes para la presentación o el curso clínico del paciente.
  - Recuerde proporcionar el contexto o la explicación de los resultados del laboratorio y no limitarse a enumerar los valores o los hallazgos. Ejemplo: en lugar de «*el análisis de orina fue positivo para la esterasa leucocitaria, los nitritos y los leucocitos*», diga «*en el análisis de orina se observaron signos de infección*».
- **A**nálisis: párrafo de una o dos frases que incluya las características del paciente, los datos o hallazgos más importantes interpretados en el léxico médico, las características (p. ej., agudo o crónico) y su sospecha diagnóstica.

- Es su oportunidad para demostrar su razonamiento clínico en relación con el diagnóstico del paciente o el diagnóstico diferencial, si aún no se ha definido.
- Recuerde que en el caso de los diagnósticos delicados o complejos (cáncer, traumatismos, otras enfermedades graves), es mejor discutirlos con su equipo de trabajo fuera de la sala de hospitalización antes de mencionarlos delante del familiar. El equipo puede ayudarle a decidir qué es apropiado o necesario comentar delante de la familia.
- **P**lan: basado en problemas.
  - Mencione primero la alteración más importante e incluya el plan para abordarlo; después cite otros problemas que se están atendiendo o que requieren seguimiento.
- Al final, proporcione un resumen para los pacientes y los padres en el que no se utilice terminología médica.

Ejemplos de análisis

- Ejemplo 1 con razonamiento clínico reducido:
  - «*X es un niño de 5 años de edad con antecedentes de bronquiolitis durante la lactancia que tiene 5 días con fiebre. En la exploración se observa eritema en el tórax, los labios, la lengua y los ojos; además, hay edema en los dedos de los pies. En los resultados de laboratorio se observa: hemoglobina de 8, recuento de leucocitos de 15 y leucocitos en orina de 30*».
- Ejemplo 2 con un mejor razonamiento clínico e información relevante:
  - «*X es un niño de 5 años de edad que acude por «fiebres altas» durante 5 días, exantema macular eritematoso en el tórax, edema periférico, hiperemia conjuntival y eritema de la mucosa. En los estudios de laboratorio se destaca la presencia de anemia, leucocitosis y piuria estéril, indicativo de la enfermedad de Kawasaki*».

Consideraciones especiales

- En los lactantes (< 6 meses), los antecedentes prenatales, incluida la edad gestacional (de término o prematuro), así como los antecedentes de complicaciones durante el parto, estancias en la unidad de cuidados intensivos neonatales e infecciones maternas (síndrome de Guillain-Barré, virus del herpes simple), suelen ser muy importantes.
- En los bebés, es importante incluir los antecedentes de prematuridad extrema como parte de sus antecedentes médicos.
- Los antecedentes del desarrollo son relevantes en los casos de retraso en el crecimiento, síntomas neurológicos u otros casos en los que se sospecha un síndrome o trastorno multisistémico.

35 Presentación oral de la nota de evolución: neurología

Ashutosh Kaushal

Objetivos

- Comprender el propósito y la estructura de la presentación oral de la nota de evolución de neurología.
- Aprender a hacer una presentación oral eficaz de las notas de evolución de neurología.

Introducción

- A diferencia de la presentación de un paciente de reciente ingreso, la presentación de la nota de evolución es más breve y se centra en los cambios del día anterior, incluida la información diagnóstica, la información clínica (como la exploración neurológica) y cualquier otra modificación en el diagnóstico diferencial o el tratamiento del paciente.
- El objetivo de la presentación es transmitir información suficiente, convencer a la audiencia de su sospecha diagnóstica y orientar los pasos a seguir en el diagnóstico y el plan de tratamiento, todo esto en 3-5 min y sin abrumar a los oyentes ni omitir detalles importantes.
- Las presentaciones requieren práctica y preparación para ejecutarlas bien; no lea directamente de su nota y mantenga contacto visual.
- Cada presentación se ajusta a su audiencia; algunos asistentes y residentes tendrán sus propios estilos y querrán que enfoque su presentación en un orden específico. Asegúrese de preguntar todo esto antes de su presentación y escuche el estilo de los demás.

Formato

- Al igual que en otras especialidades, el orden de la presentación sigue el formato SOAP (subjetivo, objetivo, análisis y plan) y la información se organiza de la siguiente manera:
  - **Resuma** la información del paciente.
  - Describa los **sucesos de las últimas 24 h**, incluyendo **procedimientos clínicamente relevantes**, **pruebas**, **recomendaciones de las interconsultas**, etcétera.
  - La sensación **subjetiva** del paciente respecto a cómo se siente.
  - La **exploración**, incluyendo **intervalos de signos vitales**, la exploración física con especial **atención en la exploración neurológica**.
  - **Estudios de laboratorio, de imagen** y de **otro tipo** que sean **relevantes**.
  - **Análisis** y **plan**.
- La principal diferencia de la presentación de neurología es que esta se centra en la exploración neurológica y en cualquier cambio sutil que se observe durante la visita médica.
- El informe es un breve resumen sobre el paciente. Ejemplo: «*el Sr. X. es un hombre de 57 años de edad con antecedentes de hipertensión y diabetes que se presentó el [fecha] con una hemiplejía izquierda de inicio agudo*».
- Los sucesos que ocurrieron las 24 h previas incluyen los obtenidos al hablar con el equipo de atención del paciente, cualquier resultado importante, como los de laboratorio e imagen, procedimientos como la electrocardiografía (ECG), la electromiografía (EEG), la electroencefalografía y la fuerza inspiratoria negativa en los pacientes con síndrome de Guillain-Barré o

miastenia grave. Ejemplo: «*el personal de enfermería comentó que no hubo eventualidades durante la noche, en la resonancia magnética (RM) cerebral se observó un accidente cerebrovascular (ACV) lacunar agudo en el tálamo derecho, en la resonancia magnética de cabeza y cuello no se encontró ninguna estenosis u oclusión. Fue atendido por el servicio de rehabilitación, que recomendó hospitalizar al paciente para realizar la rehabilitación*».

- Acontecimientos subjetivos del paciente durante la noche. Ejemplo: «*esta mañana el paciente comentó sentir ligera mejoría de la debilidad*».

- Exploración física: recuerde que la exploración general sigue siendo importante. No olvide realizar la exploración dirigida de íleo, neumonía (en los pacientes con riesgo de aspiración), disnea (en los pacientes con miastenia grave), etcétera. Si no hay nada que destacar, se puede decir que la exploración general está, por lo demás, dentro de los límites normales. Ejemplo: «*signos vitales: temperatura 37.2-37.8, frecuencia respiratoria 64-84, presión sistólica 152-171 y presión diastólica 84-96; la paciente está saturando al 95% en el aire ambiente. En la exploración general no se encontraron datos de importancia*».

Exploración neurológica

- La exploración neurológica recibe la mayor atención, aunque debe ser breve, centrándose en la información clínicamente importante. En su mayor parte, su equipo confiará en que han realizado todas las partes de esta exploración. Para el paciente con demencia, céntrese en la evaluación del estado mental y diga: «los nervios craneales, la exploración motora y sensitiva, los reflejos y la coordinación no tienen alteraciones». En el caso de un paciente con ACV, la presentación del estado mental y de los nervios craneales podría ser más sucinta.

- Los cambios sutiles en la exploración pueden ser clínicamente relevantes. Asegúrese de describir lo que ve: «*la paciente estaba recostada en la cama en posición supina, no se despertaba a la voz pero sí al tacto y requería estímulos repetidos para mantenerse despierta*».

- Su público esperará que presente la exploración neurológica en el siguiente orden: estado mental, nervios craneales, motor, reflejos osteotendinosos, sensitivo, coordinación y marcha.

- Céntrese en los cambios que hayan ocurrido; no se desvíe de lo importante ni hable de cada nervio craneal. Simplemente puede mencionar que un componente no ha tenido modificaciones. Todo el mundo asumirá que realizó cada parte de la exploración neurológica; no es necesario que enumere cada nervio craneal.

- Algunos ejemplos de exploraciones son los siguientes:
  - «*El estado mental sigue sin alteraciones*».
  - «*La paciente está despierta y sentada en su cama. Está orientada, puede decir el nombre de su novio y la ciudad, pero no el lugar, año, mes, fecha o día de la semana. No sabe por qué está en el hospital. El discurso no tiene fluidez, con una cadencia entrecortada, y hay múltiples errores fonéticos*».
  - «*Ambos campos visuales sin alteraciones. La oftalmoscopia es normal. A simple vista el ojo izquierdo está orientado hacia abajo y hacia fuera, con ptosis del párpado izquierdo y afectación de los movimientos extraoculares izquierdos; solo puede abducir el ojo izquierdo. Los movimientos extraoculares del lado derecho están intactos. Las pupilas están asimétricas: la derecha mide 3 mm y la izquierda 5. El reflejo consensual a la luz está intacto en el ojo izquierdo, pero sin respuesta a la luz directa en ese lado; durante la prueba de linterna oscilante, el ojo izquierdo parece dilatarse ligeramente a la luz directa*».
  - «*Hay flacidez de ambas extremidades inferiores, el resto es normal. Esto es un cambio en comparación con el día de ayer. La fuerza es de 5/5 en ambas extremidades superiores, 2/5 en los flexores y extensores de la cadera bilateralmente, y 0/5 en las rodillas y tobillos, en comparación con el día de ayer cuando la fuerza era 3/5 difusa en los miembros inferiores*».
  - «*La sensibilidad es estable: intacta en todas las modalidades en las extremidades superiores, pero en las extremidades inferiores está ausente al tacto ligero, al pinchazo, a la temperatura y a la vibración y propiocepción*».

- «*Los reflejos osteotendinosos no tienen alteraciones y son de 2+ en ambas extremidades superiores. Son de 0+ en rodillas y tobillos; ayer fue 1+ en la rodilla derecha. Los reflejos plantares no tienen alteraciones en ambos lados*».

Estudios de laboratorio, imagen y pruebas

- Los resultados de los estudios nuevos pueden resumirse; no es necesario leer todo el informe de la RM, el ecocardiograma o el EEG.
- Del mismo modo, no todos los estudios de laboratorio tienen que ser comentados a detalle. Si la química sanguínea no tiene datos de importancia, entonces simplemente se puede decir que es normal y no es necesario repasar cada componente.
  - Ejemplo: «*los estudios de laboratorio destacan por hemoglobina A1c del 8.3% y lipoproteínas de baja densidad de 121. El resto de la química sanguínea y el hemograma no tienen alteraciones ni modificaciones. En la RM cerebral, de nuevo, se observó un ACV isquémico agudo talámico izquierdo. La angiografía por RM de la cabeza y el cuello se informó sin hallazgos de importancia. El ecocardiograma tampoco tuvo alteraciones. En el ECG se observó ritmo sinusal normal y no hubo modificaciones en la telemetría durante la noche*».

Análisis y plan

- Comience con un breve resumen del paciente y después ordene cada alteración con base en la gravedad. En algunos pacientes con complicaciones, por ejemplo aquellos que están en la unidad de cuidados intensivos, puede ser útil ordenar los problemas por aparatos y sistemas para evitar que se omitan áreas clave.
  - Ejemplo: «*En resumen, se trata de la Sra. Y, una paciente de 67 años de edad, en el segundo día de hospitalización, tratada por un ACV isquémico agudo. Las principales alteraciones son las siguientes:*
  - ***ACV agudo en el hemisferio cerebral izquierdo**, cardioembólico debido a una fibrilación auricular. Tratada con tromboblíticos intravenosos. En el ecocardiograma no se observó ninguna causa cardíaca de los émbolos. Ha tenido mejoría, pero persiste la afasia y la debilidad en el brazo derecho y la cara. Se ha realizado satisfactoriamente una prueba de deglución al pie de cama y tiene dieta. El servicio de terapia física y ocupacional ha recomendado realizar la rehabilitación urgente.*
  - *Fibrilación auricular, ritmo bien controlado con fármacos orales. El objetivo es mantener la frecuencia cardíaca menor de 110. Continuar con la telemetría mientras esté hospitalizada para controlar la taquicardia. No tiene tratamiento con anticoagulantes, se planea iniciar la administración de apixabán 4 semanas después del ACV por el riesgo de transformación hemorrágica.*
  - *Hipertensión, presión arterial bien controlada con el objetivo de mantener las cifras por debajo de 180/105. No toma antihipertensivos en casa. Se piensa disminuir la presión arterial porque actualmente está cursando el día 2 posterior al ACV. El día de hoy se debe reiniciar el tratamiento con amlodipino en casa. Si la presión arterial no está controlada, hay que utilizar labetalol en caso necesario.*
  - *Gota, sin reagudización. Debe continuarse el tratamiento ambulatorio con colchicina.*
  - *Líquidos, electrólitos y nutrición/gastrointestinal: dieta para el paciente con cardiopatía, blanda con líquidos claros.*
  - *Profilaxis: heparina subcutánea y medias de compresión.*
  - *Derivación: a la espera del inicio de la rehabilitación. Se requiere realizar seguimiento ambulatorio con el servicio de neurología y el médico familiar*».
- Recuerde que la práctica es la clave. Si es principiante, considere la posibilidad de practicar su presentación con un compañero antes de las visitas médicas. Después de la rotación, busque obtener retroalimentación por parte del médico adscrito o el residente de mayor jerarquía, para que le comente lo que ha hecho bien y lo que puede hacer para mejorar.

Presentación oral de la nota de evolución: psiquiatría

Carmen Kilpatrick

Objetivos

- Aprender el formato correcto de las presentaciones orales de los pacientes hospitalizados en el servicio de psiquiatría.
- Actualizar al equipo de psiquiatría y a otros profesionales de la salud sobre el progreso provisional de su paciente.
- Proporcionar una integración oral detallada.
- Aprender a discutir los cambios en el plan de tratamiento del paciente.

Oración introductoria

- [Nombre del paciente] es un [sexo] de [edad] de edad con antecedentes de [antecedentes psiquiátricos], ingresado el [fecha] por [motivo principal de consulta].

Subjetivo (actualizaciones conductuales)

- Céntrese en las actualizaciones que le proporcionen el personal de apoyo y los médicos de aquellos servicios que realizaron interconsultas, como las notas de enfermería.
  - Ejemplo: «*Según la nota de la enfermera, el paciente estuvo agitado durante la noche y se le colocó una sujeción física de 4 puntos*».
  - Fármacos administrados (o suspendidos) temporalmente y cómo toleró cada uno.
    - Tratamiento farmacológico de larga duración
    - «Por razón necesaria» para aliviar síntomas
    - «Por razón necesaria» para la excitación psicomotora (incluyendo el modo de administración)
- Describa los cambios de comportamiento descritos por el paciente:
  - Sueño: horas, calidad.
  - Apetito: cambios en comparación con las notas anteriores.
- Documente el progreso y el cumplimiento del tratamiento:
  - La opinión subjetiva del paciente sobre su evolución («*el paciente se siente peor desde que empezó a tomar risperidona el martes*»).
  - Participa o no en grupos terapéuticos o actividades del medio.
- Exploración por aparatos y sistemas (hallazgos positivos y negativos relevantes).
- Abordar explícitamente los aparatos y sistemas de seguridad del paciente:
  - Ideación suicida y homicida
  - Comportamiento autolesivo (cortarse, arañarse, etc.)
  - Síntomas de manía
  - Síntomas de psicosis

Objetivo

- Signos vitales:
  - Si son estables, diga «*signos vitales dentro de los límites normales*».

- Si el paciente está tomando una medicación que tiene efectos secundarios conocidos de hipo- o hipertensión, efectos cardíacos (como taquicardia, QT prolongado, etc.) o agranulocitosis, mencione los signos vitales relevantes, incluso si los parámetros son normales.
- Evaluación del estado mental:
  - Siempre mencione cómo es la apariencia general.
  - Céntrese en los cambios o desviaciones con respecto a la evaluación previa.
- Otros hallazgos relevantes de la exploración física (como la exploración neurológica o la cardiopulmonar).
- Estudios de laboratorio recientes.
- Estudios de imagen recientes, electrocardiogramas.

Integración (análisis)

- **Resumen del informe:** «En resumen, [nombre del paciente] es nuestro paciente de [edad] de edad con [antecedentes psiquiátricos], ingresado hace [número] días por [motivo principal de consulta]».
- **Biológico:** considere incluir cualquier información biológica *relevante*.
  - Edad, sexo, etnia, orientación sexual, estado civil
  - Antecedentes médicos
  - Antecedentes familiares y sociales
- **Psicológico o psiquiátrico:** la siguiente frase del análisis debe abordar los antecedentes psiquiátricos y los factores psicológicos.
  - Antecedentes psicológicos o psiquiátricos de importancia
  - Factores que ocasionaron la hospitalización
  - Diagnóstico psiquiátrico de sospecha
- **Social:** al final de la integración se debe abordar cualquier factor de estrés social actual (p. ej., estrés financiero por la pérdida del trabajo, muerte reciente en la familia, adicción a los opiáceos).
- **Breve análisis de los aspectos más destacados de la hospitalización actual:**
  - Cambios en la medicación
  - Hallazgos significativos en los estudios de laboratorio o imagen
  - Procedimientos o cirugías
  - Acontecimientos conductuales
  - Evaluación de la mejoría o el empeoramiento del padecimiento

Plan

- Alta hospitalaria anticipada (si se conoce)
- Situación jurídica (voluntaria o involuntaria)
- Frecuencia de observación (p. ej., controles de 5 min, medidas contra el suicidio)
- Cambios en la medicación
- Cambios en la dieta
- Estudios de laboratorio y de imagen por solicitar
- Interconsultas por solicitar

Presentación oral de la nota de evolución: medicina familiar

David Anthony y Andrea Arena

Objetivos

- Presentar al paciente que acude a consulta de seguimiento en el entorno de medicina familiar.
- Organizar los detalles de la consulta de medicina familiar para destacar los hallazgos clave y presentar un razonamiento clínico sólido.

Objetivo de la presentación oral de la nota de evolución

- Presentar un panorama completo de las principales molestias del paciente, el padecimiento actual, los antecedentes médicos y sociales, los hallazgos de la exploración física, el análisis y el plan de una manera concisa y completa.

¿Cuánto tiempo debe durar la presentación de un paciente de reciente ingreso?

- Las expectativas varían y pueden discutirse con antelación.
- La presentación oral puede ser delante del paciente, dependiendo de la preferencia de su docente. Menos de 10 min es la duración normal.

¿Qué se debe incluir?

- Motivo principal de consulta: empiece con una frase que incluya el nombre del paciente, su edad, los antecedentes médicos importantes y la(s) molestia(s) principal(es). Si el paciente tiene más de una molestia, debe mencionarlas en este enunciado inicial.
- Padecimiento actual: que sea conciso, aborde hasta tres temas. Para cada alteración describa brevemente la cronología de los acontecimientos, la experiencia del paciente, la evolución, la gravedad y los factores de exacerbación y alivio. Si el paciente tiene más de un problema, es importante presentar la historia de cada elemento antes de pasar a la exploración por aparatos y sistemas, la exploración, etcétera.
- Exploración por aparatos y sistemas: los datos negativos pertinentes se incluyen en el padecimiento actual. No presente una revisión exhaustiva de los aparatos.
- Antecedentes médicos: incluya una línea del tiempo sobre los antecedentes médicos tal y como se lo comunicó el paciente. No incluya enfermedades que encontró en el expediente clínico sin verificarlas. Si ha enumerado los antecedentes médicos en el enunciado inicial, no es necesario repetirlos aquí.
- Antecedentes familiares: la presentación oral solo debe incluir los antecedentes familiares relevantes. Por ejemplo, si el paciente acude con una tumoración no diagnosticada, incluya los antecedentes familiares de cáncer. No incluya los antecedentes familiares completos durante la presentación oral a menos que sean relevantes para la consulta.
- Antecedentes sociales: solo agregue las partes relevantes para la presentación del paciente. En la mayoría de los casos, esto incluye la inestabilidad en la vivienda y la alimentación. Considere todos los determinantes sociales de la salud.

- Exploración física: mencione el índice de masa corporal y otros signos vitales. Incluya los resultados positivos y negativos de la exploración. No agregue los fragmentos que son irrelevantes para el padecimiento actual. Esto requiere de un buen razonamiento clínico al realizar la exploración física y presentarlo.

- Estudios de laboratorio, diagnóstico por imagen y resultados de otros estudios: los de la consulta anterior serían importantes si esta consulta es un seguimiento de una alteración previa. Por ejemplo: la tomografía computarizada de la última visita al servicio de urgencias o la hemoglobina A1c más reciente (si se proporciona seguimiento para el control de la diabetes).

- Análisis y plan: organícelos por alteraciones y preséntelos en el orden en el que estos problemas se mencionaron en el padecimiento actual. Para cada problema, intente establecer un diagnóstico diferencial y el más probable. Ofrezca un plan específico.

- Con frecuencia, el mantenimiento de la atención médica debe incluirse en la evaluación. En el caso de los pacientes que tienen otras molestias, el plan de mantenimiento de la atención médica podría consistir en repetir la exploración física completa del paciente. Cuando sea posible, trate de incluir el mantenimiento de la atención médica en las visitas. Esto podría significar la inclusión de vacunas apropiadas o estudios de laboratorio de cribado junto con otros estudios diagnósticos.

38 Fundamentos del expediente médico electrónico

Ross W. Hilliard

Objetivos

- Comprender la historia del expediente médico electrónico (EME) en los Estados Unidos.
- Reconocer el papel fundamental del EME en la atención médica.
- Prepararse para la evolución del EME en los próximos años.

Historia del EME, uso significativo y otros datos

- Cronología:
  - Década de 1960: primer «sistema de información clínica» creado por Lockheed.
  - Década de 1970: el Veterans Affairs implementa VistA.
  - 1979: EPIC y Cerner (dos de los principales EME en los Estados Unidos).
  - 1997: el Institute of Medicine (IOM) propuso que el EME fuera «la norma para los registros médicos y todos los registros relacionados con la atención del paciente».
  - 1999: el National Committee for Quality Assurance instó a la adopción universal en un plazo de 10 años.
  - 2003: el informe del IOM sobre la seguridad del paciente identificó al EME como un componente esencial.
  - 2009: el American Recovery and Reinvestment Act estableció el uso de incentivos para impulsar la adopción del EME en todo el país (un total de 19 000 millones de dólares).
- Hay más de 300 proveedores de EME certificados en los Estados Unidos (certificación de la Office of the National Coordinator for Health Information Technology, ONC).
- Otros países adoptaron al uso del EME mucho antes que Estados Unidos, ya que en el 2003 el 90% de las consultas de atención primaria de Noruega, Suecia y Dinamarca utilizaron el EME, en comparación con el 17% de los Estados Unidos.

Funciones básicas del EME: ¿qué debe hacer?

- Almacenamiento de la información de los pacientes:
  - Estudios de imagen
  - Signos vitales
  - Tratamiento farmacológico
  - Inmunizaciones
  - Cribados (detección precoz)

- Documentación de las consultas médicas de los pacientes:
  - Antecedentes
  - Exploraciones
  - Toma de decisiones médicas
- Gestión de la medicación:
  - Conciliación
  - Prescripción electrónica
  - Interacciones entre medicamentos y alergias
- Almacenamiento de información:
  - Informes de calidad
  - Resultados
- Compromiso de los pacientes:
  - Alcance de los pacientes
  - Comunicación del paciente con los proveedores de la atención médica

Importancia de la capacitación

- Los sistemas del EME son complejos; la capacitación sobre los aspectos específicos es fundamental.
- Gran parte de la formación se centra en comprender los matices de cada sistema sanitario.
- En todos los sistemas, la personalización de los elementos del EME es fundamental para optimizar su utilización

Funciones para el futuro

- Mayor funcionalidad y facilidad de uso
- Mejor interoperabilidad y menor bloqueo de información entre los sistemas
- Mayor compromiso de los pacientes
- Análisis predictivo
- Sistemas integrados (bombas de infusión intravenosas, ventiladores, registros de farmacia)
- Estimaciones de costos para los pacientes
- Sistemas «más inteligentes» (incluyendo la incorporación de inteligencia artificial)

Solución de problemas

- Es importante saber cómo buscar ayuda cuando sea necesario.
- El EME, como cualquier otro sistema informático, está sujeto a errores. Conozca los procedimientos de «período de inactividad» o «continuidad de la actividad» de su propia institución, para poder seguir proporcionando atención.

Realización de solicitudes

Ross W. Hilliard

Objetivos

- Reconocer los elementos de las solicitudes médicas dentro del expediente médico electrónico (EME).
- Comprender las ventajas de utilizar conjuntos de solicitudes para las actividades de rutina.
- Explorar la función de las alertas dentro del EME, incluyendo sus ventajas y desventajas.

¿Qué es una solicitud médica?

- Las solicitudes físicas son instrucciones legalmente vinculantes para el cuidado del paciente.
- Incluyen la autorización de procedimientos médicos, pruebas y estudios de imagen y laboratorio (entre otros).
- Las prescripciones médicas son necesarias para los cuidados y la orientación del personal de enfermería, así como de otros miembros del equipo de cuidados auxiliares (incluyendo fisioterapia, terapia respiratoria, entre otros).

¿Qué elementos son necesarios para la solicitud?

- Los elementos variarán en función de los sistemas específicos del EME, pero deben indicar el tratamiento farmacológico, los estudios, las exploraciones, las consultas u otras actividades de rutina, junto con lo siguiente:
  - Información sobre el paciente, incluyendo al menos dos métodos de identificación (por lo general vinculados automáticamente con los EME).
  - Tiempo de entrega, administración o terminación, incluida la frecuencia, si es recurrente.
  - Urgencia del estudio (p. ej., rutinaria, lo más pronto posible, de inmediato, u otras indicaciones determinadas por la institución).
  - Preguntas adicionales sobre las indicaciones de la intervención o medicación junto con detalles de las preferencias del paciente o del médico que lo solicita, según la necesidad.
- Todas las solicitudes requieren firma, fecha y hora (capturadas automáticamente en el EME).
- Algunas solicitudes requerirán la firma de un asistente para su validación o aprobación, otras pueden requerir la aprobación de otras personas (p. ej., antibióticos restringidos, quimioterapia).
- Dependiendo de la institución, algunas solicitudes no estarán disponibles para residentes, becarios u otros grupos.
- Algunas instituciones permiten que los estudiantes hagan solicitudes que se mantienen en estado de «pendiente» hasta que son revisadas y firmadas por un médico de jerarquía.

¿Qué son los conjuntos de solicitudes?

- Los *conjuntos de solicitudes* son un grupo de solicitudes, seleccionadas por miembros de la institución (normalmente expertos en la materia), que reúnen solicitudes comunes basadas en la actividad o el proceso de la enfermedad.
- Los hospitales están obligados a revisar periódicamente el contenido de los conjuntos de solicitudes como parte de su acreditación por la Joint Commission.
- En la mayoría de los casos, estos conjuntos de solicitudes hacen que sea más eficiente el proceso, además de brindar la orientación clínica adecuada con respecto a la gestión médica.
  - Numerosos conjuntos de solicitudes proporcionarán algoritmos u otras guías relativas a la dosificación y selección de antibióticos para tratar diversos procesos de enfermedades.
  - Los conjuntos de solicitudes también pueden incluir orientación sobre mejores prácticas, como el uso de corticoesteroides para el tratamiento de la neumonía.
- En varios sistemas de EME se pueden personalizar aún más los conjuntos de solicitudes empleados con frecuencia para agilizar el trabajo. Numerosos residentes o becarios personalizan el conjunto de solicitudes habituales de ingreso con base en sus propios patrones de práctica.

Solicitudes con alertas en el EME

- En el EME, las alertas en torno a las solicitudes son de dos tipos principales;
  - Alertas de medicamentos (suelen obtenerse de bases de datos nacionales para ayudar a la uniformidad y la actualización, aunque pueden ajustarse en cada institución). Entre estas se encuentran las siguientes:
    - Terapias duplicadas (p. ej., dos solicitudes de anticoagulantes)
    - Interacciones medicamentosas (p. ej., múltiples fármacos serotoninérgicos)
    - Interacciones o precauciones entre medicamentos y enfermedades (p. ej., anticoagulante en un paciente con accidente cerebrovascular hemorrágico)
    - Alergias a fármacos (p. ej., cualquier fármaco solicitado con una alergia mencionada, ya sea a un medicamento específico o a una clase de fármacos)
  - Orientación sobre las «mejores prácticas» en relación con las solicitudes y la utilización (normalmente se establecen en cada institución, aunque hay algunas alertas compartidas o fijas disponibles en función del EME). Entre ellos se encuentran los siguientes:
    - Protocolo individual del hospital en cuanto a la utilización de los estudios (p. ej., alertar sobre un ecocardiograma reciente al pedir un nuevo estudio).
    - Sugerencias de fármacos o estudios alternativos (p. ej., sugerir un cambio de inhibidor de la bomba de protones al medicamento utilizado por el hospital para el tratamiento domiciliario del paciente).
    - Y, muchos más.
- Cada vez es más notorio que el número de alertas en la mayoría de los EME es muy elevado para que los usuarios puedan responder con fiabilidad y precisión a todas ellas. Se están realizando esfuerzos para mejorar tanto la precisión como la adecuación de las alertas en el complicado espacio de la atención médica y el EME.

Consejos para hacer solicitudes

- En primer lugar, revise las solicitudes existentes para asegurarse de que las nuevas no se contradigan o confundan a los miembros del equipo médico (p. ej., solicitudes de líquidos intravenosos a dos velocidades diferentes).

- Cuando empiece a introducir las solicitudes, tómese el tiempo necesario para verificar cada sección. El hecho de que la dosis de un medicamento esté disponible para su selección no significa que sea la dosis adecuada para el paciente o la situación en cuestión.
- En la mayoría de los sistemas electrónicos, cualquier solicitud introducida por un estudiante de medicina debe ser revisada y posteriormente firmada o activada por un residente o médico adscrito. Pida a su residente o asistente que lo revise cuidadosamente y le dé su opinión.
- Si alguna parte de la solicitud no parece correcta o no tiene sentido, deténgase y pida ayuda. Recuerde que las solicitudes son un elemento fundamental para proporcionar una atención adecuada a los pacientes, pero también pueden ocasionar daños si se introducen de forma inadecuada o con errores.

40

Redacción de prescripciones

Ross W. Hilliard

Objetivos

- Enumerar los detalles de las prescripciones de los medicamentos de los pacientes.
- Describir los elementos necesarios de una prescripción, ya sea escrita a mano, impresa o electrónica.
- Proponer algunas opciones para que la gestión de las prescripciones sea más fácil para los médicos y mejor para los pacientes.

¿Qué es una prescripción médica?

- Una *prescripción* es una orden del médico (o de otro proveedor autorizado) para autorizar un fármaco u otro tratamiento para un paciente.
- Puede enviarse por vía electrónica (a través de la interfaz nacional de prescripción electrónica) o escrita a mano.
- Las prescripciones de algunos artículos, como andadores, sillas de ruedas y material de vendaje o incontinencia, denominados *equipos médicos permanentes*, suelen requerir formularios específicos según el proveedor, el seguro y el tipo de equipo.

¿Cuáles son los elementos requeridos de la prescripción?

- Fecha de la prescripción.
- Identificación del paciente (nombre y fecha de nacimiento).
- Nombre del fármaco (genérico o de patente).
- Dosis con unidades, por ejemplo, miligramo (mg), microgramo (µg), unidades internacionales (UI), etcétera.
- Vía de administración (oral, sublingual, tópica, rectal, etc.).
- Frecuencia de administración (cada «x» horas, «x» veces al día, etc.).
- Instrucciones sobre si la medicación está destinada a ser permanente o por razón necesaria (prn), con una indicación para las prescripciones por razón necesaria.
- Número a entregar (si es una prescripción a mano, incluya tanto el número numérico como las palabras, por ejemplo, «30 [treinta]»).
- Número de recambios (si está escrito a mano, incluya tanto el número numérico como las palabras, por ejemplo, «3 [tres]»).
- Instrucciones sobre si el fármaco debe entregarse tal como está escrito o si se permite su sustitución.
  - En la mayoría de los casos, las farmacias asumen la «sustitución permitida».
  - Esto significa que los farmacéuticos pueden sustituir la marca por el genérico, y no que puedan cambiar medicamento, vía o frecuencia de administración.
- Firma, nombre y licencia o cédula del médico (u otro proveedor de la salud).
- *Véase* en la figura 40-1 un ejemplo de prescripción.

```
Fecha          Nombre del médico que prescribe
                        Información
                        Dirección
                        Teléfono


                     Nombre del paciente
              Fecha de nacimiento del paciente
     Información de contacto del paciente (teléfono y dirección)


                      Medicamento, dosis
                Vía de administración, frecuencia,
                           indicación


                      Número a entregar


                        Recambios:


Indicación para sustitución        _____
por genérico o entregar tal       Firma del médico que prescribe
   y como está escrito
                                 Nombre del médico que prescribe
                                 Cédula o número de identificación
```

```
Enero 1, 20XX       Clínica Médica Genérica
                          Calle 123,
                            Lugar
                       (123) 456-7890


                         Juan Pérez
                         01/01/1941
                       Calle 111, Ciudad
                        (123) 111-1111

                  Losartán 50 mg tabletas

                1 tableta vía oral cada 24 h

             Número a entregar: 90 (noventa)

                    Recambios: 3 (tres)

                              Prim Marycare, MD
         Sustitución con          Dr. Prim Marycare
        genérico: aprobada
                                   Cédula #123456
```

FIGURA 40-1 Ejemplo de prescripción.

Prescripciones escritas a mano frente a las electrónicas

- Las prescripciones escritas a mano requieren todos los elementos señalados anteriormente.
- La mayoría de los EME tienen capacidad para enviar prescripciones por vía electrónica, por fax o de crear una versión impresa para que pueda firmarse.
- Las prescripciones generalmente están configuradas para asegurar que todos los elementos requeridos están completos antes de enviarlas o imprimirlas.
- Muchos estados de los Estados Unidos están progresando hacia la exigencia de recetas electrónicas, especialmente para los fármacos controlados (p. ej., analgésicos opiáceos, benzodiazepinas, medicamentos para dormir).

Consejos para facilitar la gestión de la prescripción (y mejorarla para los pacientes)

- En el caso de los tratamientos de larga duración, una vez que el paciente tiene una dosis estable, la recomendación general es proporcionar recambios anuales cada vez; esto ayuda a eliminar la cantidad de solicitudes de recambio.
- Hay, por supuesto, excepciones a esto.
  - Sustancias controladas (los fármacos de la lista II no pueden ser reabastecidos, los de la lista III y IV pueden ser reabastecidos hasta cinco veces en 6 meses; la lista completa de sustancias controladas puede encontrarse aquí: https://www.dea.gov/drug-scheduling).
  - Fármacos en los que la monitorización es fundamental (p. ej., reemplazo de tiroides, antiepilépticos, etc.).
  - Nuevas prescripciones, en las que hay que evaluar la tolerancia del paciente y los efectos secundarios.
- La mayoría de las recetas de medicamentos a largo plazo son de 30 o 90 días, y para muchos pacientes, las recetas de 90 días son menos costosas e incluso pueden ser preferidas por su seguro u otros medios de cobertura.

¿Cuáles son las abreviaturas comunes para las prescripciones?

- Las abreviaturas se utilizan con menos frecuencia desde la implementación del EME y las recetas electrónicas o impresas; sin embargo, algunas se siguen usando por escrito o en las conversaciones.
- Por lo general, deben evitarse las abreviaturas, sobre todo si están escritas a mano, debido al potencial de confusión o mala interpretación.
- Algunos ejemplos de uso frecuente son los siguientes:
  - v.o.: vía oral.
  - i.m.: intramuscular.
  - s.c.: subcutánea.
  - i.v.: intravenosa.
  - OD: en el ojo derecho.
  - OI: en el ojo izquierdo.
  - AO: en ambos ojos.
  - prn: por razón necesaria.
  - ADD: antes de dormir
  - c/4 h: cada 4 horas (también para otras frecuencias horarias).
  - c/12 h: cada 12 horas.
  - c/8 h: cada 8 horas.

41

Consentimiento informado

Erica Lash y Mary Bess Ledoux

Objetivos

- Definir el consentimiento informado, la capacidad y la competencia.
- Saber cómo obtener el consentimiento informado de un paciente o de su tutor.
- Comprender las circunstancias especiales, incluidos los procedimientos y trata-mientos urgentes, así como los pacientes pediátricos.

¿Qué es el consentimiento informado?

- Los médicos y los proveedores de atención sanitaria están obligados legal y éticamente a proporcionar información a los pacientes y a obtener su permiso antes de realizar un procedimiento, iniciar un tratamiento o realizar determinadas pruebas diagnósticas.
- El consentimiento informado es el proceso mediante el que el médico proporciona al paciente o a su familia información suficiente para tomar una decisión informada sobre su atención médica.
- Permitir que un paciente tome una decisión informada protege su derecho a la autonomía.

Determinación de la capacidad

- Un médico debe determinar que el paciente tiene la capacidad para tomar sus propias decisiones médicas antes de obtener el consentimiento para realizar un procedimiento.
- Aunque a menudo se usan indistintamente, la capacidad y la competencia son distintas:
  - La *capacidad* se define como la habilidad del paciente para tomar sus propias decisiones respecto a su atención médica. Para tener capacidad, el paciente debe poder comprender la información y utilizarla para tomar una decisión. Además, debe ser capaz de expresar su razonamiento detrás de una determinada decisión, así como las conse-cuencias de esa elección. El profesional de la salud es responsable de determinar si el paciente tiene capacidad para tomar una determinada decisión médica.
  - En cambio, la *competencia* es una determinación judicial del derecho legal de una persona a tomar sus propias decisiones en materia de atención médica.
- Si se considera que un paciente no tiene capacidad, es responsabilidad del proveedor encontrar un sustituto adecuado que le ayude a tomar decisiones.
  - Si el paciente ha designado un poder notarial o un apoderado para la atención médica, se debe contactar con esa persona.
  - En ausencia de las designaciones anteriores, el pariente más cercano del paciente debe ser identificado como tutor. En general, se da prioridad al cónyuge del paciente, seguido de los hijos mayores de edad, los padres del paciente, los hermanos y después otros familiares (las diferentes jurisdicciones pueden tener variaciones de este orden).

- Se debe utilizar toda la documentación escrita proporcionada por el paciente (voluntades anticipadas, testamento en vida) cuando esté disponible.
- Hay muchas circunstancias en las que un paciente tiene una capacidad transitoria deteriorada debido a una enfermedad o lesión que provoca la disminución de la cognición o la alteración del estado mental, la intoxicación o la psicosis aguda. La capacidad del paciente debe reevaluarse a medida que avanza su curso clínico.

Obtención del consentimiento informado

- El objetivo de una conversación acerca el consentimiento es proporcionar al paciente la información suficiente para que pueda tomar una decisión informada sobre su atención médica. Es importante destacar que el objetivo no es conseguir que el paciente acepte las recomendaciones del médico, y que la decisión del paciente debe ser respetada.
- Para obtener el consentimiento informado, el médico o el proveedor de asistencia médica debe brindar al paciente, o a su tutor, información que incluya lo siguiente:
  - Diagnóstico (si se conoce).
  - Índole, finalidad y beneficios del estudio, el tratamiento o el procedimiento.
  - Procedimientos adicionales que pueden ser indicados o realizados.
  - Riesgos y efectos de la intervención, incluidas las complicaciones frecuentes y graves.
  - Alternativas, junto con sus beneficios y riesgos.
  - Riesgo y pronóstico, si no se completa la intervención.
- Esta información puede proporcionarse verbalmente o por escrito. Es importante que el paciente o su representante reciban la información en un formato que puedan entender. Esto significa que tanto el consentimiento verbal como el escrito deben obtenerse utilizando un lenguaje comprensible, con el uso de materiales educativos como folletos, material audiovisual, hojas de información para el paciente o auxiliares para la toma de decisiones, así como uso de intérpretes de lenguaje médico certificados.
- Después de proporcionar los hechos, es responsabilidad del médico verificar la comprensión del paciente o del tutor.
- Por último, debe proporcionarse la oportunidad de hacer preguntas.
- En general, se recomienda que el médico que realiza el procedimiento adquiera el consentimiento informado. En algunos entornos y con ciertos procedimientos, esto es un requisito.
- Debe obtenerse el consentimiento por escrito, especialmente en el caso de los procedimientos invasivos. Los formularios de consentimiento por escrito suelen incluir los hechos materiales, tal y como se ha repetido anteriormente, así como los nombres de los médicos o proveedores de la atención que realizan el procedimiento y el nombre de quien obtuvo el consentimiento.

Retirada del consentimiento

- Una vez obtenido el consentimiento, el paciente conserva el derecho a retirarlo en cualquier momento, incluso durante el procedimiento.
- Si un paciente retira su consentimiento, es adecuado realizar una segunda conversación sobre el consentimiento informado, en la que el médico confirme que el paciente o el tutor comprenden los riesgos de la negativa, las opciones de tratamiento alternativas y su derecho a reconsiderar en el futuro, si cambian de opinión.

Circunstancias especiales

Urgencia

- Cuando se requiere un procedimiento inmediato para salvar la vida (p. ej., una transfusión de sangre debido a una hemorragia activa o la intubación por insuficiencia respiratoria), puede no haber tiempo para obtener el consentimiento informado.

- Si no es posible obtener el consentimiento del paciente o encontrar un tutor adecuado para el paciente, o si esto supone un retraso significativo que puede causar un daño grave al paciente, se asume el consentimiento implícito.
- El *consentimiento implícito* es la suposición de que un paciente «en su juicio» daría su consentimiento para salvar su vida, sus extremidades o para recibir otro tratamiento urgente en caso de urgencia.
- El consentimiento implícito se aplica tanto a los pacientes adultos como a los pediátricos.
- Siempre que sea posible, es preferible obtener el consentimiento informado.
- Debe obtenerse y respetarse toda la información sobre el paciente y sus preferencias previamente documentadas (como la voluntades anticipadas o el testamento en vida).

Paciente pediátrico

- En general, los niños menores de 18 años de edad no tienen capacidad para tomar sus propias decisiones en materia de salud. Se recomienda involucrar al paciente en función de su edad, etapa de desarrollo y madurez emocional.
- Mientras que el asentimiento (acuerdo con una intervención por parte de un paciente que es capaz de entender, pero es demasiado joven para tener capacidad) puede obtenerse en el paciente pediátrico competente, el consentimiento informado debe obtenerse de los padres o del tutor legal del paciente pediátrico.
- Sin embargo, hay ciertas excepciones a esta regla:
  - Pacientes emancipados.
  - Dependiendo de la jurisdicción, los menores no emancipados pueden dar su consentimiento para recibir atención confidencial en materia de anticoncepción, atención prenatal, diagnóstico y tratamiento de enfermedades de transmisión sexual, enfermedades mentales y trastornos por abuso de sustancias.
- En todas las circunstancias, el médico debe analizar las razones del paciente pediátrico para buscar atención confidencial. Debe fomentarse la participación de los padres o tutores del paciente, a menos que esta participación sea potencialmente peligrosa o perjudicial.
- Si el paciente pediátrico no puede dar su consentimiento legal para recibir atención confidencial, el médico debe informar al paciente. Además, el padre o tutor del paciente debe ser notificado si hay preocupación por la seguridad del paciente o la de los demás.
- Si hay dificultades para obtener el consentimiento, ya sea por la incapacidad del paciente, la dificultad para encontrar un sustituto o el desacuerdo sobre una decisión de tratamiento, se debe consultar a un comité de ética.

Conclusión

- El consentimiento informado es legal y éticamente necesario antes de iniciar una intervención médica.
- Para dar el consentimiento, el paciente debe tener capacidad. Es responsabilidad del médico determinar si un paciente tiene la capacidad.
- Si el paciente no tiene capacidad, un tutor (apoderado) debe tomar decisiones en nombre del paciente.
- Los pacientes pediátricos, a menos que estén emancipados o se den ciertas circunstancias atenuantes (que varían según la ley de cada estado), no tienen capacidad, y sus padres o tutores deben dar su consentimiento.
- En caso de urgencia, los médicos pueden aplicar medidas para salvar la vida y las extremidades por medio del consentimiento implícito.

42

Fundamentos del electrocardiograma

Armon Ayandeh

Objetivos

- Comprender las indicaciones para realizar el electrocardiograma (ECG).
- Entender la electrofisiología básica del ECG.
- Desarrollar un abordaje unificado para evaluar el ECG.

¿Qué es el ECG?

- Prueba diagnóstica en la que, a través de electrodos colocados en el cuerpo del paciente, se registran las señales eléctricas de su corazón.

Indicaciones

- Evaluación de las bradiarritmias y taquiarritmias.
- Diagnóstico del infarto agudo de miocardio con elevación del ST (IAMCEST).
- Como herramienta de diagnóstico en los pacientes que experimentan síntomas que incluyen, entre otros, palpitaciones, dolor torácico, disnea, síncope, mareos, aturdimiento, alteración del estado mental, debilidad, fatiga, deterioro funcional, dolor abdominal superior, náuseas y vómitos.
- Evaluación de pacientes con anomalías electrolíticas, intoxicaciones farmacológicas y desfibriladores y marcapasos implantados.
- Control de los efectos de ciertos fármacos.

Contraindicaciones

- No existen contraindicaciones absolutas.
- Algunos pacientes pueden presentar irritación cutánea localizada por los adhesivos de los electrodos.

Electrofisiología

- Ondas y complejos:
  - Onda P: despolarización auricular.
  - Complejo QRS: despolarización ventricular.
  - Onda T: repolarización ventricular.
- Amplitud:
  - Cuanto mayor sea la amplitud (mayor altura) de las ondas positivas, especialmente los complejos QRS positivos, más se orienta la actividad eléctrica del corazón en la misma dirección que la derivación proporcionada.
  - Cuanto mayor sea la amplitud de las ondas negativas (valle más profundo), sobre todo de los complejos QRS negativos, más se orienta la actividad eléctrica del corazón en sentido contrario a la derivación proporcionada.
  - *Véase* el eje más adelante.

149

Ubicación de las derivaciones

- Localización de las derivaciones en las extremidades:
  - I 0°
  - II +60°
  - III +120°
  - aVL −30° (recuerde con aVLeft [izquierda])
  - aVF +90° (recuerde con aVFoot [pie])
  - aVR −150° (recuerde con aVRight [derecha])
  - *Véase* la figura 42-1 para conocer los ángulos de las diferentes derivaciones de las extremidades. Estas derivaciones se generan colocando cuatro electrodos, uno en el brazo derecho (o en la parte superior del tórax), otro en el brazo izquierdo (o en la parte superior del tórax), otro en la pierna derecha (o en la parte inferior del abdomen) y otro en la pierna izquierda (o en la parte inferior del abdomen).
- Derivaciones precordiales:
  - V1-V6 se colocan yendo lateralmente en el tórax desde el borde esternal derecho hasta la línea axilar media izquierda.
  - *Véase* en la figura 42-2 la posición de los electrodos precordiales.

Frecuencia

- Normal (adulto): 60-100 lpm.
- Taquicardia (adulto): >100 lpm.
- Bradicardia (adulto): < 60 lpm.
- 1 cuadro pequeño = 0.040 s.
  - 60 s/0.040 s = 1500 cuadros pequeños/min.

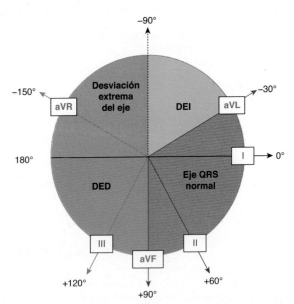

FIGURA 42-1 Derivaciones de las extremidades. DED, desviación del eje hacia la derecha; DEI, desviación del eje hacia la izquierda (de Cadogan M. *ECG Axis Interpretation*. Life in the Fast Lane; 2020. Acceso 15 de septiembre de 2020. https://litfl.com/ecg-axis-interpretation/).

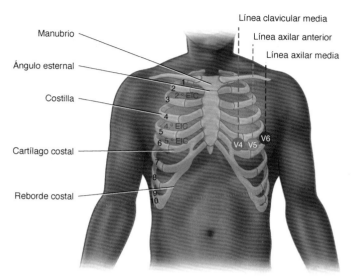

FIGURA 42-2 Posiciones de los electrodos precordiales. EIC, espacio intercostal (de Cadogan M. *ECG Lead Positioning*. Life in the Fast Lane; 2020. Acceso 15 de septiembre de 2020. https://litfl. com/ecg-lead-positioning/).

- 5 cuadros pequeños = 1 cuadro grande = 0.20 s.
  - 60 s/0.20 s = 300 cuadros grandes/min.
- Cuatro métodos para calcular la frecuencia:
  - Cuente los cuadros grandes de la onda 1R utilizando la siguiente secuencia: 300-150-100-75-60-50-43-38-33 hasta alcanzar la siguiente onda R.
  - 300/número de cuadros grandes entre ondas R consecutivas.
  - 1500/número de cuadros pequeños entre ondas R consecutivas.
  - Número de ondas R a través de la tira larga × 6.
    - La tira larga es un registro prolongado de una sola derivación, normalmente la deriva-ción II, que atraviesa la parte inferior del ECG.
    - La mejor opción para ritmos lentos o irregulares.
  - *Véase* en la figura 42-3 una representación visual de cómo calcular el ritmo utilizando cuadros pequeños, cuadros grandes y la tira larga.

Ritmo

- En primer lugar, determine la frecuencia, como se menciona en el apartado anterior.
- Evalúe si el patrón de los complejos QRS es regular o irregular. Si es irregular, ¿es regu-larmente irregular o irregularmente irregular?
- Determine si los complejos QRS son de complejo estrecho o de complejo ancho (*véanse* los intervalos más adelante).
- Busque la presencia de ondas P. Para el ritmo sinusal normal:
  - Onda P antes de cada QRS y QRS después de cada onda P.
  - Intervalos PP y RR concordantes.
  - Ondas P ascendentes en I, II, aVF.

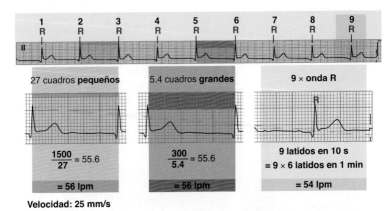

Velocidad: 25 mm/s

FIGURA 42-3 Representación visual de cómo calcular la frecuencia utilizando cuadros pequeños, cuadros grandes y la tira larga (de Cadogan M. *ECG Rate Interpretation*. Life in the Fast Lane; 2020. Acceso 15 de septiembre de 2020. https://litfl.com/ecg-rate-interpretation/).

Eje (*véase* fig. 42-1)

- Eje normal: eje QRS −30° a +90°.
- Desviación del eje hacia la izquierda (DEI): eje del QRS < −30°.
- Desviación del eje hacia la derecha (DED): eje del QRS > +90°.
- Desviación extrema del eje: eje del QRS −90° a 180°.
- Tres métodos para calcular el eje del QRS.
  - El método del cuadrante utilizando las derivaciones I y aVF.
    - Un QRS positivo en la derivación I sitúa el eje aproximadamente en la misma dirección.
    - Un QRS positivo en las derivaciones aVF sitúa igualmente el eje en la misma dirección.
    - Por lo tanto, un QRS positivo tanto en la derivación I como en la aVF sitúa el eje entre 0° y +90°, dando un eje normal.
    - Si la derivación I es positiva y la aVF es negativa, tiene una posible DEI, de 0° a −90°.
    - Si la derivación I es negativa y la aVF es positiva, tiene DED, de +90° a 180°.
    - Si tanto la derivación I como la aVF son negativas, esto sugiere una desviación extrema del eje, de −90° a 180°.
  - Método de tres derivaciones utilizando la derivación I, la derivación II y la derivación aVF.
    - Se basa en el método del cuadrante anterior.
    - Cuando la derivación I es positiva y la aVF es negativa, la derivación II puede utilizarse para determinar si la DEI está presente.
      - Cuando I es positivo y aVF es negativo, si la derivación II es positiva, el eje es normal.
      - Cuando I es positivo y aVF es negativo, si la derivación II es negativa, entonces se tiene DEI con eje < −30°.
    - *Véase* en la figura 42-4 un ejemplo de cómo utilizar el método de las tres derivaciones.
  - Método de las derivaciones isoeléctricas.
    - Derivación isoeléctrica: equifásica, de amplitud cero neta, QRS bifásico con altura similar de la onda R y Q o S, o QRS plano.

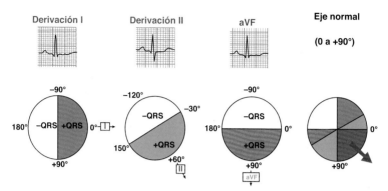

FIGURA 42-4 Cómo utilizar el método de las tres derivaciones para calcular el eje (de Cadogan M. *ECG Axis Interpretation*. Life in the Fast Lane; 2020. Acceso 15 de septiembre de 2020. https://litfl.com/ecg-axis-interpretation/).

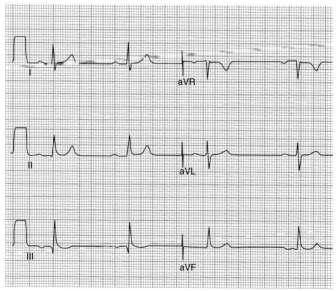

FIGURA 42-5 aVL (izquierda) es la derivación isoeléctrica (altura similar de la onda R y S) (de Cadogan M. *ECG Axis Interpretation*. Life in the Fast Lane; 2020. Acceso 15 de septiembre de 2020. https://litfl.com/ecg-axis-interpretation/).

- En la figura 42-5, aVL es la derivación isoeléctrica.
  - Si el QRS es isoeléctrico en cualquier derivación determinada, entonces el eje es perpendicular o se aleja 90° de la derivación isoeléctrica.
  - Encuentre la derivación isoeléctrica.
  - Identifique la derivación con las ondas R más altas.
  - El eje del QRS está a 90° de la derivación isoeléctrica apuntando en dirección de las derivaciones más positivas.

Intervalos

- Intervalos normales:
  - Intervalo PR: 120-200 ms (3-5 cuadros pequeños).
    - Refleja la conducción a través del nodo auriculoventricular (AV).
    - Prolongado con bloqueo del nodo AV.
  - Intervalo QRS: < 120 ms (3 cuadros pequeños).
    - Los intervalos QRS estrechos se originan por encima del ventrículo.
    - Los intervalos QRS prolongados pueden ser causados por bloqueos de rama, marcapasos, hipercalemia, ciertas intoxicaciones y ritmos originados en el ventrículo.
  - Intervalo QT corregido (QTc): < 440 ms en hombres y < 460 ms en mujeres.
    - Tiempo de despolarización y repolarización ventricular.
    - Inversamente proporcional a la frecuencia cardíaca.
    - Se estima que es normal si es inferior a la mitad del intervalo R-R.
    - Un intervalo QTc prolongado predispone a la taquicardia ventricular (polimorfa) en entorchado (*torsade de pointes*).
  - *Véase* la figura 42-6 para una representación visual de los diferentes intervalos.

Morfología y cambios isquémicos

- Signos de isquemia:
  - Elevación del segmento ST: infarto de grosor total.
  - Criterios mínimos del IAMCEST.
    - Síntomas clínicos de síndrome coronario agudo con características persistentes en el ECG en al menos dos derivaciones contiguas, incluyendo:
      - ≥ 2.5 mm de EST en V2-3 en hombres menores de 40 años de edad.
      - ≥ 2.0 mm de EST en V2-3 en hombres mayores de 40 años de edad.
      - ≥ 1.5 mm de EST en V2-3 en mujeres.
      - ≥ 1 mm de EST en otras derivaciones.

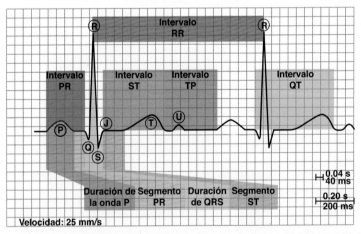

FIGURA 42-6 Representación visual de los diferentes intervalos (de Cadogan M. *PR Interval*. Life in the Fast Lane; 2020. Acceso 15 de septiembre de 2020. https://litfl.com/pr-interval-ecg-library/).

- En algunos estudios recientes se ha demostrado que un nuevo bloqueo de la rama izquierda no es necesariamente un equivalente a un IAMCEST y que los antecedentes, la exploración y los criterios de Scarbossa pueden servir para orientar la toma de decisiones.
- Depresión del segmento ST (DST): debida a la isquemia subendocárdica o al cambio bilateral.
  - La DST horizontal o descendente ≥ 0.5 mm en el punto J en al menos dos derivaciones contiguas es indicativa de isquemia.
  - Cuanto más profunda sea la DST, más específico y peor será el pronóstico.
  - La DST ascendente es inespecífica.
- Aplanamiento o inversión de la onda T.
  - Al menos 1 mm de profundidad.
  - En al menos dos derivaciones contiguas con relación R/S > 1.
  - Dinámica (nueva) en comparación con el ECG anterior.
  - Variante normal en III, aVR, V1.
- Ondas T hiperagudas (con picos): signo de IAMCEST hiperagudo.
- Seudonormalización de las ondas T anteriormente invertidas (ahora en posición vertical): signo de IAMCEST hiperagudo.
- Ondas Q: signo de infarto previo.
- Localización de la isquemia: *véase* la tabla 42-1.

TABLA 42-1 Localización de varios patrones de elevación y depresión del segmento ST en la arteria coronaria correspondiente

ELEVACIÓN ST	DEPRESIÓN ST	UBICACIÓN DEL IAM	ARTERIA CORONARIA
II, III, aVF	aVL, I	Inferior	ACD (80%), ACI (20%)
II, III, aVF, V1 > V2	aVL, I	Inferior, VD	ACD proximal
II, III, aVF	V1-V4, aVL	Inferoposterior	ACD (80%), ACI (20%)
Ninguno	V1-V4	Posterior	ACI
V1-V2	V5-V6	Septal	ADAI
V3-V4	Ninguno	Anterior	ADAI media
I, aVL, V5-V6	III, aVF	Lateral	D1, MO, RI
aVR, V1	Múltiples derivaciones	Difuso	ADAI/ACPI proximal, múltiples vasos
V2-V4, I, aVL, V5-V6	III, aVF	Anterolateral	ADAI proximal
II, III, aVF, I, aVL, V5-V6	V1-V3	Inferolateral	ACI proximal

ACD: arteria coronaria derecha; ACI: arteria circunfleja izquierda; ACPI: arteria coronaria principal izquierda; ADAI: arteria descendente anterior izquierda; D1: primera rama diagonal de la ADAI; MO: marginal obtusa; RI: rama intermedia; VD: ventrículo derecho.

Consejos de aprendizaje

- Los ECG se aprenden mejor utilizando representaciones visuales y ejemplos de ECG para practicar.
- Life in the Fast Lane tiene una gran biblioteca de ECG disponible en línea en https://litfl. com/ecg-library/.
- A medida que se sienta más cómodo con los ECG, ECG Wave-Maven, producido por el Beth Israel Deaconess Medical Center, también tiene una biblioteca de ECG bien seleccionados en línea en https://ecg.bidmc.harvard.edu/maven/mavenmain.asp.

43

Radiografía de tórax

Elizabeth Wei y Erica Y. Chung[a]

Objetivos

- Conocer las indicaciones y limitaciones de las radiografía de tórax (RxT).
- Comprender la terminología relacionada con las proyecciones.
- Desarrollar un abordaje para la revisión sistemática de las radiografías.
- Interpretar las radiografías frontal y lateral.

Indicaciones para la RxT

- Sospecha o seguimiento de procesos o enfermedades respiratorias:
  - Puede tomar como base los antecedentes o la exploración física (p. ej., crepitaciones focales).
  - Tenga en cuenta que la neumonía es un diagnóstico clínico y **no** requiere que se realice una RxT.
- Sospecha o seguimiento de enfermedades cardíacas.
- Probable traumatismo en el tórax o casos de cuasiahogamiento.
- Monitorización de dispositivos, por ejemplo, drenaje torácico, catéteres venosos centrales, tubo endotraqueal, sondas nasogástricas.
- Probable compromiso de las vías respiratorias, por ejemplo, tumoración mediastínica o aspiración de cuerpo extraño.

Indicaciones para la RxT lateral

- Localizar una lesión observada en la RxT frontal.
- Buscar una consolidación retrocardíaca o retroesternal.
- Visualizar los hilios.

Limitaciones

- Exposición a la radiación.
- Escasa especificidad para las enfermedades.

Proyecciones

- Las tres proyecciones de uso más frecuente son posteroanterior (PA), anteroposterior (AP) y lateral (fig. 43-1).
- Se prefieren las RxT PA.
  - El tórax del paciente está orientado hacia el detector, y el haz pasa inicialmente por la espalda del paciente.
  - Las radiografías PA requieren que el paciente esté de pie y siga indicaciones (radiografía obtenida durante la inspiración completa).

---

[a]Las autoras desean agradecer a sus colegas del departamento de radiología pediátrica, en particular a la Dra. Marcella Piccolello, por aportar su experiencia en la revisión de este capítulo.

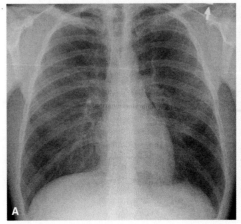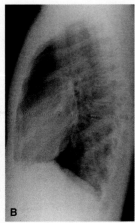

FIGURA 43-1 Radiografías de tórax (RxT) normales posteroanterior (**A**) y lateral derecha (**B**) (reproducido con autorización de Collins J, Stern EJ. *Chest Radiology: The Essentials*, 3rd ed. Wolters Kluwer Health; 2015, Fig.1-2).

- Las radiografías AP suelen realizarse por practicidad y la facilidad de posicionamiento, en particular para los pacientes hospitalizados.
- Se prefieren las radiografías laterales izquierdas (es decir, el lado derecho más cercano al haz) porque proporcionan una mejor interpretación cardíaca; coloque el lado que se está estudiando más cerca del detector.

Abordaje sistemático de la radiografía frontal (PA y AP)

Evaluación inicial

- Evaluación del paciente: ¿quién, qué, cuándo, dónde y por qué?
  - ¿Es el paciente correcto? ¿Es la radiografía correcta?
  - ¿Esta RxT se obtuvo por una razón específica?
- Características
  - Rotación:
    - ○ Los aspectos mediales de las clavículas deben ser equidistantes de las vértebras.
    - ○ Cada par de costillas debe tener aproximadamente la misma longitud.
  - Inspiración: deben ser visibles en el lado izquierdo de 9 a 10 costillas en los pacientes pediátricos y de 10 a 11 costillas en los adolescentes y adultos.
  - Penetración: los discos intervertebrales de la columna vertebral media deben ser visibles.

Vías, sondas y tubos de drenaje

- Tubos endotraqueales.
- Sondas enterales (p. ej., sondas orogástricas o nasogástricas).
- Vías centrales venosas, por ejemplo, catéter central colocado por vía periférica (CCVP), catéteres.
- Otros: monitor cardíaco, puntas de oxígeno, drenaje torácico.
- Comente la posición (p. ej., adecuada, modificada o mal posicionada).

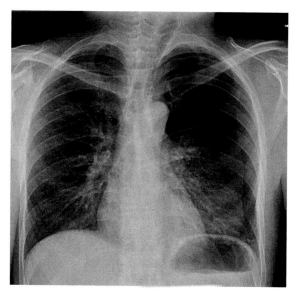

FIGURA 43-2 Neumotórax a tensión izquierdo. Nótese la ausencia de trama pulmonar en el hemitórax superior y lateral izquierdo y la ligera desviación de la tráquea y el mediastino respecto a la línea media (reproducido con autorización de Daffner RH, Hartman MS. *Clinical Radiology: The Essentials*, 4th ed. Lippincott Williams & Wilkins; 2014, Fig. 4-11B).

Abordaje ABCDE

A: vía aérea (*airway*)

- ¿La tráquea está recta y en la línea media (fig. 43-2)?
- ¿Los bronquios son permeables bilateralmente? ¿Reducidos?

B: huesos (*bones*)

- Evalúe si hay fracturas u otras lesiones a lo largo de las costillas posteriores, anteriores y laterales (fig. 43-3).
- Valore las anomalías de las clavículas y los hombros.
- Verifique los cuerpos vertebrales.
    - ¿Están presentes los espacios intervertebrales en toda su extensión?
    - ¿Todas las vértebras son rectangulares y de altura similar?

C: circulación cardíaca (silueta cardíaca y mediastino)

- Revise la posición del corazón. Si el vértice apunta al campo pulmonar derecho, considere una posible dextrocardia. También hay que tener en cuenta si en la radiografía se ha indicado erróneamente el lado derecho y el izquierdo.
- Evalúe el tamaño del corazón. El corazón debe estar a menos de la mitad del ancho del tórax.
- Compruebe la posición y el tamaño del arco aórtico.

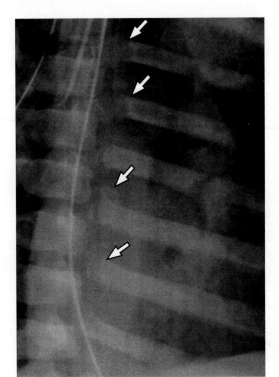

FIGURA 43-3 En esta imagen ampliada, las *flechas blancas* indican zonas de formación de callo (hipertrófico) en un contexto de múltiples fracturas costales posteriores. Las fracturas de costillas posteriores son datos de alerta en los niños por un posible traumatismo no accidental; se suele indicar una evaluación adicional, que incluye una serie ósea (reproducido con autorización de Lee EY. *Pediatric Radiology: Practical Imaging Evaluation of Infants and Children*. Wolters Kluwer; 2018, Fig. 12-60A).

- Evalúe el ancho del mediastino superior. Si está ensanchado, considere la posibilidad de una lesión aórtica, neumomediastino, linfadenopatía mediastínica o tumoración mediastínica y de timo, especialmente en los lactantes (fig. 43-4).

D: diafragma

- Evalúe los márgenes laterales y los ángulos costofrénicos. Considere el derrame pleural para los ángulos costofrénicos obtusos.
- Evalúe los hemidiafragmas en su totalidad. La obstrucción de los hemidiafragmas sugiere una alteración del lóbulo inferior ipsilateral.

E: todo lo demás (*everything else*) (incluidos los pulmones y los espacios pleurales)

- Evalúe la simetría y la expansión de los pulmones.
  - ¿Cómo se expanden los pulmones? Lo ideal es que sean visibles de 9 a 10 costillas en los pacientes pediátricos, y de 10 a 11 en los adolescentes y adultos.

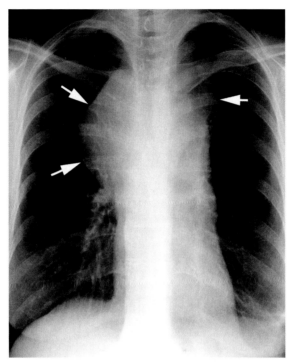

FIGURA 43-4 Aunque se observa claro pulmonar, el mediastino superior y el cayado aórtico (botón) no se pueden visualizar. Esto sugiere la presencia de una tumoración mediastínica anterior, como un linfoma (*flechas blancas*). La tráquea está permeable, aunque parece ligeramente estrecha justo por debajo de las clavículas (reproducido con autorización de Webb WR, Higgins CB. *Thoracic Imaging: Pulmonary and Cardiovascular Radiology*, 3rd ed. Wolters Kluwer; 2017, Fig. 6-5A).

- ¿Puede visualizar la trama pulmonar en los campos pulmonares? Si no se puede, considere la presencia de neumotórax.
- Compare las regiones pulmonares (apical, superior, media e inferior) para comprobar su simetría (fig. 43-5).
  - ¿Hay zonas de mayor densidad? Considere la neumonía, la malignidad, entre otros.
  - ¿Áreas de mayor radiotransparencia? Considere las causas de atrapamiento de aire, por ejemplo, cuerpos extraños o neumotórax.
- Evalúe los bordes del corazón.
  - ¿Puede delinear claramente ambos lados de la silueta cardíaca?
  - Si el borde derecho del corazón está oculto, considere la posibilidad de una enfermedad que afecte el lóbulo medio derecho.
  - Si el borde izquierdo del corazón está oculto, considere la posibilidad de una enfermedad que implique la língula del lóbulo superior izquierdo.
- Evalúe el área retrocardíaca.
  - Considere la posibilidad de realizar una radiografía lateral para identificar mejor las regiones retrocardíaca y retroesternal.
  - Evalúe la cantidad de líquido, que puede indicar la presencia de una hernia hiatal.

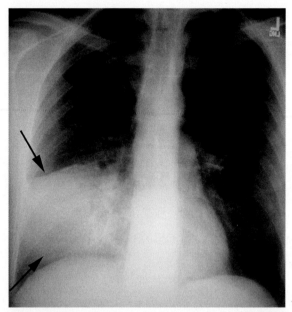

FIGURA 43-5 En esta RxT se muestra una consolidación localizada en el lóbulo medio derecho (*flechas*). Hay líquido en la fisura horizontal, que separa los lóbulos superior y medio. La fisura oblicua está oculta, lo que indica una posible afección del lóbulo inferior derecho. El ángulo costofrénico está despejado, por lo que no hay derrame pleural (reproducido con autorización de Webb WR, Higgins CB. *Thoracic Imaging: Pulmonary and Cardiovascular Radiology*, 3rd ed. Wolters Kluwer; 2017, Fig. 12-4).

- Verifique las estructuras abdominales visualizadas, por ejemplo, la presencia de neumoperitoneo.
- Examine los tejidos blandos, por ejemplo, presencia o ausencia de tejido mamario adecuado, edema de la pared torácica o enfisema.

Abordaje de la radiografía lateral

- Identifique los puntos de referencia normales.
- Fisuras. ¿Las fisuras oblicuas o la fisura horizontal son evidentes o están desplazadas? Estos puntos de referencia pueden utilizarse para localizar mejor una consolidación identificada en la radiografía frontal. El desplazamiento de la fisura puede indicar un lóbulo colapsado o una consolidación.
- Hemidiafragmas. ¿Ambos son evidentes? Si no es así, considere el derrame pleural u otras causas de opacidades en el lado afectado.
- Cuerpos vertebrales. ¿Los cuerpos vertebrales se oscurecen mientras más cerca están del diafragma? Si no es así, se conoce como el «signo de la columna desnuda» y puede indicar la presencia de consolidación, tumoración o líquido.
- Espacios retrocardíaco y retroesternal. ¿Las dos zonas son radiotransparentes y aproximadamente del mismo tamaño? Si no es así, considere la presencia de consolidación o tumoración.

Medición de la presión arterial

Danielle Halpern

Objetivos

- Aprender y practicar cómo medir correctamente la presión arterial.
- Entender qué puede afectar la medición de la presión arterial.
- Definir los diferentes grados de hipertensión.

¿Qué es la presión arterial?

- La *presión arterial* es la medida de la presión que ejerce la sangre circulante sobre las paredes de las grandes arterias.
- Se mide como la *presión sistólica*, o la presión que ejerce la sangre circulante en las arterias durante la contracción del corazón, sobre la *presión diastólica*, o la presión quo efectúa la sangre oirculante en las arterias durante la relajación del corazón.

Indicaciones

- Es uno de los cinco signos vitales que suelen medirse en cada consulta médica.

Equipo

- Esfigmomanómetro calibrado
- Brazalete bien ajustado

Preparación para la medición de la presión arterial

- Solicite al paciente que se abstenga de fumar o de tomar bebidas con cafeína, idealmente 30 min antes de la medición de la presión arterial.
- Elija un brazalete de tamaño adecuado (fig. 44-1). El ancho del brazalete debe ser aproximadamente el 40% de la circunferencia del brazo, mientras que la longitud debe ser de alrededor del 80%.
- Pida al paciente que se siente tranquilamente durante 5 min en una silla con ambos pies sobre el suelo y el brazo apoyado a la altura del corazón.
- Elija un brazo para la medición que no esté cubierto con ropa, fístulas arteriovenosas, deformidades cicatriciales debidas a cortes por acceso braquial o signos de linfedema.
- Palpe la arteria humeral para confirmar que hay pulso.
- Coloque el brazo de manera que la arteria humeral esté a la altura del corazón. Apoye el brazo sobre una mesa o sobre su otro brazo (fig. 44-2).

Técnica para medir la presión arterial

- Centre el brazalete inflable sobre la arteria humeral con el borde inferior ~2.5 cm por encima del pliegue antecubital.
- Fije el brazalete con el brazo del paciente en una posición ligeramente flexionada.

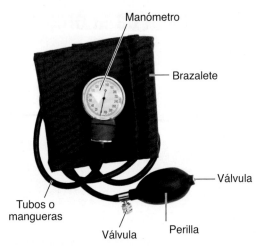

FIGURA 44-1 Esfigmomanómetro y sus partes (reproducido con autorización de Bickley LS. *Bates' Guide to Physical Examination and History Taking*, 13th ed. Wolters Kluwer; 2021, Box 4-2, Fig. B).

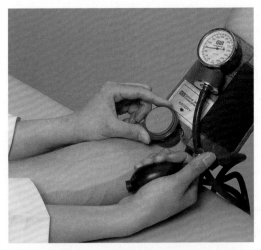

FIGURA 44-2 Brazo correctamente colocado y estetoscopio sobre la arteria humeral (reproducido con autorización de Bickley LS. *Bates' Guide to Physical Examination and History Taking*, 13th ed. Wolters Kluwer; 2021, Fig. 8-4).

- Estime la presión sistólica inflando rápidamente el brazalete mientras palpa la arteria radial hasta que desaparezca el pulso. Tenga como objetivo 30 mm Hg por encima de esta cifra observada en el manómetro cuando mida la presión arterial para evitar las molestias del paciente y las lecturas inexactas.
- Desinfle completamente el brazalete y espere 15-30 s antes de intentar tomar la presión arterial.
- Coloque la campana del estetoscopio ligeramente sobre la arteria humeral, pero teniendo cuidado de hacer un sello hermético.
- Infle rápidamente el brazalete hasta la cifra determinada con anterioridad y desinfle lentamente a una velocidad de 2-3 mm Hg/s.
- Anote la lectura del manómetro cuando escuche por primera vez los «ruidos de Korotkoff», sonidos intensos que indican la presión sistólica (fig. 44-3).
- Continúe bajando la presión lentamente hasta que los ruidos se amortigüen y desaparezcan. El momento en el que desaparecen indica la presión diastólica.
- Es mejor esperar 2 min o más, repetir la medición y posteriormente promediar las mediciones.
- Vuelva a tomar la presión arterial en el brazo opuesto. Es normal tener una diferencia de presión de 5-10 mm Hg entre ambos brazos.
- Una diferencia de presión mayor de 10-15 mm Hg entre ambos brazos puede indicar compresión u obstrucción arterial en el lado en el que se obtuvo la presión más baja.

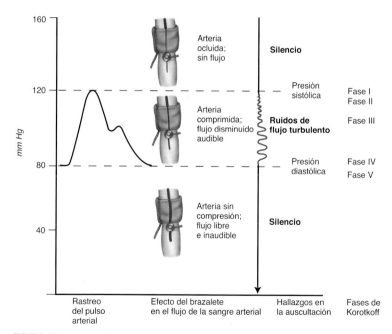

FIGURA 44-3 Auscultación de los ruidos sistólicos (fase I) y diastólicos (fase II) de Korotkoff (reproducido con autorización de Bickley LS. *Bates' Guide to Physical Examination and History Taking*, 13th ed. Wolters Kluwer; 2021, Fig. 8-5).

TABLA 44-1 Factores que pueden aumentar o disminuir la medida de la presión arterial	
AUMENTAR	**DISMINUIR**
• Brazalete demasiado corto o estrecho • Arteria humeral por debajo de la altura del corazón • El paciente intenta sostener su propio brazo • Cafeína y tabaco	• Silencio auscultatorio no reconocido entre el primer ruido sistólico y los ruidos intermitentes posteriores • Insuflaciones lentas o repetitivas del brazalete que ocasionan congestión venosa (disminución de la presión sistólica y aumento de la presión diastólica)

Solución de problemas

- Diferentes escenarios pueden aumentar o disminuir la medición de la presión arterial de un paciente (tabla 44-1).

Análisis de las mediciones de la presión arterial

- La presión arterial siempre debe evaluarse tomando en cuenta las mediciones anteriores y el estado clínico del paciente.

Situaciones especiales

- Medición de la presión arterial ortostática:
  - Mida la presión arterial y la frecuencia cardíaca en posición supina después de que el paciente haya descansado 5-10 min, y posteriormente vuelva a medirla en los 3 min siguientes a que el paciente se puso de pie.
  - Por lo general, la presión arterial sistólica de un paciente desciende ligeramente o se mantiene sin cambios al ponerse de pie desde la posición horizontal y la presión arterial diastólica aumenta ligeramente.
  - La *hipotensión ortostática* es una disminución de la presión arterial sistólica ≥ 20 mm Hg o de la presión arterial diastólica ≥ 10 mm Hg en los 3 min siguientes a la bipedestación o si el paciente está sintomático (por lo general presentan mareos o náuseas).
    - Ocasionada por fármacos, pérdida de sangre, reposo prolongado en cama, enfermedades del sistema nervioso autónomo, etcétera.
- Arritmias:
  - Los ritmos irregulares producen mediciones poco confiables debido a las variaciones de presión. Si hay extrasístoles o fibrilación auricular, tendrá que promediar varias lecturas de la presión arterial para obtener una medición aproximada de esta.
- «Hipertensión de bata blanca»:
  - La ansiedad puede contribuir a elevar las mediciones de la presión arterial diastólica en la consulta. Esto ocurre en el 12-25% de todos los pacientes.
  - Si sospecha que esto ha sucedido, puede intentar relajar al paciente y volver a medir la presión arterial durante la consulta. También puede recomendar realizar mediciones de la presión arterial en casa.
- Paciente con obesidad o delgadez:
  - El paciente con obesidad necesitará un brazalete ancho de 15 cm si la circunferencia del brazo es < 41 cm. Si la circunferencia del brazo es > 41 cm, será necesario utilizar un brazalete de 18 cm para el muslo.
  - En el paciente con un brazo muy delgado se puede necesitar un brazalete pediátrico.

TABLA 44-2 Categorías de la presión arterial

CATEGORÍA DE PRESIÓN ARTERIAL	PRESIÓN SISTÓLICA EN MM HG (CIFRA MAYOR)		PRESIÓN DIASTÓLICA EN MM HG (CIFRA MENOR)
Normal	< 120	y	< 80
Elevada	120-129	y	< 80
Presión arterial elevada (hipertensión) etapa 1	130-139	o	80-89
Presión arterial elevada (hipertensión) etapa 2	≥ 140	o	≥ 90
Crisis hipertensiva (consulte inmediatamente a su médico)	> 180	o	> 120

Datos de la American Heart Association. *Understanding Blood Pressure Readings*. https://www.heart.org/en/health-topics/high-blood-pressure/understanding-blood-pressure-readings. Acceso 12 de mayo de 2020.

Categorías de la presión arterial

- La medición de la presión arterial de un paciente se analiza según las diferentes categorías delineadas por el Eighth Report of the Joint National Committee on Prevention, Detection, Evaluation, and Treatment of High Blood Pressure (JNC 8), como se observa en la tabla 44-2. Este método de estandarización ayuda a los profesionales de la salud a determinar qué pacientes tienen riesgo de experimentar complicaciones cardiovasculares.

Medidas preventivas para el control de infecciones

James Tanch

Objetivos

- Reconocer el impacto epidemiológico de las infecciones nosocomiales (intrahospitalarias).
- Aprender a colocarse y retirarse correctamente el equipo de protección personal (EPP).
- Comprender cómo seguir las medidas preventivas estándar y de aislamiento.

Introducción

Infecciones nosocomiales

- Las infecciones nosocomiales tienen una importante morbilidad y mortalidad en los Estados Unidos, ya que afectan a uno de cada 25 pacientes hospitalizados.
- Desde el año 2011, los Centers for Medicare y Medicaid Services han exigido a los centros de cuidados intensivos que informen las tasas de las infecciones nosocomiales a los Centers for Disease Control and Prevention (CDC) con el fin de recibir un reembolso completo. Desde entonces, la mayoría de los estados han adoptado una legislación de carácter estatal, además de las leyes federales.

Infecciones nosocomiales más frecuentes y notificables

- Septicemias asociadas con una vía central
- Infecciones urinarias asociadas con el uso de sondas
- Infecciones del sitio quirúrgico
- Septicemias por *Staphylococcus aureus* resistente a la meticilina (SARM)
- Infecciones por *Clostridium difficile*
- Neumonía asociada con el ventilador

Factores que incrementan el riesgo de las infecciones nosocomiales

- Presencia de catéteres sanguíneos y sondas urinarias.
- Cirugía e inyecciones.
- Sobreutilización de antibióticos.
- Las enfermedades transmisibles se propagan entre los pacientes y el personal sanitario.
- Lugares y superficies incorrectamente sanitizados o sin desinfectar.

Colocación del EPP

El EPP depende del nivel de medidas preventivas estándar y de aislamiento y se coloca antes de entrar en la habitación del paciente. *Véase* https://www.cdc.gov/hai/pdfs/ppe/ppe-sequence.pdf para más detalles proporcionados por los CDC.

- Lávese las manos o utilice un gel hidroalcohólico para las manos.
- Bata de protección: se abre por la espalda, debe atarse al cuello y a la cintura.
  - No deben reutilizarse para diferentes pacientes.
  - Deben retirarse antes de salir de la habitación del paciente.

- Se deben usar batas estériles (p. ej., batas quirúrgicas) cuando se realiza una cirugía o un procedimiento invasivo.
- Cubrebocas o mascarillas respiratorias: se fijan con ligas o lazos y deben atarse por la parte superior e inferior y ajustarse al puente nasal.
- Gafas o careta protectora.
- Guantes: es importante colocarlos hasta el final y, cuando sea necesario, se deben jalar para cubrir el borde de los puños de la bata. No se toque la cara con los guantes puestos.

Retiro del EPP

Quítese el EPP antes de salir de la habitación del paciente (con excepción del cubrebocas o la mascarilla respiratoria). Asuma que todas las superficies que están en contacto con el exterior están contaminadas y retire la mayoría de los artículos dándoles la vuelta.

En el caso de la bata reutilizable

- Guantes: los métodos de retiro varían. Dado que las batas reutilizables deben desatarse, los guantes se quitan primero; el orden preferido del autor:
  - Tome el guante sucio por la palma proximal con la otra mano y tire del primer guante hacia afuera. La superficie limpia del guante retirado debe estar ahora hacia afuera.
  - Sujetando solo la superficie limpia del guante retirado, realice el mismo procedimiento para el otro guante y deséchelo.
- Gafas o careta protectora: no toque la parte frontal durante la extracción.
- Bata: primero, desate. En segundo lugar, tocando el lado limpio (interior), jale hacia abajo desde los hombros hasta el interior para que el lado limpio quede hacia afuera. Mientras tira, haga una bola con la bata.
- Cubrebocas o mascarilla respiratoria: la parte delantera está contaminada, así que solo toque los cordones al quitársela. Las mascarillas respiratorias se retiran fuera de la habitación.
- Lávese las manos o utilice un gel hidroalcohólico para las manos. Si el paciente tiene *medidas preventivas de contacto* (*véase* más adelante), debe lavarse las manos.

En el caso de la bata desechable

- Con los guantes puestos, rompa los lazos tirando de la cintura y después hacia abajo desde los hombros.
- Tomando la parte exterior de la bata, retírela jalando hacia abajo desde los hombros. Solo toque el exterior de la bata con los guantes sucios. Haga una bola mientras se la retira.
- Mientras se quita la bata, retírese los guantes al mismo tiempo, pero solo toque con las manos desnudas el lado limpio de los guantes y la bata.
- Continúe con los pasos anteriores para quitarse el cubrebocas o la mascarilla respiratoria y limpiarse las manos.

Medidas preventivas estándar

- Siempre siga las medidas estándar en cada encuentro con el paciente para su protección, la de los pacientes, la del personal y la de los visitantes.
- Higiene de manos antes y después del contacto con el paciente o con el equipo de atención.
- Uso de EPP (p. ej., guantes, batas y mascarillas, según la necesidad, *véase* más adelante).
- Manipulación segura de sustancias corporales; eliminación adecuada. Siempre utilice guantes cuando manipule sustancias corporales.
- Manipulación segura de agujas y objetos punzantes; eliminación correcta.
- Conocimiento de las superficies contaminadas; desinfección y limpieza adecuadas.
- Higiene respiratoria (p. ej., usar mascarilla si tiene tos y estornuda o toser sobre el ángulo del codo).

Medidas preventivas de aislamiento

- Diseñadas para complementar las medidas preventivas estándar. También conocidas como *medidas preventivas de transmisión*, suelen estar indicadas con carteles colocados fuera de las habitaciones de los pacientes, que siempre deben leerse cuidadosamente antes de entrar debido a la variabilidad interinstitucional.
- Ocasionalmente, los pacientes con la misma etiología infecciosa pueden compartir las habitaciones de aislamiento, y si se trata a ambos, se debe cambiar el EPP entre la atención a cada paciente.
- **Medidas preventivas de contacto**
  - Se requiere uso de bata y guantes ± mascarilla.
  - Prevenir la diseminación de infecciones propagadas por contacto físico (p. ej., SARM, enterococos resistentes al tratamiento con vancomicina, ± celulitis).
  - Pueden utilizarse como medida preventiva en un paciente que tiene una herida abierta grande y no está infectada.
- **Medidas preventivas de contacto adicionales**
  - Exigir medidas preventivas de contacto además del lavado de manos con jabón después de salir de la habitación del paciente debido a la ineficacia de los desinfectantes de manos para eliminar los organismos formadores de esporas (p. ej., *C. difficile*).
  - Lavarse las manos con jabón no mata los microorganismos formadores de esporas, sino que los barre.
  - Se requiere cloro (lejía) o sustitutos cáusticos para desinfectar las superficies o equipos contaminados con esporas.
- Las **medidas preventivas para los aerosoles** requieren guantes y mascarilla para las enfermedades que se propagan por las gotas que se forman al toser o estornudar (p. ej., la gripe, la meningitis bacteriana y muchos virus respiratorios).
- Las **medidas para evitar la transmisión aérea** requieren de una mascarilla N95 o equivalente, además de las *medidas preventivas de contacto* para las enfermedades que se propagan por el aire a través de la respiración normal (p. ej., tuberculosis, sarampión y varicela). Por lo general se requieren habitaciones que tengan ventilación con presión negativa (*véase* más adelante).
- **Medidas que dependen de la institución:**
  - Las **medidas preventivas contra la varicela** para las personas no inmunizadas o embarazadas antes de entrar en la habitación de un paciente.
  - Las **medidas preventivas de presión positiva o neutropénicas** se aplican en los pacientes inmunodeprimidos y exigen que se tomen *medidas preventivas de contacto* y *para los aerosoles*, y suelen incluir el lavado de manos con jabón antes de entrar en la habitación del paciente; algunas instituciones también permiten el uso de gel hidroalcohólico para las manos antes de entrar. El aire limpio y filtrado se introduce en la habitación para generar la ventilación de presión positiva, y las puertas deben permanecer cerradas.
  - Se pueden utilizar **medidas preventivas de presión negativa** para los pacientes infectados en el servicio de urgencias o para los que tienen *medidas preventivas para evitar la transmisión aérea*. El aire de la habitación se elimina mediante vacío para crear la ventilación de presión negativa. Siempre que sea posible, se habilitará una antesala y las puertas de las habitaciones deberán permanecer cerradas.

Consejos para los estudiantes exitosos

- Cada día vuelva a evaluar la necesidad de los catéteres, las vías o el ventilador de cada paciente y presente su evaluación durante las rotaciones. Cada uno de ellos debe ser retirado tan pronto como sea posible y de forma segura para prevenir las infecciones de la piel. Asegúrese de que a los pacientes que estén usando ventiladores se les haya realizado una prueba de ventilación espontánea una vez al día.

- Conozca el programa de gestión de antibióticos de su institución.
- Interrogue si se deben usar medidas preventivas en algún paciente si usted o su equipo sospechan o saben de una etiología que requiere aislamiento.
- Solo realice la inserción de la sonda urinaria si tiene la formación y certificación por el hospital para hacerlo.
- Tenga en cuenta que todo material puede convertirse en fómite y debe limpiarse después del contacto con el paciente aunque no esté visiblemente sucio (p. ej., el equipo de ultrasonido, el estetoscopio, etc.).
- Infórmese sobre los tipos de toallitas desinfectantes que debe utilizar para limpiar el equipo o las superficies. Familiarícese con las limitaciones de las diferentes toallitas, incluido el tiempo necesario para la desinfección; en ocasiones las más utilizadas no matan las bacterias formadoras de esporas. El cloro o lejía tarda hasta 10 min en desinfectar los objetos contaminados con *C. difficile*. Siempre utilice el EPP adecuado y no toque las toallitas sin guantes.
- Lave su bata blanca con frecuencia. Retírela antes de entrar en las habitaciones de aislamiento.
- A su llegada al hospital, póngase la pijama quirúrgica y nunca la use afuera. Este es un requisito estricto para el quirófano.
- Por desgracia, es frecuente observar que los miembros del personal, incluyendo a los médicos, pueden ignoran las señales de precaución de aislamiento. No siga el ejemplo y, en su lugar, piense en el bienestar del paciente; una opción para hacer esto es ofrecer amablemente el EPP adecuado sin llamar demasiado la atención.
- Solicite al personal de servicio o de enfermería que se ocupen de rellenar los dispensadores de gel antiséptico y jabón cuando estén vacíos o no funcionen.

Consideraciones especiales

- En ocasiones puede encontrarse ante un escenario en el que se sospecha la presencia de una infección por algún patógeno pero aún se esté estudiando y no se tomen las medidas preventivas adecuadas con el paciente. Sugiera que se apliquen dichas medidas.
- Si usted solicita un estudio y es necesario trasladar o aislar temporalmente a un paciente que está en una habitación compartida hasta que se obtenga el resultado, es posible que el personal de enfermería se oponga. Esto será más probable si la tuberculosis forma parte de los diagnósticos diferenciales y es complicado conseguir una habitación de aislamiento que tenga ventilación con presión negativa. Piense en el bienestar del paciente y coméntelo con el médico adscrito.

Mascarilla de alta eficacia contra partículas (HEPA)

Shaan Ali Ahmed

Shaan Ali Ahmed

Objetivos

- Comprender el propósito de una mascarilla de alta eficacia contra partículas (HEPA, *high-efficiency particulate air filtration*) en el contexto de las medidas preventivas para el control de infecciones.
- Conocer las consideraciones más importantes sobre el uso adecuado de la mascarilla HEPA.

¿Qué es una mascarilla de alta eficacia contra partículas?

- HEPA = mascarilla de alta eficacia contra partículas.
- Tipo de mascarilla utilizada para proteger a un individuo de las partículas líquidas y aéreas que contaminan la cara.
- Existen diferentes tipos de mascarillas que incorporan filtros HEPA; por definición, un filtro HEPA está diseñado para tener una eficacia de filtrado del 99.97% contra las gotitas de aerosol (a diferencia de las mascarillas quirúrgicas, que permiten la penetración del 42% de los núcleos goticulares).

Indicaciones

- Sospecha o confirmación de infección por un patógeno de transmisión aérea que requiera medidas preventivas para evitar la transmisión por el aire (p. ej., sarampión, varicela y tuberculosis).

Consideraciones importantes

- Siempre asegúrese de que haya un sellado hermético entre la mascarilla y la cara del usuario.
- Si el usuario coloca ambas manos completamente sobre la mascarilla y exhala, no debería haber filtraciones de aire. Si se observa una fuga de aire, asegúrese de reajustar la mascarilla para garantizar un sellado completo.

Otros tipos de mascarillas para el control de infecciones

- Mascarillas respiratorias N95 (eficacia de filtración del 95%).

Lavado quirúrgico

Andrew Varone y Michael Connolly

Objetivo

- Comprender el abordaje general y la técnica adecuada para el lavado quirúrgico.

Introducción

- Al principio de sus prácticas, tanto en cirugía como en obstetricia y ginecología, usted deberá tener una enseñanza formal sobre las técnicas de lavado quirúrgico. Esto es obligatorio como norma del hospital para que usted pueda entrar a las cirugías.
- Las técnicas descritas aquí proceden de los criterios y los procedimientos del Lifespan Hospital; su institución puede tener criterios ligeramente diferentes.

Normas generales

- Todo el personal debe llevar la pijama quirúrgica adecuada antes de entrar en la zona restringida del quirófano. La piel y las uñas deben estar limpias y en buen estado. Las uñas deben estar cortas; si se usa, el esmalte debe estar fresco y sin astillas.
- No se deben utilizar uñas artificiales. Esto incluye, pero no se limita, a las puntas de las uñas artificiales, acrílicos, geles y cualquier elemento adicional en la superficie de la uña.
- La piel debe estar intacta, limpia y en buen estado. Las cutículas, las manos y los antebrazos deben estar libres de lesiones y pérdidas de continuidad de la piel. Sin curitas (tiritas) ni apósitos. Aquellos que tengan una afección dermatológica serán remitidos a revisión médica.
  - Si tiene dudas sobre un herida o lesión en las manos o los brazos, pregunte al residente sobre los pasos a seguir.
- El cepillado quirúrgico debe realizarse moviendo el cepillo en pequeños movimientos circulares mientras se aplica una ligera presión entre el cepillo y la piel para asegurar la superposición de los movimientos y evitar la abrasión de la piel.
- Todas las personas que vayan a utilizar una bata quirúrgica estéril deben realizar el lavado quirúrgico. El lavado se debe llevar a cabo justo antes de colocarse la bata y los guantes para hacer el procedimiento quirúrgico.
- Quítese todas las joyas, incluidos anillos, relojes y pulseras, antes de efectuar el lavado quirúrgico.
- El primer lavado del día debe ser con jabón, cepillo y agua. En casos posteriores, puede utilizar la técnica de lavado quirúrgico sin agua.
- Si alguna vez tiene alguna pregunta sobre las normas anteriores, pregunte a los residentes o al personal de enfermería quirúrgica.
- Si se contamina durante el proceso de lavado, mientras se pone la bata o los guantes, o durante la cirugía: ¡no se preocupe, a todos les puede pasar! Con calma informe a su equipo lo que ha ocurrido y reinicie el proceso. Tratar de ocultar la contaminación perjudica a los pacientes y es poco profesional.

Técnicas de lavado

Cepillado quirúrgico

1. Abra el paquete y tome el limpiador de uñas.
2. Despeje las manos y los antebrazos, asegurándose de mantener las manos elevadas por encima del nivel de los codos.
3. Limpie debajo y alrededor de las uñas con un limpiador de uñas y agua; deseche el limpiador después de usarlo.
4. Cepille las uñas de una mano 20 veces.
5. Cepille los cuatro lados de cada dedo empezando por el pulgar y progresando hasta el quinto dedo durante al menos 10 veces.
6. Cepille los cuatro lados de la misma mano durante al menos 10 veces.
7. Cambie de mano y repita los pasos 4, 5 y 6 en la mano contraria.
8. Cepille el brazo por los cuatro lados, desde la muñeca hasta 5 cm por encima del codo, al menos 6 veces.
9. Repita lo mismo en el otro brazo.
10. Lave cada lado desde la punta de los dedos hasta los codos manteniendo las manos y los brazos elevados y alejados del cuerpo.

Lavado quirúrgico sin agua

1. Utilice un cortauñas y limpie debajo de las uñas con agua.
2. Lave las manos y los brazos con agua y jabón para eliminar la suciedad y el aceite; séquese con una toalla de papel.
3. Tome dos dosis del producto sanitizante del dispensador en la palma de una mano.
4. Sumerja las yemas de los dedos de la otra mano en el producto y limpie debajo de las uñas.
5. Extienda el sanitizante restante de manera uniforme sobre la mano y el antebrazo.
6. Preste atención a todas las superficies de la piel, incluidas las uñas, las cutículas y la zona entre los dedos.
7. Coloque dos dosis del producto sanitizante del dispensador en la palma de la otra mano y repita los pasos anteriores.
8. Deje secar completamente al aire antes de colocar los guantes. No utilice toallas.

48

Reanimación cardiopulmonar

Armon Ayandeh

Objetivos

- Comprender las indicaciones para realizar la reanimación cardiopulmonar (RCP).
- Conocer la técnica adecuada para llevar a cabo una RCP eficaz.
- Entender la importancia de las compresiones torácicas ininterrumpidas al efectuar la RCP.

¿Qué es la reanimación cardiopulmonar?

- Es el uso de compresiones torácicas y ventilación artificial para proporcionar flujo sanguíneo y oxigenación durante el paro cardíaco.

Indicaciones

- En cualquier paciente que no responda y no tenga pulso.

Contraindicaciones

- Pacientes que tienen una orden de no reanimar u otra voluntad anticipada que indique que no desean la RCP.

¿Qué debe hacerse antes de la reanimación cardiopulmonar?

- Cuando se encuentre con un paciente que no responde, evalúe su capacidad de respuesta gritando su nombre y realizando el roce esternal. Si todavía no responde, palpe el pulso (preferiblemente el carotídeo o femoral).
- Si no se percibe el pulso, active un código de alerta, si está disponible, e inicie la RCP.
  - Si el estado del código está disponible inmediatamente, debe comprobarse antes de iniciar la RCP, pero no se debe retrasar si no está disponible.
  - El paciente debe estar recostado sobre una superficie relativamente sólida para que las compresiones torácicas sean eficaces.
  - Si está presente un compañero, uno puede iniciar inmediatamente la RCP mientras que el segundo prepara el desfibrilador y coloca los dos parches de desfibrilación en el torso del paciente.

Equipo

- No se necesita ningún equipo específico.
- Equipo de protección personal (p. ej., mascarilla, bata, guantes).
- Complementos de la vía aérea (p. ej., cánula bucofaríngea o nasofaríngea), bolsa-válvula-mascarilla (BVM; o ambú).
- En algunos hospitales y servicios médicos de urgencia se utilizan dispositivos que proporcionan compresiones torácicas mecánicas automatizadas (p. ej., el sistema de compresión torácica LUCAS).
- Desfibrilador.

Técnica

- Compresiones torácicas:
  - Coloque el talón de una mano en la mitad inferior del esternón del paciente, unos centímetros por encima de la apófisis xifoides, y la segunda mano encima de la primera, entrelazando los dedos.
  - Inclínese directamente sobre el paciente con los brazos rectos y los codos extendidos (un reposapiés puede facilitar la posición adecuada necesaria para una RCP eficaz).
  - Presione firmemente hacia abajo, con el objetivo de comprimir el pecho al menos 5 cm.
  - Suelte el tórax, dejando que se retraiga completamente.
  - Las compresiones deben realizarse a un ritmo de al menos 100 por min (popularmente se utiliza la canción «*Staying Alive*» para ayudar a mantener el ritmo adecuado).
  - Después de dar 30 compresiones, haga una pausa para dar dos ventilaciones manuales.
    - El paciente intubado puede recibir compresiones continuas.
    - En los pacientes pediátricos se recomienda un ritmo de 15 compresiones por dos ventilaciones.
    - En el caso de que una persona no entrenada realice la RCP, solo se recomienda realizar las compresiones torácicas.
  - Repita el proceso hasta que regrese el pulso, se logre la atención pertinente o se termine el código.
  - El médico que realiza la RCP debe cambiar cada 2 o 3 min para evitar fatigarse y realizar compresiones de mala calidad.
  - Recuerde «presionar fuerte y rápido».
- Vía aérea:
  - Las maniobras de inclinación de la cabeza, elevación del mentón o empujar la mandíbula pueden realizarse para abrir la vía aérea y ayudar a evaluar si el paciente respira.
  - Verifique que en la boca del paciente no haya algún cuerpo extraño antes de iniciar las ventilaciones. Evite realizar barridos a ciegas con los dedos porque es posible que tengan un efecto indeseado y se empeore la obstrucción.
  - Los complementos de la vía aérea, como la cánula bucofaríngea o nasofaríngea, pueden ser útiles para facilitar la ventilación con una BVM.
    - El tamaño de las cánulas bucofaríngeas se mide desde la comisura de la boca hasta el ángulo de la mandíbula.
    - La cánula bucofaríngea puede introducirse con la curvatura hacia abajo y posteriormente girarla 180° al toparse con la parte posterior de la boca o colocarse mirando hacia arriba con la ayuda de un depresor lingual (abatelenguas).
    - El tamaño de la cánula nasofaríngea se mide desde la nariz hasta el lóbulo de la oreja o el ángulo de la mandíbula.
    - La cánula nasofaríngea se inserta lubricando el extremo e introduciéndolo hasta que la porción más ancha se apoye sobre las narinas. No ejerza presión si existe una resistencia significativa; debe introducirla suavemente.
- Respiración:
  - Las ventilaciones se realizan idealmente con BVM, aunque también pueden llevarse a cabo con la boca del reanimador.
  - Boca a boca:
    - Se debe utilizar un dispositivo de barrera, como una mascarilla para RCP (*Pocket mask*) o un protector facial, si está disponible.
    - Presione la nariz del paciente.
    - Incline la cabeza del paciente hacia atrás (incline la cabeza, eleve el mentón).
    - El médico coloca su boca completamente sobre la boca del paciente.
    - Proporcione una respiración durante 1 s con la fuerza suficiente para elevar el tórax.

- ○ Realice dos respiraciones por cada 30 compresiones torácicas.
- ● BVM:
  - ○ Asegúrese de que la mascarilla y la cara del paciente queden bien selladas.
  - ○ Si usted es el único que está proporcionando ventilaciones al paciente, cree un sello haciendo una forma de «C» con los dedos pulgar e índice de una mano y presionando el manguito de la mascarilla hacia abajo en un lado; los tres dedos restantes forman una «E» y se utilizan para levantar la mandíbula del paciente.
  - ○ Con la otra mano se puede apretar firmemente la mascarilla durante 1 s.
  - ○ Si está disponible, el médico puede hacer un sello con dos manos presionando el pulgar y la palma de cada mano a lo largo de los lados de la mascarilla y utilizando los cuatro dedos restantes de ambas manos para levantar la mandíbula mientras otro miembro del personal médico bombea la mascarilla.
  - ○ Proporcione dos ventilaciones por cada 30 compresiones torácicas.
  - ○ Una vez colocada la vía aérea avanzada, proporcione ventilación continua a una frecuencia de 8-10 respiraciones por minuto.
- ● Evalúe el pulso:
  - ● El médico debe verificar periódicamente si hay pulso carotídeo o femoral. En la mayoría de las guías se recomienda cada 2 min, pero algunos médicos pueden preferir hacerlo con menor frecuencia.
  - ● Lo ideal es que un miembro del personal médico deje su mano sobre uno de estos pulsos para evaluar la calidad de las compresiones torácicas y la presencia del pulso.
  - ● Es importante limitar el tiempo durante el cual no se realizan las compresiones torácicas (idealmente menos do 10 s), ya que las compresiones ininterrumpidas son fundamentales para proporcionar una presión de perfusión adecuada a los órganos vitales.
  - ● Si no se siente el pulso, reanude inmediatamente las compresiones torácicas.
- ● Desfibrilación:
  - ● El desfibrilador administra una dosis de corriente eléctrica no sincronizada al corazón cuando se presentan ciertas arritmias, esto con el objetivo de restablecer un ritmo normal.
  - ● La desfibrilación desempeña un papel importante al realizar la RCP intrahospitalaria; la desfibrilación temprana aumenta la probabilidad de supervivencia.
  - ● Se colocan dos parches de desfibrilación en la piel limpia y seca en la línea axilar media sobre el sexto espacio intercostal izquierdo y en la región paraesternal derecha sobre el segundo espacio intercostal.
  - ● Como alternativa, los dos parches de desfibrilación pueden colocarse en la parte anterior (tórax) y posterior (espalda) sobre la región donde se ubica el corazón.
  - ● La desfibrilación debe utilizarse para la fibrilación ventricular y la taquicardia ventricular sin pulso.
  - ● Se suele emplear una descarga de 200 J en los desfribiladores bifásicos (o de hasta 360 J en los monofásicos, de acuerdo con el tipo de desfibrilador).
  - ● Todos los médicos deben despejar (no estar en contacto) al paciente antes de que se administren las descargas.
  - ● Puede haber desfibriladores externos automáticos (DEA) disponibles cuando se realiza la RCP fuera del hospital.
  - ● Algunos desfibriladores también tienen la función de electroestimulación.

Complicaciones

- ● Fractura de las costillas o el esternón. Las fracturas pueden ocasionar neumotórax o hemotórax.
- ● Insuflación gástrica por ventilación no invasiva, que provoca vómitos y broncoaspiración.

Ventilación con bolsa-válvula-mascarilla

Pooja Aysola

Objetivos

- Conocer las indicaciones para la ventilación con bolsa-válvula-mascarilla (BVM).
- Describir los pasos para realizar la ventilación con BVM.

Introducción

- La ventilación con BVM (o ambú) es una de las habilidades más importantes que hay que dominar y también es una de las más difíciles.
- Realizada adecuadamente, esta técnica permite ventilar suficientemente a un paciente mientras se prepara para un abordaje más definitivo, como la intubación.

Tres pasos para una ventilación correcta con BVM

Colocación de la vía aérea

- Maniobra frente-mentón: tras descartar una lesión de la columna cervical, el método principal para colocar la vía aérea es realizar la maniobra frente-mentón.
- Coloque una mano en la frente del paciente, aplicando presión hacia abajo.
- Ponga la otra mano en la mandíbula del paciente y levántela. Este movimiento hace que la lengua se eleve de la faringe posterior y se obtenga una vía aérea permeable.

Sello hermético de la mascarilla

- Separe la mascarilla del dispositivo antes de colocarla.
- Coloque la parte nasal de la mascarilla en la nariz.
- Sitúe el cuerpo de la mascarilla en la cara del paciente cubriendo la boca.
- Técnica de una persona: coloque el espacio interdigital de una mano en el centro de la mascarilla, con el pulgar y el índice alrededor del conector central de la bolsa. Ponga los dedos medio, anular y meñique alrededor de la mandíbula y tire hacia arriba para asegurarse de que la elevación del mentón se realiza de manera adecuada.
- Técnica de dos personas: con las dos manos, fije la mascarilla a la cara del paciente con el pulgar y las palmas y levante la mandíbula con los cuatro dedos restantes de cada mano. Esta técnica suele ser más eficaz, ya que proporciona un mejor sellado y reduce la presencia de fugas de aire.

Ventilación

- Apriete la bolsa lo suficiente para que se eleve el tórax; debe evitar inflarlo en exceso.
- Presione la bolsa lentamente durante 1 s completo para reducir la inflación gástrica, y repita cada 6 s para producir no más de 10-12 respiraciones por minuto.
- Durante la reanimación cardiopulmonar, la relación entre compresión y ventilación debe ser de 30:2 u ocho respiraciones por minuto.

Solución de problemas

- Asegúrese de que la mascarilla tiene el tamaño y el ajuste adecuados para el paciente, con la nariz y todas las comisuras de la boca dentro del cuerpo de la mascarilla.
- Si el paciente tiene vello facial, considere el uso de lubricante para garantizar un sello adecuado.
- Las prótesis dentales deben mantenerse en su lugar si es posible, ya que ayudan a mantener las mejillas expandidas.

50

Soporte vital básico y soporte vital cardiovascular avanzado

Elizabeth Sutton

Objetivo

- Revisar los protocolos de soporte vital cardíaco básico y avanzado.

BLS/ACLS

- Con el soporte vital básico (BLS, *basic life support*) se inicia la reanimación temprana y el soporte vital cardiovascular avanzado (ACLS, *advanced cardiac life support*) lo amplía con el uso de medicamentos, conocimientos médicos avanzados y recursos.

BLS

- Se utiliza cuando una persona parece no responder.
- Agite al paciente y grite: **«¿se encuentra bien?»**.

Si no hay respuesta, active el *código de alerta* (o llame al 911 y consiga un desfibrilador externo automático [DEA]):

- Verifique el pulso carotídeo y la respiración.
- Si no hay pulso carotídeo palpable o respiraciones en < 10 s:
  1. **Inicie las compresiones torácicas** (100-120 por minuto con 5 cm de profundidad).
  2. **Cada 30 compresiones**, pause y **proporcione dos ventilaciones** a través de la bolsa-válvula-máscara (BVM). **Continúe con la reanimación cardiopulmonar (RCP) con una relación de 30:2.**
  3. **Encienda el DEA o desfibrilador** y **coloque los parches desfibriladores** *lo antes posible mientras continúa con las compresiones.*
  4. Siga las instrucciones del DEA o cargue el desfibrilador manual a 150 o 200 J.
  5. Cuando esté cargado, continúe con las compresiones torácicas y cambie el compresor.
- Verifique la frecuencia cardíaca y el pulso carotídeo o femoral.
  - Si hay taquicardia ventricular (**TV**) o fibrilación ventricular (**FV**), **desfibrile** inmediatamente con 150-200 J o continúe las compresiones.
  - **Continúe con la RCP** (30 compresiones por cada dos respiraciones) **durante 2 min** y, a continuación, **repita** los pasos mencionados en el número 3 hasta que 1) se palpe bien el pulso durante la verificación o 2) llegue el equipo avanzado o servicio médico de urgencia.

ACLS

Mientras se continúa con el BLS, como en el caso anterior:

- Asegúrese de que el acceso intravenoso, la oxigenación y el monitor cardíaco están en orden.
- Administre el fármaco cada 2-4 min:
  - **Epinefrina** 1 mg i.v. por razón necesaria (prn), máximo 3 dosis o
  - **Si el ritmo es TV o FV:**
    - Amiodarona 300 mg i.v. (segunda dosis 150 mg i.v.) o

- ○ Lidocaína 100 mg i.v. (segunda dosis 150 mg i.v.)
- Administre electrólitos y líquidos i.v. lo antes posible:
  - Calcio 10 mg i.v.
  - Magnesio 2 mg i.v.
  - Bicarbonato 50 mEq i.v.
- Coloque una vía aérea avanzada (p. ej., mascarilla laríngea, ambú King o tubo endotraqueal) e inicie la **capnografía** para medir el dióxido de carbono (CO_2) exhalado.
- Trate las **causas reversibles** (*véase* más adelante).
- Continúe con la reanimación hasta que 1) se palpe el pulso o 2) se determine que los esfuerzos adicionales son inútiles.
- **Cuidados después del paro cardíaco** (recuperación espontánea de la circulación):
  - Revise los signos vitales.
  - Estabilice la oxigenación, la ventilación y la presión arterial (PA).
  - Mantenga la saturación de oxígeno **(SaO_2) > 93%**.
  - Considere utilizar una vía aérea avanzada y una **capnografía** con forma de onda.
  - No hiperventile al paciente.
  - Asegure el acceso intravenoso.
  - Administre una carga de solución cristaloide i.v. o proporcione tratamiento con un vasopresor para mantener la **PA > 90 mm Hg**.
  - Realice el **electrocardiograma (ECG) de 12 derivaciones** para evaluar un **posible infarto agudo de miocardio con elevación del ST**.
  - Considere otras causas reversibles.
  - *Si el paciente no responde*, inicie el **abordaje para lograr la temperatura deseada** (**meta: 32-36 °C**).

Si **responde pero está** *clínicamente inestable* (p. ej., hipotensión, disnea, sudoración, mareos, confusión aguda o dolor torácico intenso), active el **equipo de respuesta rápida** en el hospital **(o llame al 911 y consiga un DEA)**

- Obtenga el ECG y tome los signos vitales. Asegure el acceso intravenoso, la oxigenación > 93% y la monitorización cardíaca.
- Conecte lo antes posible los parches desfibriladores para comprobar y tratar las arritmias cardíacas (*nota*: la taquicardia sinusal *no* es una arritmia cardíaca; si está presente, trate el problema *médico* de base).
- **Taquicardia de complejo QRS estrecho** (taquicardia supraventricular, fibrilación auricular o taquisistolia [aleteo] auricular):
  - Considere administrar adenosina 6 mg i.v. con flujo; si no tiene efecto, posteriormente puede administrarse una segunda dosis de 12 mg i.v.
  - Controle la frecuencia cardíaca con un bloqueador β (p. ej., metoprolol) o un bloqueador de los canales de calcio (p. ej., diltiazem).
  - Si está clínicamente inestable → **cardioversión** *sincronizada* con 100 J; 120-200 J prn para la fibrilación auricular o la taquisistolia auricular.
- **Taquicardia de complejo ancho (QRS > 0.12 s):**
  - Controle la arritmia con uno de los siguientes fármacos antiarrítmicos:
    - ○ Amiodarona 150 mg i.v. en 10 min.
    - ○ Procainamida 20-50 mg por minuto mediante infusión i.v. hasta una dosis máxima de 17 mg/kg (preferida en el síndrome de Wolff-Parkinson-White).
      - ■ Mantenga el tratamiento hasta la resolución de la arritmia, la hipotensión o el ensanchamiento del QRS > 50%.
    - ○ Sotalol 100 mg i.v. en 5 min. Evite si se prolonga el QT.
  - Si está clínicamente inestable → **cardioversión** *sincronizada* a 100 J.

- **Bradicardia:**
  - Atropina 0.5 mg i.v. en la primera dosis, después 1 mg i.v. cada 5 min prn hasta un máximo de 3 mg.
  - Si está clínicamente inestable → **inicie la estimulación** a un ritmo de 60-70 lpm.
  - Considere la infusión i.v. de dopamina de 2-20 µg/kg por minuto *o* epinefrina de 2-10 µg por minuto prn en caso de hipotensión.
  - Obtenga el consejo de un cardiólogo.
- Mientras tanto:
  - Considere las **causas reversibles**:

• Hipoxia	• Trombosis (embolia pulmonar o infarto agudo de miocardio)
• Hipovolemia	• Neumotórax a tensión
• Hipotermia	• Taponamiento
• H⁺ (acidosis)	• Traumatismo
• Hipo- o hipercalemia	• Intoxicación

- Administre electrólitos y líquidos intravenosos según corresponda:
  - Calcio 10 mg i.v.
  - Magnesio 2 mg i.v.
  - Bicarbonato 50 mEq i.v.

51

Traumatismos

Andrew Varone y Michael Connolly

Objetivos

- Identificar las formas en las que el estudiante de medicina puede ser un participante activo en el abordaje de los pacientes con traumatismos.
- Establecer un panorama general de la evaluación primaria en el paciente con traumatismos.

Introducción

- El soporte vital avanzado para traumatismos (ATLS, *advanced trauma life support*) proporciona un abordaje sistemático para el paciente con traumatismos. Es un curso oficial al que pueden acceder todos los médicos. A continuación, se resumirán algunos de sus componentes principales y puntos clave. Esto no sustituye tomar el curso completo. Toda la información contenida en este documento debe considerarse una guía para el abordaje del paciente con traumatismos y no un algoritmo de atención.

Funciones del estudiante de medicina y puntos clave

- Responda a todos los códigos de traumatismos.
- Ayude en lo que pueda.
  - Los pacientes deben ser trasladados de la camilla a la cama.
  - Ayude a retirar la ropa del paciente.
    - En ocasiones, esto requiere del uso de tijeras de trauma.
      - En la mayoría de los códigos de gravedad leve no se necesita cortar la ropa, pero es posible ayudar a los pacientes a retirarse la ropa.
    - Asegúrese de tener cuidado al utilizar las tijeras de trauma.
    - Garantice la privacidad del paciente.
  - Ayude a rotar al paciente cuando sea pertinente realizar la exploración de la espalda.
  - Consiga una manta o sábana caliente cuando sea apropiado.
  - Identifique dónde están los espirómetros de incentivo y enseñe a los pacientes a usarlos.
    - Esto es especialmente útil en los pacientes con fracturas de costillas.
    - Informe el número de espirómetros de incentivo a su traumatólogo.

Evaluación primaria: ABCDE

- Evaluación rápida del paciente con traumatismos para identificar y corregir con prontitud las alteraciones que pueden comprometer la vida del paciente.
- Abordaje escalonado. No se puede progresar de A a B hasta que A sea seguro, de B a C sin que B sea estable, etcétera.
- Si el paciente vuelve a desestabilizarse, ¡empiece de nuevo en A!

A: vía aérea

- ¿El paciente le habla con claridad?
  - Si la respuesta es afirmativa, es probable que la vía aérea esté permeable.

- En caso de que no pueda hablar, hay que considerar la intubación.
  - La bolsa-válvula-máscara (BVM), la mascarilla laríngea y los ambú King son opciones temporales e insuficientes para obtener el control definitivo de la vía aérea del paciente.
- Fracturas faciales, sangre o dientes en la bucofaringe que requieren aspiración.
- Escala de coma de Glasgow < 8: intubar.
- De manera temprana considere solicitar ayuda del servicio de anestesiología o del médico de urgencias si se sospecha que el paciente tiene una vía aérea complicada.
- Si no se puede intubar con seguridad, considere realizar una vía aérea quirúrgica mediante cricotiroidotomía.
  - Puntos de referencia:
    - Cartílago tiroideo
    - Cartílago cricoides
    - Membrana cricotiroidea (corte a este nivel)
  - Incisión cutánea vertical.
  - Horizontal a través de la membrana cricotiroidea.
  - Inserte el tubo endotraqueal o la cánula de traqueotomía a través de la incisión.

B: respiración (breathing)

- Inspeccione y palpe la pared torácica.
  - Elevación bilateral y simétrica del tórax
  - Deformidades de la pared torácica
  - Heridas abiertas o traumatopneicas en el tórax
    - Vendaje oclusivo y drenaje torácico
  - Fracturas y traumatismos en costillas
  - Crepitación
    - Apunta a un neumotórax subyacente.
- Ausculte los ruidos respiratorios bilaterales.
  - La ausencia de ruidos respiratorios en un lado sugiere un hemo- o neumotórax subyacente, que puede requerir la colocación de un drenaje torácico.
- Ausencia de ruidos respiratorios, hipotensión, taquicardia = neumotórax a tensión.
  - Diagnóstico clínico: no demore en tomar la radiografía de tórax (RxT).
  - Se debe realizar la descompresión inmediata con aguja.
    - Angiocatéter colocado a través del segundo espacio intercostal, línea clavicular media.
    - La alternativa es realizar una toracostomía digital: quinto espacio intercostal, línea axilar media.
  - Inmediatamente después de la descompresión con aguja o con el dedo, coloque el drenaje torácico.
- Coloque el drenaje torácico.
  - Quinto espacio intercostal, línea axilar media.
  - Si el retorno sanguíneo es > 1 500 mL con la colocación del drenaje torácico, el paciente debe pasar al quirófano para hacer la toracotomía y el control de la hemorragia.

C: circulación

- Presión arterial (PA) y frecuencia cardíaca.
  - Si hay hipotensión (< 90/60), asuma que el paciente está en choque hipovolémico por hemorragia hasta que se demuestre lo contrario.
    - Es razonable administrar 1 L de líquido cristaloide.
    - Si la PA no responde a la administración de cristaloides, inmediatamente transfunda sangre (¡y continúe con la administración!).

- Acceso intravenoso:
  - Coloque al menos dos vías intravenosas de gran calibre (≥ 16) en ambas hendiduras acromioclaviculares.
- Identifique y controle cualquier hemorragia externa.
  - Presión directa, torniquete o pinzamiento vascular.
- Si el paciente tiene hipotensión, identifique el sitio de la hemorragia. Hay cinco sitios en donde la presencia de hemorragia puede ocasionar la muerte.
  - Tórax
    - Obtenga la RxT.
    - Tratamiento: drenaje torácico o posible toracotomía, con hemorragia excesiva.
  - Abdomen
    - En caso de hipotensión refractaria por hemorragias intraabdominales, el paciente necesita ingresar a quirófano de manera urgente.
  - Pelvis
    - Radiografía de la pelvis en busca de ensanchamiento de la sínfisis del pubis o alteración de las articulaciones sacroilíacas.
    - Tratamiento: fijación pélvica.
  - Huesos largos (fémur)
    - Tratamiento: férula de tracción.
  - Suelo o sitio del traumatismo
    - Los desgarros en la cabeza y el cuero cabelludo sangran mucho; el paciente puede haber dejado rastro de esto en el sitio en donde ocurrió el accidento.

D: deterioro neurologico

- Escala de coma de Glasgow (si es < 8, intubar)
- Movimiento de las cuatro extremidades
- Exploración de las pupilas

E: exposición

- Descubra por completo al paciente.
  - Retire toda la ropa.
- Asegúrese de revisar la presencia de cualquier herida en el perineo, las axilas y los pliegues de la piel.

Complementos de la evaluación primaria

- RxT
  - Identifique rápidamente la presencia de hemo- o neumotórax, que requerirá la colocación de un drenaje torácico.
- Evaluación ecográfica focalizada de traumatismos (FAST, *focused assessment with sonography in trauma*).
  - Es útil en los pacientes con traumatismos contusos que tienen hipotensión.
  - Evaluación ecográfica del abdomen para detectar sangre (líquido).
    - Lado derecho
      - Espacio hepatorrenal (bolsa de Morison)
      - Espacio parietocólico derecho
    - Lado izquierdo
      - Subdiafragmático
      - Esplenorrenal
      - Espacio parietocólico izquierdo
    - Pelvis
      - Banda de líquido alrededor de la vejiga

- ○ Subxifoidea
  - ▪ Taponamiento cardíaco
- En este momento, hay un punto de bifurcación en el abordaje:
  - Si el paciente sigue inestable (traumatismo contuso o penetrante), tiene un FAST positivo (traumatismo contuso) o una hemorragia que no ha sido controlada (p. ej., en el tórax o en las extremidades), es probable que deba ingresar a quirófano antes de realizarle otras evaluaciones diagnósticas.
  - Si el paciente tiene una herida de bala en el abdomen, no es necesario realizar más pruebas complementarias y debe pasar directamente al quirófano para la exploración quirúrgica.
  - Si el paciente permanece hemodinámicamente estable, suele ser razonable proceder a la evaluación secundaria.

Evaluación secundaria

- Es la exploración física minuciosa de pies a cabeza para identificar cualquier o todas las posibles lesiones.
- No olvide explorar lo siguiente:
  - Oídos
    - ○ Salida de líquido cefalorraquídeo (inspeccione la membrana timpánica)
  - Nariz y boca
  - Cuello
    - ○ Dolor a la palpación de la columna cervical, distensión de la vena yugular o desplazamiento traqueal
  - Espalda
    - ○ ¡Rote el tronco!
    - ○ Columna torácica y lumbar, púrpura trombocitopénica trombótica
    - ○ Exploración rectal
  - Exploración neurológica
    - ○ Lesión medular
  - Sangre macroscópica
    - ○ Si hay gran probabilidad de lesiones intraabdominales o rectales, se deben realizar más estudios diagnósticos.

52

Soporte vital pediátrico avanzado

Sarah Spencer Welsh y Katherine Mason

Objetivos

- Reconocer y evaluar al paciente pediátrico que no responde y llevar a cabo acciones inmediatas.
- Realizar la reanimación cardiopulmonar (RCP) de alta calidad.
- Proporcionar una ventilación asistida eficaz.
- Comprender los algoritmos de reanimación de soporte vital pediátrico avanzado (PALS, *pediatric advanced life support*).
- Revisar y abordar las posibles causas que contribuyen al paro.
- Discutir los cuidados posteriores al paro.
- Comprender y aplicar los elementos de una dinámica de equipo eficaz.

Reconocimiento y evaluación del niño que no responde

- Pregunte y toque: *¿Estás bien?*
- Examine durante menos de 10 s: palpe el pulso y observe la respiración. En el lactante, el pulso braquial o femoral se palpa mejor que en otras localizaciones (fig. 52-1).
- Busque ayuda:
  - En el hospital: active el código de reanimación pediátrica.
  - Fuera del hospital: diga a un transeúnte que llame al 911.
  - Si hay un desfibrilador externo automático (DEA) disponible, diga a un transeúnte que lo traiga.
  - Asigne a otro miembro del equipo o a otro transeúnte para que ayude a la familia del niño y se encargue del control de la multitud.
- Si hay pulso, posicione la vía aérea para que esté permeable y comience la oxigenación y ventilación según la necesidad.
  - En los pacientes pediátricos, el paro suele ocurrir por una causa respiratoria en vez de una causa cardíaca primaria.
  - La oxigenación y ventilación adecuadas pueden evitar el paro cardíaco.
  - Para el posicionamiento de la vía aérea, *véase* la sección «Proporcionar una ventilación asistida eficaz».
- Si el pulso es < 60 latidos por minuto (lpm) y la perfusión es deficiente a pesar de la oxigenación y la ventilación, inicie la RCP. Esta perfusión ineficiente puede manifestarse con pulsos disminuidos, extremidades frías o retraso en el llenado capilar.
- Si no hay pulso, inicie la RCP.

Componentes de la reanimación cardiopulmonar de alta calidad

- Coloque al niño en una superficie firme (tabla o suelo).
- Retire cualquier prenda voluminosa que cubra el tórax.
- Coloque el talón de la mano sobre el esternón en línea con los pezones (fig. 52-2); en el caso de un lactante, puede utilizar dos dedos sobre el esternón o los pulgares rodeando el pecho (fig. 52-3).

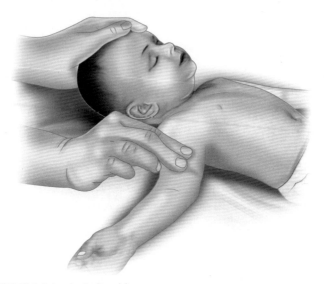

FIGURA 52-1 Palpe el pulso braquial.

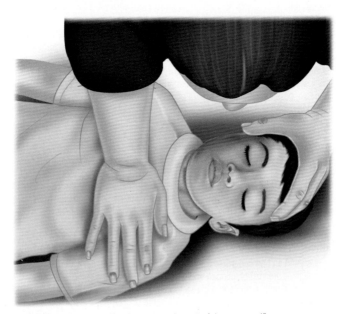

FIGURA 52-2 Posición para realizar las compresiones torácicas en un niño.

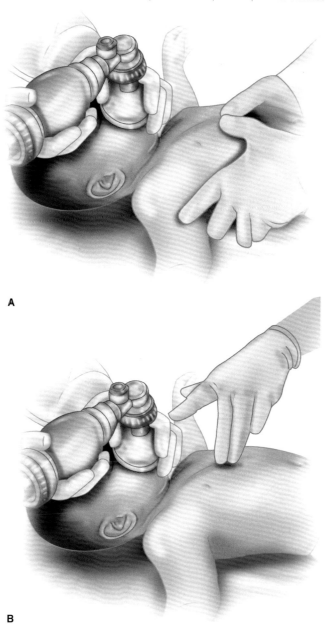

A

B

FIGURA 52-3 Posición para realizar las compresiones torácicas en un lactante. **A.** Use los dos pulgares y rodee el tórax. **B.** Con dos dedos sobre el esternón.

- Realice 100-120 compresiones por minuto (el ritmo de «Rema tu bote» o «Stayin' Alive» es de aproximadamente 100-110 lpm).
- Comprima con una profundidad de aproximadamente un tercio del diámetro del tórax (2.5 cm en los lactantes y 5 cm en los niños).
- No se recargue sobre el tórax, permita el retorno completo de la pared torácica entre las compresiones.
- Si está solo, haga 30 compresiones, proporcione dos respiraciones de rescate e inmediatamente vuelva a realizar las compresiones.
- Si está con otro reanimador, haga 15 compresiones por cada dos respiraciones de rescate.
- En cuanto el DEA esté disponible, coloque los parches de desfibrilación, enciéndalo e inmediatamente continúe con las compresiones.
  - Los parches del DEA se colocan en el centro del tórax y la espalda (fig. 52-4).
  - Siga los pasos que le proporcionen las indicaciones por voz del DEA.

Proporcionar una ventilación asistida eficaz

- Para cada respiración de rescate, alinee la cabeza en «posición de olfateo» para abrir la vía aérea (fig. 52-5).
- No flexione ni hiperextienda.
- Coloque la mascarilla del tamaño adecuado sobre la nariz y la boca. Para saber que es del tamaño adecuado, la mascarilla debe abarcar desde el puente nasal hasta debajo de todo el labio inferior sin extenderse por debajo del mentón (fig. 52-6).
- Tome la mascarilla sujetando en la posición «C-E» para mantener el sello en la cara y levantar la mandíbula (fig. 52-7).
- A través de la bolsa o la boquilla proporcione el aire suficiente que permita observar que el tórax se eleva (no ventile en exceso, ya que esto disminuye el llenado cardíaco).
- Una vez que el tórax se desinfla, suministre una segunda respiración e inmediatamente continúe con la RCP.

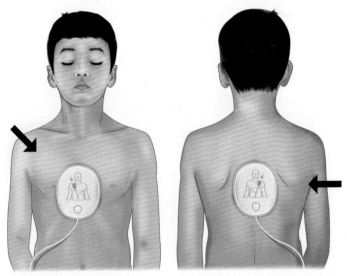

FIGURA 52-4 Colocación del parche de un desfibrilador externo automático (DEA) en un niño.

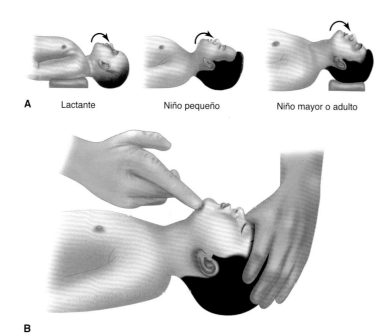

FIGURA 52-5 **A.** La posición óptima de la vía aérea consiste en alinear las orejas con los hombros. En un lactante, es posible que se requiera una mayor elevación a nivel de las escápulas debido a que el occipucio es más grande. En un niño mayor o en un adulto, posiblemente se necesite una mayor elevación a nivel de la cabeza para alinear las orejas con los hombros. **B.** Realice la elevación del mentón con inclinación de la cabeza para ayudar a alinear la vía aérea.

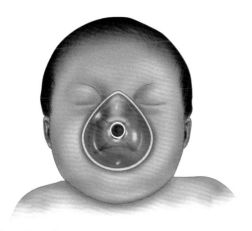

FIGURA 52-6 Mascarilla pediátrica de tamaño adecuado.

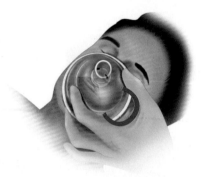

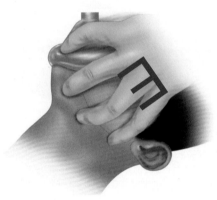

FIGURA 52-7 Sujeción en posición «C-E» de la mascarilla.

Obtener un acceso intravenoso o intraóseo

- Es fundamental que un experto establezca un acceso intravenoso o intraóseo.
- En un paciente pediátrico, el acceso intraóseo se coloca con mayor frecuencia en la tibia proximal medial, 1-2 cm por debajo de la tuberosidad tibial (fig. 52-8).
- Una alternativa es el fémur distal, por encima de la rodilla.

Algoritmos de paro cardíaco en pacientes pediátricos con base en el ritmo inicial

- El algoritmo de PALS para el paro cardíaco solo difiere del algoritmo de soporte vital cardíaco avanzado (ACLS, *advanced cardiovascular life support*) para los adultos en la dosis de los medicamentos y la desfibrilación.
- Los líderes de los equipos de reanimación ajustarán los planes con base en el ritmo cardíaco inicial.

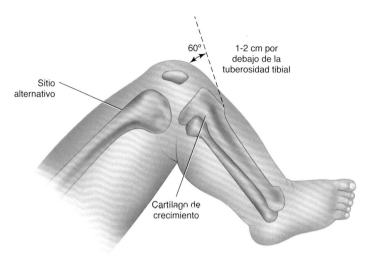

60°

1-2 cm por debajo de la tuberosidad tibial

Sitio alternativo

Cartílago de crecimiento

FIGURA 52-8 Colocación de un acceso intraóseo pediátrico.

- En la **fibrilación ventricular** o la **taquicardia ventricular sin pulso**, la desfibrilación es una prioridad inmediata.
  - La descarga inicial debe ser a 2 J/kg, y después de la descarga se debe reanudar inmediatamente la RCP.
  - Se deben administrar descargas adicionales cada 2 min hasta que ocurra un cambio de ritmo cardíaco, y se aumente la cantidad de energía (normalmente a 4 J/kg o más).
  - La epinefrina se administrará por vía intravenosa o inyección intraósea cada 3-5 min a una dosis de 0.01 mg/kg.
  - La amiodarona a una dosis de 5 mg/kg también puede considerarse en lugar de una dosis de epinefrina en la fibrilación ventricular o la taquicardia ventricular sin pulso.
- En caso de **actividad eléctrica sin pulso** (tal vez una gama de ritmos diferentes en el monitor, pero generalmente bradicárdica) o de **paro asistólico**, la RCP de alta calidad y la administración de epinefrina son la máxima prioridad.
- La epinefrina se administra de nuevo cada 3-5 min por vía intravenosa o intraósea.

Identificar y abordar las causas que contribuyen al paro

- Es de vital importancia considerar y corregir cualquier posible causa subyacente del paro.
- La mnemotecnia utilizada en PALS para considerar las causas subyacentes es las «H y T».
- Cualquier miembro del equipo de reanimación puede recordar al equipo que revise las H y las T.
- Cada parte de la mnemotecnia es también un hecho.
  - Las H
    - Hipovolemia (administre un bolo de solución fisiológica de 20 mL/kg, repita si es necesario).
    - Hipoxia (asegúrese de ventilar con oxígeno al 100% y que las respiraciones asistidas produzcan una adecuada elevación del tórax).

- ○ Iones de hidrógeno (acidosis; considerar la administración de bicarbonato de sodio, 1 mEg/kg).
- ○ Hipo- o hipercalemia (considere enfermedades previas que pudieron haber ocasionado las alteraciones electrolíticas y trátelas).
- ○ Hipoglucemia (verifique la concentración de glucosa sérica o capilar y proporcione tratamiento si se requiere).
- ○ Hipotermia (tenga en cuenta enfermedades previas, revise la temperatura central y, si es posible, proporcione calor o líquidos al paciente).
- ● Las T
- ○ Toxinas (revise las alteraciones anteriores y trátelas).
- ○ Taponamiento (considere hacer una pericardiocentesis).
- ○ Neumotórax a tensión (evalúe los ruidos respiratorios bilaterales durante las respiraciones asistidas, considere la descompresión del tórax con agujas).
- ○ Trombosis (coronaria o pulmonar; revise las enfermedades previas).
- ○ Traumatismos (gire al paciente según la necesidad para evaluar cualquier herida abierta o hemorragia; considere la evaluación por ultrasonido).

Evaluar la reaparición de la circulación espontánea

- ● Los controles de pulso y ritmo se realizarán cada 2 min.
- ● La monitorización del dióxido de carbono teleespiratorio ($ETCO_2$, *end-tidal carbon dioxide*) suele estar disponible para conectarse con la cánula endotraqueal o la mascarilla.
- ● Si los valores de $ETCO_2$ son sistemáticamente inferiores a 15 mm Hg, debe prestarse atención principalmente a mejorar la calidad de la RCP.
- ● El aumento sostenido de los valores de la $ETCO_2$ (típicamente superior a 40 mm Hg) puede ser el primer indicio de la reaparición de la circulación espontánea, incluso antes de un pulso palpable.

Cuidados posteriores al paro

- ● Valore administrar oxígeno para mantener saturaciones del 94-99%; evite la hiperoxia.
- ● Considere la colocación de una vía aérea avanzada con monitorización del $ETCO_2$ si aún no se ha completado.
- ● Identifique y trate los datos clínicos de choque (evalúe perfusión, presión arterial o marcadores de daño a órganos diana) con reanimación con líquidos y vasopresores, si es necesario.
- ● Reevalúe las H y las T y trátelas según la necesidad.
- ● Asegure la normotermia.
- ● Garantice la normoglucemia.
- ● Verifique la normocapnia.
- ● Vigile y trate, si es el caso, la actividad convulsiva.
- ● Asegúrese de que el paciente sea transportado de forma segura o se encuentre en el lugar adecuado para su atención (unidad de cuidados intensivos pediátricos en un hospital pediátrico de tercer nivel).

Algoritmos adicionales de PALS

Taquicardia con pulso y perfusión deficiente

- ● Primero asegure la oxigenación y la ventilación.
- ● Verifique el monitor.
- ● Si el QRS es estrecho:
  - ● Si las ondas p están presentes y el intervalo PR es constante, es probable que se trate de una taquicardia sinusal (las frecuencias suelen ser < 220 lpm en los lactantes y < 180 lpm en los niños).

- Si las ondas p están ausentes y la frecuencia cardíaca no es variable, es probable que se trate de una taquicardia supraventricular (las frecuencias suelen ser ≥ 220 lpm en los lactantes, 180 lpm en los niños).
  - La terapia de primera línea son las maniobras vagales (hielo en la cara o maniobra de Valsalva en un paciente mayor y consciente).
  - El tratamiento de segunda línea es la administración de adenosina intravenosa o intraósea (0.1 mg/kg en bolo, con dosis máxima de 6 mg; se puede aumentar a 0.2 mg/kg en bolo, con una dosis máxima de 12 mg).
  - Utilice la llave de tres vías para la infusión con solución salina.
  - La terapia de tercera línea es la cardioversión sincronizada.
- Si el QRS es amplio:
  - Probablemente se trate de una forma de taquicardia ventricular.
  - Si el paciente tiene perfusión deficiente, hipotensión o evidencia de alteración del estado mental, requerirá tratamiento con cardioversión sincronizada.
    - La dosis de electricidad es de 0.5-1 J/kg.
    - Se puede proporcionar sedación según la necesidad.

Bradicardia con pulso y perfusión deficiente

- Primero asegure la oxigenación y la ventilación.
- Verifique el monitor.
- Identifique y trate la causa subyacente (probablemente iatrógena, como la sobresedación).
- Si el paciente tiene signos de compromiso cardiopulmonar (alteración aguda del estado mental, perfusión deficiente, signos de choque, incluida la hipotensión) y la frecuencia cardíaca es inferior a 60 lpm a pesar de la oxigenación y la ventilación, inicie la RCP.
- Administre epinefrina intravenosa o intraósea (0.01 mg/kg) o atropina (0.02 mg/kg).
- Considere la estimulación transcutánea.

Choque séptico

- Identifique el choque por medio de la alteración del estado mental, la perfusión deficiente y los marcadores de daño a órganos diana. La hipotensión puede ser un signo tardío.
- Establezca el acceso intravenoso o intraóseo.
- Reanimación con líquidos según los objetivos clínicos.
- Administre precozmente antibióticos de amplio espectro (en la primera hora).
- Corrija la alteración de los electrólitos.
- Considere el tratamiento con vasopresores para el choque refractario a los líquidos.
- La elección de los vasopresores se orienta con base en el cuadro clínico del paciente.
  - Choque con vasoconstricción: considere perfundir epinefrina (dosis inicial de 0.05 µg/kg por minuto).
  - Choque con vasodilatación: considere perfundir norepinefrina (dosis inicial de 0.05 µg/kg por minuto).

Anafilaxia pediátrica

- La anafilaxia es una afección aguda y potencialmente mortal que puede ser infravalorada.
- Los hallazgos cutáneos, como el eritema o la urticaria, pueden estar ausentes.
- Los criterios de anafilaxia son cualquiera de los siguientes:
  - Aparición aguda de una enfermedad que afecta la piel, las mucosas o ambas, con compromiso respiratorio, hipotensión o evidencia de perfusión deficiente de los órganos diana; o
  - Dos o más de los siguientes signos y síntomas posterior a la exposición a un alérgeno:
    - Afectación del tejido cutáneo o mucoso
    - Compromiso respiratorio

○ Síntomas gastrointestinales persistentes
○ Hipotensión o evidencia de perfusión deficiente de órganos diana; o
● Hipotensión después de la exposición a un alérgeno conocido por el paciente.

- Se debe prestar atención inmediata a las vías respiratorias, a la respiración y a la circulación en el momento en el que se identifica la anafilaxia.
- La base del tratamiento es la eliminación del alérgeno y la administración de epinefrina intramuscular.
- Los retrasos en la administración de epinefrina están altamente asociados con la morbilidad y la mortalidad.
- La dosis de epinefrina intramuscular es de 0.01 mg/kg a una concentración de 1 mg/mL; también se puede utilizar el autoinyector de epinefrina.
- Es posible repetir la dosis en intervalos de 5-15 min; se puede requerir una perfusión de epinefrina.
- Los tratamientos farmacológicos secundarios incluyen antihistamínicos H1 (difenhidramina), antihistamínicos H2 (ranitidina), broncodilatadores inhalados y glucocorticoides.
- Nunca retrase la administración de epinefrina intramuscular para aplicar tratamientos secundarios.

Componentes de una dinámica de equipo eficaz

- Comunicación en cadena cerrada
  - *«Administra la epinefrina». «La epinefrina se ha administrado».*
- Mensajes claros
  - *«Administra una dosis de cero punto un miligramos por kilogramo de adenosina con irrigación rápida de solución salina.» «Entendido. Cero punto un miligramos por kilogramo de adenosina, el paciente pesa quince kilogramos así que le daré uno punto cinco miligramos de adenosina a través del acceso intraóseo en bolo».*
- Roles claros
  - *«Jorge se encargará de la vía aérea. Andrea, tú documentarás y llevarás el control del tiempo. Yo soy el líder del equipo».*
- Conocer las propias limitaciones
  - *«Nunca he administrado adenosina. Karla, ¿puedes ayudarme con esto?».*
- Compartir los hechos relevantes
  - *«Me he dado cuenta de que ha habido un cambio de ritmo en el monitor».*
- Retroalimentación constructiva
  - *«Esa dosis me parece incorrecta. ¿Puedes explicar mejor tu solicitud?».*
  - *«Parece que te estás cansando de hacer compresiones. Haremos un cambio en cinco segundos, y yo haré el conteo».*
- Reevaluación y resumen
  - *«Para resumir, tenemos a un paciente de cinco años de edad en paro con taquicardia ventricular. Desfibrilamos una vez y administramos una dosis de epinefrina. En el siguiente control de pulso y ritmo, nos prepararemos para desfibrilar a 4 J/kg y dar la siguiente dosis de epinefrina. Pasemos por las H y las T».*
- Respeto mutuo
  - *«Gracias por detectar mi error en el cálculo de la dosis».*
  - *«Esas son excelentes compresiones. Buen trabajo».*

Fundamentos de la intubación

Rory Merritt

Objetivos

- Comprender las indicaciones y contraindicaciones para realizar la intubación.
- Conocer el equipo necesario y los pasos del procedimiento de intubación.
- Identificar los intentos de intubación exitosos y los no exitosos.

¿Qué es la intubación?

- La *intubación* es la acción de colocar un tubo endotraqueal a través de la boca o la nariz del paciente que cruce la entrada laríngea y hasta la vía aérea subglótica.
- El objetivo es proporcionar una vía definitiva y que el aire pueda entrar y salir de la tráquea y los pulmones.

Indicaciones

- Compromiso físico o médico de la vía aérea (p. ej., lesiones estructurales como tumores, hematomas, dientes rotos, fracturas traqueales, epiglotitis, abscesos retrofaríngeos o periamigdalinos, angina de Ludwig).
- Insuficiencia respiratoria aguda hipóxica o hipercápnica que no responde a la ventilación con presión positiva no invasiva como medio para facilitar la ventilación mecánica.
- Alteración del estado mental con fallo en la protección de la vía aérea (indicación clásica: escala de coma de Glasgow ≤ 8). Suele observarse en lesiones cerebrales traumáticas o encefalopatía tóxica, metabólica o hipóxica grave.
- Facilitación de estudios o procedimientos que requieran anestesia.
- Anticipación del deterioro clínico o de la incapacidad para proteger o mantener la vía aérea.

Contraindicaciones absolutas

- Obstrucción de la vía aérea superior que impide el paso de un tubo endotraqueal por vía tanto bucofaríngea como nasofaríngea.
- Un código de no reanimación y no intubación debidamente documentado.

Contraindicaciones relativas

- Fracturas inestables de la columna cervical: deben tratarse para evitar daños mayores.
- Obstrucción de la vía aérea superior que impide el paso de un tubo endotraqueal por vía bucofaríngea o nasofaríngea (pero no ambas).
- Hipotensión no controlada o contraindicación a los fármacos administrados para realizar la intubación.

¿Qué debe hacerse antes de realizar la intubación?

- Preparación (*véase* más adelante la sección «Equipo»)
  - Conecte al paciente a un monitor de signos vitales, incluyendo la monitorización del CO_2 teleespiratorio.

- Obtenga al menos una vía intravenosa (i.v.) que funcione (preferiblemente dos).
- Conecte la bolsa-válvula-mascarilla (BVM; o ambú) a la fuente de oxígeno y active el dispositivo de succión.
- Prepare el laringoscopio con la hoja de tamaño adecuado (siempre verifique que la luz funciona).
- Consiga el tubo endotraqueal del tamaño adecuado, el estilete, la jeringa de 10 mL y el dispositivo de sujeción.
- Seleccione los medicamentos para realizar la intubación.
- Evalúe la complejidad de la vía aérea y prepárese.
  - Observe y escuche: dentadura, ruidos, cuello grande, boca o mandíbula pequeña.
  - Mida las distancias: incisural, tiromental y tirohioidea.
  - Puntuación de Mallampati.
  - Obstrucción.
  - Movilidad del cuello.
- Preoxigenación
  - Coloque una cánula nasal a 6 u 8 L/min para la oxigenación apneica.
  - Utilice la BVM con fracción inspirada de oxígeno (FIO_2) al 100% para preoxigenar con ocho inspiraciones máximas consecutivas justo antes de la intubación.
- Pretratamiento (a veces realizado en el quirófano, intubaciones controladas por anestesia).
  - Lidocaína: a veces se utiliza para reducir las respuestas broncoespásticas y de elevación de la presión intracraneal.
  - Atropina: en ocasiones se usa en los lactantes para reducir la bradicardia refleja.
  - Fentanilo: puede usarse para disminuir las respuestas del sistema nervioso simpático.

Equipo

- Hay muchas técnicas disponibles para la intubación y cada una requiere un equipo diferente. En esta sección se revisará la intubación oral directa.
- Medicamentos:
  - Sedantes: propofol, etomidato, ketamina, midazolam o fentanilo.
  - Paralizantes: succinilcolina, bromuro de pancuronio, bromuro de rocuronio, bromuro de vecuronio.
  - Anticolinérgicos: atropina, bromuro de glicopirronio.
  - Vasoconstrictores: oximetazolina, corticoesteroides.
- Equipo de control:
  - Monitor cardiorrespiratorio que incluya la frecuencia cardíaca, la presión arterial, la frecuencia respiratoria, la saturación de oxígeno y la pletismografía, monitorización del CO_2 teleespiratorio o la capnometría colorimétrica, si está disponible.
- Preparación y montaje:
  - Collarín cervical si hay sospecha de una lesión en la columna vertebral.
  - Rollo de toalla para ajustar la posición de los hombros.
  - Equipo de protección personal (guantes no estériles, mascarilla que incluya protector facial y bata, si es necesario).
- Succión:
  - Dispositivo de aspiración manual.
- Oxígeno:
  - Cánula nasal.
- BVM:
  - Con válvula de presión teleespiratoria positiva (PEEP, *positive end expiratory pressure*) y depósito.

- Equipo de vía aérea:
  - Vía aérea oral o nasal
  - Tubo endotraqueal (con o sin manguito, tubo del 7 para la mayoría de las mujeres adultas, tubo del 7.5-8 para la mayoría de los hombres adultos)
  - Estilete rígido (colocado en el tubo, que termina justo antes del final de este, doblado a 60-70° en el extremo distal)
  - Lubricante
  - Jeringa de 10 mL (con el émbolo hacia atrás)
  - Monitorización del CO_2 teleespiratorio o dispositivo de colorimetría de CO_2
  - Cinta o dispositivo de sujeción del tubo endotraqueal
  - Sonda orogástrica o nasogástrica
  - Mango y hoja de laringoscopio de Macintosh o Miller
    - Tamaño 3 o 4 para la mayoría de los adultos
  - Equipo de reserva para la vía aérea:
    - Videolaringoscopio
    - Broncoscopia con fibra óptica
    - Introductor de tubo endotraqueal
    - Mascarilla laríngea
    - Realización de la cricotiroidotomía o la traqueotomía

Técnica

- Parálisis e inducción:
  - Proporcione el sedante (tabla 53-1).
  - Administre el paralizante (tabla 53-2) y comience la ventilación con la BVM si no lo ha hecho como continuación del paso de «preoxigenación».

TABLA 53-1 Sedantes frecuentemente utilizados en la intubación de los adultos

FÁRMACO	DOSIS	COMPLICACIONES
Propofol	1-2 mg/kg i.v.	Depresión cardiorrespiratoria, hipotensión
Etomidato	0.2-0.3 mg/kg i.v.	Supresión suprarrenal, mioclonía
Ketamina	1-2 mg/kg i.v.	Hipertensión, taquicardia, síndrome confusional, riesgo de incremento en la presión intracraneal
Midazolam	0.1-0.3 mg/kg i.v.	Depresión cardiorrespiratoria, hipotensión

TABLA 53-2 Paralizantes frecuentemente utilizados en la intubación de los adultos

FÁRMACO	DOSIS	COMPLICACIONES
Succinilcolina	1 mg/kg i.v.	Hipercalemia; puede requerir un ajuste de la dosis en los pacientes con enfermedades de la unión neuromuscular
Bromuro de rocuronio	1 mg/kg i.v.	Acción de larga duración

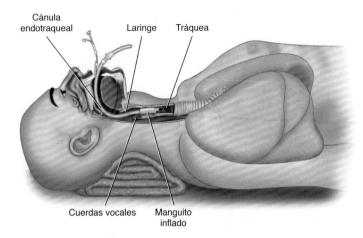

FIGURA 53-1 Intubación endotraqueal.

- Protección y colocación (fig. 53-1):
  - Proteja la vía aérea con la maniobra de Sellick (presión cricoidea: colapsa el esófago y desplaza la tráquea hacia atrás, lo que puede mejorar la visión).
  - Introduzca el laringoscopio utilizando la mano izquierda (independientemente de la dominancia de la mano) mientras se abren los dientes con los dedos índice y pulgar derechos.
    - La hoja debe encajar dentro de la cisura media si se utiliza una hoja de Macintosh; debe cubrir y elevar la epiglotis si se emplea una hoja de Miller.
    - Desplace la lengua caudal y anteriormente y visualice las cuerdas vocales.
  - Introduzca el tubo entre las cuerdas vocales bajo visualización directa.
  - Haga avanzar el tubo hasta que el manguito esté justo por encima de las cuerdas vocales; en general, esto será alrededor de 22 cm desde el labio para los adultos.
  - Retire el estilete una vez que el tubo pasa las cuerdas.
  - Infle el manguito con una jeringa de 10 mL con 5-10 mL de aire.
  - Confirme la colocación del tubo endotraqueal mediante capnografía endoscópica o colorimetría.
  - Ausculte sobre ambos campos pulmonares y el epigastrio.
    - Retraiga la sonda unos centímetros si no hay ruidos respiratorios en un lado después de la intubación.
    - Si está presente sobre el epigastrio y ausente sobre los campos pulmonares, indica una intubación del esófago. Retire la sonda, ventile con la BVM y haga un intento adicional una vez que el paciente esté estabilizado.
  - Fije el tubo con cinta adhesiva o con un soporte comercial.
- Manejo postintubación:
  - Obtenga una radiografía de tórax portátil (RxT) para evaluar la posición del tubo (el tubo debe terminar al menos 2 o 3 cm proximal a la carina traqueal, no debe estar cerca de los bronquios principales, y los pulmones deben estar insuflados sin atelectasias; fig. 53-2).

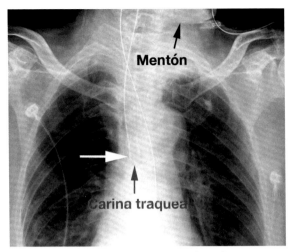

FIGURA 53-2 Posición del tubo endotraqueal en la radiografía de tórax (reimpreso con autorización de Webb WR, Higgins CB. *Thoracic Imaging: Pulmonary and Cardiovascular Radiology.* 3rd ed. Wolters Kluwer; 2017, Fig. 11.25 B).

- Administre medicamentos sedantes, paralizantes o analgésicos según la indicación.
- Comience la ventilación mecánica.
- Eleve la cabecera de la cama, si el paciente lo tolera.
- Realice la succión de secreciones de forma rutinaria.

Solución de problemas y complicaciones

- No es posible visualizar las cuerdas vocales.
  - ¿Cuándo sospecharlo?
    - Pacientes a los que se les determinó una vía aérea «complicada», especialmente si está relacionada con el hábito corporal.
  - ¿Qué hacer?
    - Vuelva a colocar el laringoscopio y manipule la laringe con la mano derecha aplicando presión hacia atrás, hacia arriba y hacia la derecha intentando ver las cuerdas.
    - Considere la posibilidad de realizar una videolaringoscopia, una broncoscopia con fibra óptica o la asistencia con dilatador si está disponible.
    - Asegure la sedación y la parálisis adecuadas.
- Desaturación periprocedimental:
  - ¿Cuándo sospecharlo?
    - Pacientes con enfermedad cardiopulmonar subyacente (enfermedad pulmonar obstructiva crónica, insuficiencia cardíaca, síndrome de dificultad respiratoria aguda, inhalación de tóxicos, quemaduras, estados hipermetabólicos).
    - Incapacidad de aumentar la SaO_2 por encima del 90% incluso con una preoxigenación óptima.
    - Neonatos y lactantes.

- ¿Qué hacer?
  - ○ Una vez que la saturación de oxígeno haya descendido a un nivel umbral (normalmente del 88 al 90%, pero variable en función del estado clínico del paciente), detenga el intento de intubación y ventile al paciente con FIO_2 al 100% mediante la BVM con 12 o 20 respiraciones por minuto hasta que la saturación aumente.
  - ○ Mantenga una cánula nasal a 6 L/min de oxígeno durante todo el procedimiento para proporcionar una oxigenación apneica pasiva, utilizando un complemento de la vía aérea nasofaríngea cuando sea apropiado.
- Espasmo de los maseteros
  - ¿Cuándo sospecharlo?
    - ○ Incapacidad para abrir la mandíbula para insertar el laringoscopio, a veces visto con el uso de succinilcolina como paralizante.
  - ¿Qué hacer?
    - ○ Administre un paralizante no despolarizante como el bromuro de rocuronio y un sedante adicional.
    - ○ Intente métodos de apoyo como la intubación nasotraqueal por medio de broncoscopia con fibra óptica.
    - ○ Introduzca las vías aéreas nasofaríngeas bilaterales y ventile al paciente utilizando la técnica de BVM con FIO_2 al 100%.
    - ○ Si no se puede superar con tratamiento farmacológico, puede ser necesaria la cricotiroidotomía.
- Laringoespasmo
  - ¿Cuándo sospecharlo?
    - ○ Dificultad para ventilar con BVM
    - ○ Estridor audible
    - ○ Después del uso de ketamina como fármaco de inducción
  - ¿Qué hacer?
    - ○ Ventile al paciente con una BVM conectada con FIO_2 al 100%.
    - ○ Administre medicamentos paralizantes.
- Intubación del bronquio principal
  - ¿Cuándo sospecharlo?
    - ○ Ruidos respiratorios irregulares.
    - ○ Hipoxia refractaria con FIO_2 al 100% y 5 cm H_2O de PEEP.
    - ○ Diagnosticar por medio de la RxT.
    - ○ Nota: con frecuencia del lado derecho debido a la orientación cefalocaudal del bronquio principal derecho.
  - ¿Qué hacer?
    - ○ Retraiga el tubo en función de la posición en la radiografía o hasta el punto en el que se escuchen ruidos respiratorios bilaterales.
- Intubación del esófago
  - ¿Cuándo sospecharlo?
    - ○ Si no se oxigena o ventila, los ruidos respiratorios estarán presentes sobre el epigastrio.
  - ¿Qué hacer?
    - ○ Retire el tubo, ventile mediante BVM conectada con FIO_2 al 100% y vuelva a intentar el procedimiento.
- Desaturación con ventilador
  - ¿Cuándo sospecharlo?
    - ○ Suenan las alarmas del ventilador.
    - ○ La SaO_2 en el monitor difiere de la medición con otro dispositivo.
    - ○ Ocurre compromiso hemodinámico: taquicardia o bradicardia.

- ¿Qué hacer?
  - Desconecte el circuito y evalúe la ventilación y la saturación cuando utilice una BVM conectada con FIO_2 al 100%.
  - Confirme la ubicación del tubo con auscultación, exploración visual, monitorización del dióxido de carbono teleespiratorio y radiografía.
  - Evalúe si hay obstrucción del tubo: pliegues, tapones de moco; aspire el tubo si es necesario.
  - Examine la presencia de neumotórax con la exploración física (ruidos respiratorios, distensión de la vena yugular), radiografía o ecografía.
  - Verifique si hay fallos en el equipo: ventilador, ajustes, cánulas.

Fundamentos de la ecografía

Nehal Al-Sadhan y Kristin Helena Dwyer

Objetivos

- Comprender el papel de la ecografía en el sitio de atención.
- Revisar el conocimiento y uso relevantes del transductor y los principios básicos de la exploración.

Panorama general: ¿qué es la ecografía en el sitio de atención?

- Las ecografías pueden ser realizadas por muchos tipos de proveedores, incluyendo auxiliares de ecografía, radiólogos u otros clínicos (por lo general, a pie de cama).
- La *ecografía en el sitio de atención* (POCUS, *point-of-care ultrasound*) es un estudio por ultrasonido que se realiza en el sitio de atención o a pie de cama. Es sinónimo de *ecografía clínica, a pie de cama, enfocada o realizada por un médico.*
- Las ecografías completas suelen ser llevadas a cabo por auxiliares de ecografía o radiólogos en el servicio de radiología.
- La *POCUS* es una prueba destinada a responder a una pregunta clínica específica a pie de cama. Las imágenes obtenidas y los objetivos de la POCUS suelen ser muy diferentes de aquellos de un estudio hecho por radiólogos. Por ejemplo:
  - ¿La hipotensión del paciente se debe a que el líquido en el pericardio está causando un taponamiento?
  - ¿El dolor abdominal de este paciente se debe a un cálculo renal o a una alteración aórtica?
- La POCUS también puede usarse para guiar los procedimientos de las vías periféricas o centrales, la incisión y el drenaje de abscesos, las paracentesis, las toracocentesis, los bloqueos nerviosos y las artrocentesis.

Transductores y equipos

- La ecografía emplea ondas sonoras más allá del alcance del oído humano (más de 20 kHz).
- Las imágenes se obtienen utilizando uno de los muchos transductores acoplados con gel para disminuir la impedancia acústica (el ultrasonido no viaja bien a través del aire, por lo que el gel reduce al mínimo el aire entre el paciente y el transductor). Las ondas sonoras regresan del cuerpo del paciente al transductor y se muestran como una imagen en la pantalla.
- Los transductores varían principalmente en función de su huella (forma de la superficie de la sonda), frecuencia y penetración (tabla 54-1).
- Los transductores curvilíneos y los de matriz en fase son de alta penetración y baja frecuencia. Son los mejores para consultar los datos de las estructuras profundas del paciente.
- El transductor lineal es de alta frecuencia, baja penetración y más útil para evaluar en detalle las estructuras cercanas a la superficie de la piel o para la guía de procedimientos.
- La ganancia y la profundidad se pueden ajustar en el equipo para optimizar la imagen.
- El modo B es la imagen de ecografía bidimensional (2D) en la que la amplitud de la señal ecográfica de retorno determina el brillo de la imagen (modo de ecografía estándar).
- El modo M (movimiento) evalúa el movimiento bajo una sola línea debajo del transductor a lo largo del tiempo y suele usarse para ecocardiografías convencionales y fetales.

TABLA 54-1   Conocimiento y uso relevante de la ecografía en el sitio de atención

Información del paciente	Introducir los datos del paciente: nombre, número de historia clínica y fecha de nacimiento

Selección del transductor

Transductor lineal

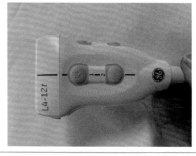

- Alta frecuencia y resolución
- Buen detalle de las estructuras superficiales, como los vasos, los nervios, los ojos, el sistema musculoesquelético y los testículos

Transductor de matriz en fase

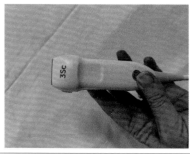

- Baja frecuencia y resolución, buena penetración para las estructuras más profundas, huella pequeña
- Se utiliza para la ecocardiografía

Transductor curvilíneo

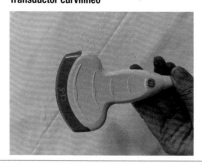

- Baja frecuencia y resolución, buena penetración para las estructuras más profundas
- Se utiliza para la ecografía abdominal, obstétrica y pulmonar

(continúa)

TABLA 54-1 Conocimiento y uso relevante de la ecografía en el sitio de atención (*cont.*)	
Tipo de prueba o preselección	La selección del tipo de prueba adecuado permite optimizar la imagen y ajustar parámetros como los armónicos y la frecuencia
Profundidad	Comience con la profundidad suficiente para encontrar su estructura, y luego disminuya la profundidad hasta que el objeto de interés llene cerca de dos tercios de la pantalla. Los marcadores de profundidad se verán a la derecha de su pantalla
Ganancia	La *ganancia* es el brillo de la imagen; debe ajustarse para que el líquido sea negro y los tejidos sean grises. Una ganancia insuficiente da como resultado una imagen oscura, es decir, difícil de ver, y una ganancia excesiva desvanece la imagen y puede oscurecer el líquido libre

- El modo Doppler emplea el principio de desplazamiento Doppler para evaluar el flujo sanguíneo. Brinda información sobre la dirección y la velocidad del flujo sanguíneo superpuesta a una imagen en modo B.
- Los objetos hipoecoicos aparecen de color negro (estructuras llenas de líquido, como la vejiga llena de orina, la vesícula biliar, el corazón y los vasos) y los hiperecoicos aparecen de color blanco (cálculos y huesos).

Realización de una ecografía

- Elija el transductor y el tipo de prueba adecuados (p. ej., de matriz en fase para un ecocardiograma, curvilíneo para una ecografía abdominal, lineal para guiar un procedimiento). Identifique el marcador del transductor, el cual se alineará con el marcador de la pantalla.
- Reducir la iluminación de la sala hace que las estructuras de la pantalla sean más claras.
- En la ecografía diagnóstica, oriente el marcador del transductor hacia la derecha del paciente (eje corto/transversal) o hacia la cabeza del paciente (eje largo/sagital o coronal).
- Para guiar un procedimiento, oriente el marcador del transductor a la izquierda del operador.
- El marcador en la pantalla corresponde al marcador del transductor y ayuda a la orientación. Si el marcador del transductor apunta a la cabeza del paciente, las imágenes de la pantalla más cercanas al marcador son cefálicas, y el lado opuesto de la pantalla es caudal.
- Mantenga el transductor perpendicular a la piel del paciente. Piense que el haz ultrasónico sale de la superficie del transductor como la luz sale de una linterna.
- Recuerde que el cuerpo es un espacio tridimensional, así que consulte los datos del objeto de interés en dos planos y asegúrese de recorrer el espacio en cada uno de ellos para obtener una visión completa.
- Considere que el gel está frío y haga lo posible por mantener la comodidad del paciente.
- Los transductores deben limpiarse a fondo y desinfectarse después de cada prueba.
- Las manipulaciones típicas del transductor son las siguientes (fig. 54-1):
  - Giro del transductor: mantenga el transductor perpendicular a la piel y gírelo en el sentido de las agujas del reloj o en sentido contrario.

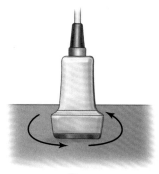

Giro

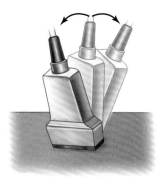

Movimiento en abanico

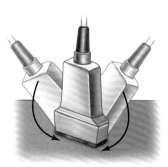

Balanceo

FIGURA 54-1 Resumen de la manipulación del transductor.

- Movimiento en abanico del transductor: fije la superficie del transductor al cuerpo del paciente y angule el haz ultrasónico (como si fuera el haz de luz de una linterna) hacia delante y hacia atrás perpendicularmente al plano del transductor/indicador.
- Balanceo del transductor: fije la superficie del transductor al cuerpo del paciente y angule el haz ultrasónico hacia delante y hacia atrás en plano/paralelo al transductor/marcador.
- El objeto de interés debe ocupar aproximadamente dos tercios de la pantalla.
- Las imágenes de ecografía pueden tener una serie de artefactos.
  - Reverberación: cuando las ondas ecográficas reverberan o «rebotan» entre dos estructuras paralelas muy reflectantes (p. ej., las colas de cometa [normales] y las líneas B [patológicas]).
  - Realce acústico posterior: zona hiperecoica detrás de una estructura llena de líquido (p. ej., vejiga, vesícula biliar).
  - Imagen especular: cuando los haces de sonido chocan con una estructura altamente reflectante (diafragma, pericardio), provocando la duplicación de la estructura profunda equidistante de la estructura fuertemente reflectante. Por ejemplo, puede ver lo que parece tejido hepático tanto por encima como por debajo del diafragma.
  - Artefacto de borde: sombra que se produce en el borde de una superficie curva cuando las ondas sonoras son oblicuas a la estructura.
  - Sombra: zona hipoecoica detrás de una estructura que absorbe o refleja fuertemente las ondas ultrasónicas (piedra, hueso, aire).

Ecografía en el sitio de atención

Nehal Al-Sadhan y Kristin Helena Dwyer

Objetivos

- Presentar la amplia gama de aplicaciones de la ecografía en el sitio de atención.
- Revisar el objetivo, las indicaciones clínicas y las técnicas de adquisición de imágenes para las aplicaciones de la ecografía en el sitio de atención de alto rendimiento.

Evaluación ecográfica focalizada extendida en traumatismos

- Objetivo: evaluar la presencia de líquido anómalo en el abdomen, el tórax o el pericardio (torso), a menudo tras un traumatismo cerrado o penetrante. También incluye la evaluación del neumotórax cuando sea adecuado (extendida).
- Se realiza con una sonda de alta penetración como la sonda curvilínea o de matriz en fase.
- El líquido libre aparecerá anecoico (negro).
- Vistas ecográficas:
  - Cuadrante superior derecho (CSD): a nivel de la apófisis xifoides en la línea axilar media derecha, coloque la sonda perpendicular a la piel del paciente con el marcador de la sonda apuntando a la cabeza del paciente. Recorra con un movimiento en forma de abanico y consulte los datos de los siguientes cuatro espacios del CSD (y del cuadrante superior izquierdo [CSI]): por encima y por debajo del diafragma, entre el hígado (bazo en el CSI) y el riñón, y el polo inferior. El líquido libre aparecerá anecoico y podría representar una hemorragia interna por un traumatismo (fig. 55-1).
  - Cuadrante superior izquierdo:
    - A nivel de la apófisis xifoides en la línea axilar media izquierda, coloque la sonda perpendicular a la superficie de la piel con el marcador de la sonda apuntando a la cabeza del paciente. A la izquierda, es posible que tenga que deslizar la sonda más atrás hacia la línea axilar posterior y más arriba de la cabeza del paciente para obtener una visión óptima.
    - Debido al ligamento esplenorrenal, el líquido suele acumularse bajo el diafragma antes de entrar en el espacio entre el riñón y el bazo.
  - Suprapúbica:
    - Coloque la sonda justo por encima de la sínfisis púbica con el marcador apuntando a la cabeza del paciente. Haga un movimiento en forma de abanico de izquierda a derecha a través de la vejiga.
    - Gire la sonda hasta que el marcador esté orientado hacia la derecha del paciente y haga un movimiento en forma de abanico de cefálico a caudal evaluando el líquido posterior a la vejiga.
    - Es normal que las mujeres tengan una pequeña cantidad de líquido libre fisiológico.
  - Subxifoidea:
    - Evalúe el espacio pericárdico en busca de líquido libre.
    - Coloque el transductor en la región subxifoidea con la sonda apuntando hacia el tórax del paciente y la cola de la sonda paralela al abdomen del paciente (plana).

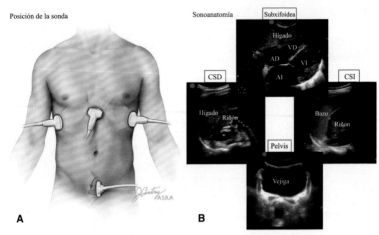

Posición de la sonda Sonoanatomía

FIGURA 55-1 Colocación de la sonda de evaluación ecográfica focalizada en traumatismos (FAST, *focused assessment with sonography in trauma*) y la correspondiente sonoanatomía. **A.** Colocación de la sonda. **B.** Sonoanatomía de las vistas FAST incluyendo la vista subxifoidea de cuatro cavidades, el cuadrante superior derecho (CSD; bolsa de Morison/espacio hepatorrenal), el cuadrante superior izquierdo (CSI; espacio periesplénico) y la vista pélvica (vista transversal) (de Haskins SC, Bronshteyn Y, Perlas A, et al. American Society of Regional Anesthesia and Pain Medicine expert panel recommendations on point-of-care ultrasound education and training for regional anesthesiologists and pain physicians—part I: clinical indications. *Reg Anesth Pain Med.* 2021. doi:10.1136/rapm-2021-102560, Fig. 3. https://rapm.bmj.com/content/early/2021/02/24/rapm-2021-102560).

- Pulmones:
  - Los pulmones son la parte «e» o extendida de la evaluación focalizada extendida con ecografía en traumatismos (e-FAST). Usted ha evaluado un hemotórax en el CSI y el CSD, pero también puede evaluar un neumotórax.
  - Se prefiere la sonda lineal, pero en un paciente inestable, continúe la prueba con la sonda que utilizó en el abdomen.
    - Coloque el marcador apuntando hacia la cabeza, línea clavicular media. Evalúe el deslizamiento pulmonar (fig. 55-2).
    - En el paciente traumatizado en supino, explore al menos tres espacios pulmonares.

Ecocardiografía

- Objetivo: evaluar el corazón en cuanto a las cinco «E»: derrame (*effusion*), eyección, igualdad (*equality*; sobrecarga del hemicardio derecho), salida (*exit*; raíz aórtica < 4 cm) y entrada (vena cava inferior [VCI]).
- Utilice la sonda de matriz en fase o la sonda cardíaca y coloque al paciente en posición de decúbito supino o en decúbito lateral izquierdo.
- Vistas ecográficas:
  - Eje paraesternal largo (salida, derrame, igualdad, eyección):
    - El marcador de la sonda está colocado paraesternal a nivel del pezón, con el marcador apuntando al hombro derecho del paciente (fig. 55-3).
    - El flujo de salida de la aorta debe ser menor de 4 cm; el ventrículo derecho, el flujo de salida de la aorta y la aurícula izquierda deben ser aproximadamente 1:1:1. Evalúe en busca de líquido alrededor del corazón (anecoico).

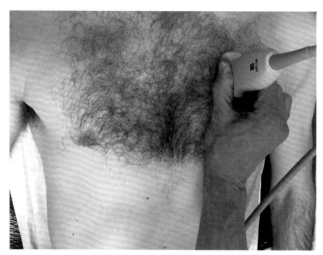

FIGURA 55-2 Ecografía pulmonar (de Bornemann P. *Ultrasound for Primary Care*. Wolters Kluwer; 2021, Fig. 51.14).

- Eje paraesternal corto (derrame, eyección, igualdad):
  - Gire la sonda 90° desde el eje paraesternal largo con el marcador apuntando hacia la cadera derecha del paciente (*véase* fig. 55-3).
  - Evalúe la compresión del ventrículo izquierdo así como el aplanamiento de la pared septal (en relación con la sobrecarga del ventrículo derecho).

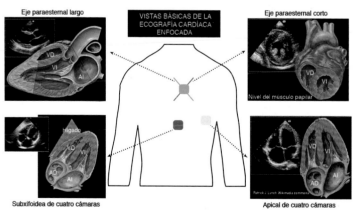

FIGURA 55-3 Vistas ecocardiográficas (de Koratala A. *Introduction to Focused Cardiac Ultrasound: The Parasternal Long Axis View. Focus on POCUN.* American Society of Nephrologists; 2019, Fig. 1. https://www.renalfellow.org/2019/06/07/introduction-to-focused-cardiac-ultrasound-the-parasternal-long-axis-view/. Heart illustrations from Lynch PJ. *Heart Normal Transthoracic Echocardiography Views.* Wikimedia Commons. Consultado el 8 de julio de 2021. https://commons.wikimedia.org/wiki/Category:Medical_illustrations_by_Patrick_Lynch#/media/File:Heart_normal_tte_views.jpg).

- Apical de cuatro cavidades (igualdad, derrame, eyección): coloque su sonda en la línea axilar anterior izquierda del paciente, apuntando el haz ultrasónico al hombro derecho. Imagine que apunta la sonda a través del vértice del corazón (p. ej., coloque la sonda en el punto de máximo impulso; *véase* fig. 55-3).
- Subxifoidea (*véase* e-FAST).
- VCI:
  - Con su sonda en la región subxifoidea y el marcador apuntando a la cabeza del paciente, busque la VCI. Debería poder verse la aorta y la VCI en eje largo. La aorta estará más cerca del lado izquierdo del paciente.
  - La VCI puede utilizarse para ayudar a identificar las causas del choque. En caso de hipovolemia, la VCI será pequeña, menor de 1 cm, y colapsable. En un paciente con obstrucción (p. ej., taponamiento) o choque cardiógeno, se vería una VCI pletórica (> 2 cm).

Ecografía de vías biliares

- Objetivo: evaluar el cólico biliar o la colecistitis.
- Vistas ecográficas: utilice una sonda curvilínea o de matriz en fase; coloque el marcador apuntando a la cabeza del paciente (sagital) en la línea clavicular media a lo largo del borde costal derecho (fig. 55-4).
- Colecistitis: cálculos biliares/barro biliar, signo de Murphy ecográfico, líquido pericolecístico y engrosamiento de la pared.
- Mida la pared anterior en el eje corto, congele la imagen y amplíela para obtener una medición precisa (lo normal es < 5 mm).

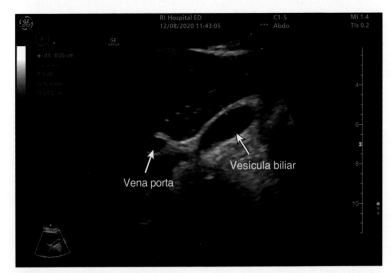

FIGURA 55-4 Ecografía de las vías biliares.

Ecografía renal

- Objetivo: evaluar los riñones en busca de hidronefrosis y quistes, así como la vejiga en busca de cálculos, tumores, volumen y residuo posmiccional.
- Emplee una sonda curvilínea (*véanse* CSD, CSI y suprapúbica en e-FAST).

Aorta

- Objetivo: evaluar la presencia de aneurisma o disección de la aorta abdominal.
- Sonda: curvilínea o de matriz en fase.
- Vistas ecográficas: coloque la sonda perpendicular a la piel del paciente en el espacio subxifoideo y busque la aorta justo por encima de la sombra del cuerpo vertebral (fig. 55-5). En transversal, mida la aorta de pared externa a pared externa en tres regiones entre el espacio subxifoideo y el ombligo (lo normal es < 3 cm).

Embarazo obstétrico/intrauterino

- Objetivo: confirmar la presencia de un embarazo intrauterino en una paciente con dolor abdominal o hemorragia vaginal con una gonadotropina coriónica humana positiva y preocupación por un embarazo ectópico.
- *Véase* e-FAST suprapúbico para la técnica de exploración.
- Criterios de embarazo intrauterino definitivo: presencia de saco gestacional intrauterino y de saco vitelino o polo fetal.

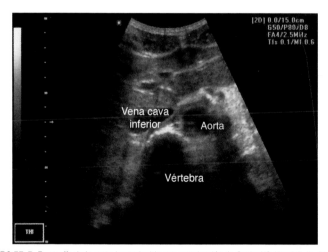

FIGURA 55-5 Ecografía de la aorta (reproducida con autorización de Cosby KS, Kendall JL. *Practical Guide to Emergency Ultrasound*, 2nd ed. Lippincott Williams & Wilkins, a Wolters Kluwer Business; 2014, Fig. 10-2B.)

Colocación de una vía intravenosa

Danielle Halpern

Objetivos

- Comprender las indicaciones para colocar una vía intravenosa.
- Saber seleccionar el tamaño de la vía intravenosa.
- Aprender la técnica para colocar una vía intravenosa.

¿Qué es una vía intravenosa?

- Es un catéter intravenoso (i.v.) colocado en la vena de un paciente para que las infusiones de líquidos, sangre o medicamentos puedan llegar al torrente sanguíneo.

Indicaciones para una vía intravenosa

- Pacientes que no pueden tomar medicamentos o líquidos por vía oral
- Reposición de líquidos y electrólitos
- Administración de hemoderivados
- Suministro de nutrientes y suplementos nutricionales

Equipo necesario

- Solución antiséptica
- Guantes
- Torniquete
- Catéter periférico corto
- Gasas estériles de 5 × 5 cm o un apósito estéril, transparente y semipermeable
- Cinta adhesiva no alergénica de 2.5 cm (si se aplica un apósito de gasa)
- Cinta adhesiva estéril o tiras quirúrgicas estériles o un dispositivo de sujeción prefabricado
- Solución de lavado (cloruro de sodio al 0.9%, frasco de 20 mL)
- Jeringas de lavado (tamaño 3-5 mL)
- Solución i.v. con tubo conectado y cebado (si se ha pedido) o un sello de solución salina o heparina ya cebado
- Portasueros o tripié (para la administración de líquidos o medicamentos i.v. si es necesario)

Pasos para la colocación de una vía intravenosa

1. Coloque el brazo del paciente en posición de declive. Caliente la piel si es necesario.
2. Aplique el torniquete de 15 cm por encima del sitio de inserción deseado.
3. Seleccione el sitio de inserción probando la zona distal en el brazo no dominante. *Véase* en la figura 56-1 un diagrama de las venas del antebrazo. Evite la colocación de vías intravenosas en la fosa antecubital, en los miembros inferiores, en las venas previamente utilizadas o en el brazo con una fístula arteriovenosa.
4. Palpe suavemente la vena. Si resulta difícil, elija otro sitio. Si es fácil de palpar pero no está suficientemente dilatada, golpee de manera ligera la piel sobre la vena, coloque la vena en posición de mayor declive, caliente el vaso o haga que el paciente abra y cierre el puño.

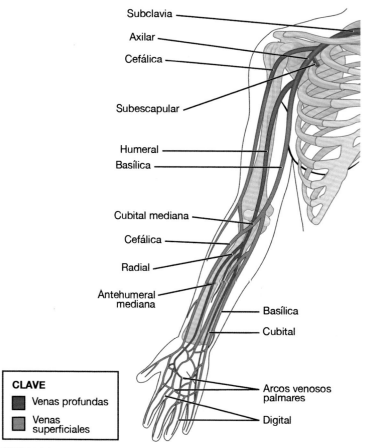

FIGURA 56-1 Venas del antebrazo (de Betts JG, Desaix P, Johnson E, et al. *Anatomy and Physiology by OpenStax*. Rice University; 2017, Fig. 20.38. Acceso 8 de julio de 2021. https://openstax.org/details/books/anatomy-and-physiology. https://creativecommons.org/licenses/by/4.0/).

5. Limpie el sitio con solución antiséptica con un movimiento circular hacia afuera.

6. Mantenga la piel tensa e introduzca el bisel de la aguja hacia arriba entrando en la piel directamente sobre la vena en un ángulo de 30-40° o ligeramente adyacente a la vena en un ángulo de 30-40° (fig. 56-2).

7. Haga avanzar el dispositivo lentamente hasta que encuentre resistencia y entonces baje la aguja hasta un ángulo de 15-30° y penetre en la vena.

8. Busque la aparición de sangre para confirmar la colocación en la vena.

9. Haga avanzar el dispositivo del catéter y luego retire la aguja mientras sostiene el catéter en el puerto.

Ángulo de inyecciones

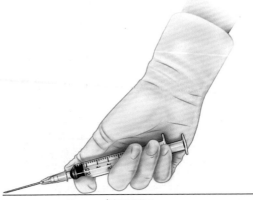

Intravenosa

FIGURA 56-2 Ángulo adecuado de colocación de la vía i.v. (adaptada de Doyle GR, McCutcheon JA. *Clinical Procedures for Safer Patient Care*. British Columbia Institute of Technology; 2015, Fig. 7.1. Acceso 8 de julio de 2021. https://opentextbc.ca/clinicalskills/chapter/safe-injection-administration-and-preparing-medication-from-ampules-and-vials/. https://creativecommons.org/licenses/by/4.0/).

10. Suelte el torniquete, retire el estilete y coloque los líquidos intravenosos o el sello de solución salina o heparina.

11. Lave con suero fisiológico para confirmar la colocación. Si se resiste al lavado o se forma un habón bajo la piel, retire el catéter.

12. Utilice cinta adhesiva estéril para fijar el puerto del catéter a la piel y colocar apósitos sobre el sitio.

Cuidado de las vías intravenosas

- Las vías intravenosas periféricas deben ser retiradas:
  - Cada 72 h o en caso de necesidad.
  - Tan pronto como el paciente esté estable y no necesite tratamiento intravenoso.
  - Inmediatamente si se produce dolorimiento, hinchazón, enrojecimiento o drenaje purulento en el sitio de inserción.
  - Cuando se cambia el tubo intravenoso.

Complicaciones locales con el tratamiento intravenoso

- Flebitis: es la inflamación del revestimiento interno de la vena que provoca enrojecimiento localizado, dolor, calor e hinchazón; puede dar lugar a un cordón venoso palpable.
  - Es causada por la irritación mecánica del catéter o por causas químicas de soluciones alcalinas, ácidas o hipertónicas.
  - Tratamiento: retire el catéter de inmediato. Eleve el brazo o aplique compresas calientes.
- Infiltración: ocurre cuando la solución intravenosa es administrada en el tejido circundante. Puede causar dolor, hinchazón, enfriamiento o tensión en la piel que rodea el lugar de inserción, cambio en el flujo de la vía intravenosa o salida de líquido de esta.
  - Tratamiento: detenga la infusión y retire el catéter.
  - Prevención: asegure bien el catéter periférico. Evite las zonas de flexión.

- Extravasación: ocurre cuando la medicación se filtra en el tejido circundante y lo daña. Presenta los mismos signos que la infiltración, pero también incluye ardor, escozor, enrojecimiento, ampollas o necrosis del tejido.
  - Tratamiento: detenga la infusión y retire el catéter. Siga la política de medicamentos específicos.
- Hemorragia: es el sangrado en el sitio de punción.
  - Tratamiento: aplique una gasa en el sitio hasta que deje de sangrar y luego aplique un apósito estéril.
- Infección local: consiste en el drenaje purulento del sitio, generalmente 2-3 días después de iniciado el sitio intravenoso.
  - Tratamiento: retire el catéter y limpie el sitio. Vigile si hay signos sistémicos de infección.

Complicaciones sistémicas con el tratamiento intravenoso

- Edema pulmonar: es la acumulación de líquido en los pulmones debido al exceso de líquido en el sistema circulatorio.
  - Se caracteriza por disminución de la SpO_2, aumento de la frecuencia respiratoria, crepitaciones finas o gruesas en las bases pulmonares, disnea y tos con esputo espumoso de color rosado.
  - Tratamiento: detenga la administración de soluciones, eleve la cabecera de la cama y administre diuréticos.
- Embolia gaseosa: ocurre cuando el aire se introduce en el sistema venoso y viaja hacia el ventrículo derecho o la circulación pulmonar. Ocurre más frecuentemente durante la retirada de catéteres.
  - Se caracteriza por una disnea repentina, tos continuada, dolor de hombros o cuello, hipotensión, alteración del estado mental, aturdimiento e ingurgitación yugular.
  - Tratamiento: ocluya la fuente de entrada de aire. Coloque al paciente en posición de Trendelenburg sobre el lado izquierdo y administre oxígeno al 100%.
- Embolia por catéter: tiene lugar cuando una pequeña parte del catéter se rompe y fluye hacia el sistema vascular.
- Septicemia relacionada con el catéter: ocurre cuando se introducen microorganismos en la sangre a través del sitio de punción, el tubo intravenoso o la solución, lo que provoca una bacteriemia o una sepsis.
  - Se caracteriza por un paciente con dispositivo vascular y hemocultivo positivo sin otra fuente aparente de infección.
  - Tratamiento: antibióticos intravenosos.
  - Prevención: realice la higiene de manos y mantenga la técnica estéril con los procedimientos del tratamiento intravenoso.

57

Anestesia local

Travis L. Hase y Rory Merritt

Objetivos

- Comprender las indicaciones y contraindicaciones para la administración de anestesia local.
- Revisar la farmacología relevante de los anestésicos locales, incluyendo el mecanismo de acción, la farmacocinética y la toxicidad.
- Analizar la técnica para suministrar anestesia local en procedimientos frecuentes.
- Revisar las posibles complicaciones de la anestesia local.

¿Qué es la anestesia local?

- La *anestesia local* es el proceso por el que un fármaco anestésico entra en contacto con el tejido para proporcionar una analgesia localizada, normalmente para facilitar un procedimiento doloroso.
- Se proporciona a través de la infiltración en los tejidos o la absorción tópica, lo que provoca una pérdida temporal de la nocicepción a través de su efecto sobre los canales de sodio dependientes del voltaje.
- Existen dos clases principales de anestésicos: las amidas y los ésteres (tabla 57-1).
- A muchas fórmulas se les añade epinefrina, la cual ayuda a disminuir la hemorragia y a prolongar el efecto.

Indicaciones

- Aliviar el dolor en procedimientos dolorosos, como la reparación de tejidos, las incisiones y el drenaje, o la punción lumbar.

TABLA 57-1　Anestésicos locales de uso frecuente

	FÁRMACO	INICIO (MINUTOS)	DURACIÓN	DOSIS MÁXIMA (MG/KG)
Amidas	Lidocaína	5	1-2 h	4
	Lidocaína con epinefrina	5	2-3 h	7
	Bupivacaína	10-15	4-6 h	3
Ésteres	Procaína	5-10	45 min-1 h	7
	Tetracaína	15	4 h	1.5

Nota: la concentración del anestésico local se expresa como un porcentaje que indica la cantidad por volumen, por lo que X% indica X g de fármaco por cada 100 mL.
Por ejemplo, lidocaína al 1% = 1 g/100 mL = 1000 mg/100 mL... 1 mL contiene 10 mg.
En alguien de 60 kg de peso, la dosis máxima es de 240 mg (60 kg × 4 mg/kg), o 24 mL (240 mg ÷ 10 mg/1 mL).

Contraindicaciones absolutas

- Reacción alérgica a un anestésico de la misma clase.
- Muchas alergias a los anestésicos locales son alergias a la sustancia conservante, ya sea parabeno o metilparabeno; existen formulaciones sin conservantes.
- Los pacientes con alergias a cualquiera de las dos clases pueden recibir un fármaco de una clase diferente, ya que no hay reactividad cruzada.

Contraindicaciones relativas

- Situaciones inseguras, como en pacientes agitados, poco cooperativos y combativos.
- Cuando se requieran dosis grandes o casi tóxicas, considere el uso de anestésicos regionales.
- Hay que tener cuidado en los pacientes anticoagulados o con diátesis hemorrágica.
- La bupivacaína no debe usarse en las personas con arritmias documentadas o en aquellas que toman medicamentos antiarrítmicos.

¿Qué debe hacerse antes de administrar anestésicos locales?

- Explique al paciente lo que puede esperar. Es probable que los pacientes experimenten un leve dolor debido a la entrada de la aguja en la piel y una breve sensación de ardor ocasionada por el anestésico.
- Confirme las alergias del paciente.
- Calcule la dosis máxima de anestésico permitida en función del peso del paciente (*véase* tabla 57-1).
- Obtenga el consentimiento informado para el procedimiento.

Equipo

- Anestésico (*véase* tabla 57-1)
- Aguja (25-30 G) y jeringa (3-10 mL)

Técnica

1. Confirme que el paciente, el sitio, la medicación y la dosis son correctos.
2. Realice una exploración neurovascular si está indicado (p. ej., antes de reparar una laceración de la mano).
3. Lávese las manos y póngase guantes.
4. Con un antiséptico, limpie cualquier zona que pueda requerir la inserción de una aguja.
5. Extraiga la cantidad necesaria de anestésico con la jeringa.
6. Inserte la aguja a lo largo del borde de la herida (en paralelo con el borde de la herida); reduzca al mínimo el número de punciones necesarias.
7. Tire del émbolo de la jeringa para asegurarse de que la aguja no está dentro de un vaso.
8. Inyecte una pequeña cantidad de anestésico.
9. Retire la aguja un poco, tire del émbolo de la jeringa e inyecte. Repita el proceso para el resto de los bordes de la herida.
10. Evalúe las áreas restantes de dolor que requieren más infiltraciones.
11. Deseche la jeringa y la aguja en el contenedor de objetos punzantes.

Solución de problemas en pacientes pediátricos

- El tratamiento previo de una zona que necesita infiltración con un fármaco tópico como la lidocaína, la epinefrina, la tetracaína, la cocaína o la lidocaína/prilocaína puede ayudar a reducir aún más el dolor.

- El uso de soportes o fármacos ansiolíticos puede ayudar a facilitar la realización de un procedimiento seguro.

Complicaciones

- Lesión de estructuras cercanas (vasos, nervios, etc.)
- Hemorragia
- Isquemia
  - Las formulaciones con epinefrina provocan una vasoconstricción, la cual puede disminuir la circulación sanguínea en zonas de baja perfusión.
  - Tradicionalmente, las fórmulas sin epinefrina se utilizan para los dedos de las manos o de los pies, las orejas, la nariz y los genitales.
    - ○ Obtenga siempre la aprobación del equipo de tratamiento para emplear un fármaco anestésico específico antes de administrar anestesia local a un paciente.
    - ○ La vasoconstricción puede ocultar puntos de referencia anatómicos importantes, afectando la estética, especialmente en el borde del labio.
- Toxicidad sistémica de los anestésicos locales (TSAL)
  - Puede producirse tanto de forma dependiente de la dosis (es decir, una dosis tóxica administrada) como no dependiente de la dosis (inyección rápida en el lecho capilar o directamente en un vaso), o de forma idiosincrática.
  - La intoxicación del sistema nervioso central es la primera en ocurrir.
    - ○ Los síntomas pueden incluir acúfenos, sabor metálico, parestesias faciales, mareos y alteraciones visuales y auditivas.
    - ○ La toxicidad grave puede progresar a espasmos, convulsiones, síncope y coma.
  - Entonces se produce la cardiotoxicidad.
    - ○ Recordemos que los fármacos anestésicos actúan bloqueando los canales de sodio.
    - ○ En cantidades tóxicas, afectan los canales de sodio del miocardio, lo que ocasiona un retraso en la conducción y arritmias.
    - ○ Puede producirse hipotensión, colapso cardiovascular y paro cardíaco.
  - La bupivacaína presenta el mayor riesgo de toxicidad central y cardíaca.
  - La TSAL se trata con intralípidos (emulsión lipídica) al 20%, 1.5 mL/kg durante 1 min.
- Metahemoglobinemia
  - Riesgo especialmente presente con los anestésicos tópicos, como la benzocaína.
  - Se trata con azul de metileno, 1-2 mg/kg durante varios minutos.

58 | Colocación y extracción de la sonda nasogástrica

Danielle Halpern

Objetivos

- Analizar las indicaciones para colocar una sonda nasogástrica.
- Identificar las contraindicaciones de una sonda nasogástrica.
- Explicar el procedimiento para colocar una sonda nasogástrica.

Indicaciones

- Tomar muestras del contenido gástrico con fines de diagnóstico (evaluación de una posible hemorragia gastrointestinal).
- Prevenir los vómitos y la aspiración.
- Drenar el contenido gástrico y descomprimir el estómago (obstrucción parcial del intestino delgado, íleo postoperatorio).
- Para la alimentacion enteral a corto plazo (< 1 mes).
- Puede colocarse después del píloro en los pacientes con un vaciado gástrico inadecuado o pancreatitis grave.

Contraindicaciones

- Absolutas:
  - Traumatismo maxilofacial grave
  - Tras la reparación de la atresia de coanas y la cirugía transesfenoidal
- Relativas:
  - Mayor riesgo de perforación esofágica (ingesta de sustancias alcalinas)
  - Alteración del estado mental
  - Coagulopatía grave
  - Derivación gástrica y banda gástrica

Tipos de sondas

- Sonda nasogástrica de Salem: es la sonda más utilizada para la descompresión gástrica.
  - La luz más grande está conectada a la fuente de succión intermitente de la pared para aspirar el contenido gástrico y también puede usarse para la irrigación del estómago, la administración de medicamentos y la alimentación enteral. La luz más pequeña ventila hacia la atmósfera para igualar la presión en el estómago, de modo que los orificios distales de la sonda no se peguen al revestimiento del estómago y lo dañen.
  - Suele colocarse una sonda de 16F en los adultos.
- Sondas de alimentación enteral: son utilizadas únicamente para la alimentación enteral.
  - Son más pequeñas y, por lo tanto, más cómodas que la sonda nasogástrica de Salem, pero no permiten la aspiración del contenido gástrico.
  - Tienen una punta con peso para permitir la colocación en el duodeno.

Equipo necesario

- Equipo de protección personal
- Sonda nasogástrica
- Anestésico tópico (gel o aerosol de lidocaína)
- Jeringa de irrigación
- Lubricante hidrosoluble
- Cinta adhesiva
- Bolsa de drenaje o succión de baja potencia
- Estetoscopio
- Taza de agua

Procedimiento de inserción

1. Obtenga el consentimiento del paciente.
2. Coloque al paciente en posición vertical y ponga una toalla sobre la bata y la batea arriñonada en el regazo.
3. Calcule la longitud de la inserción midiendo desde la punta de la nariz hasta el lóbulo de la oreja y la apófisis xifoides y luego añada 15 cm (aproximadamente 50-60 cm) (fig. 58-1).
4. Administre anestésico tópico 5 min antes del procedimiento. Lubrique entre 5 y 6 cm del extremo de la sonda nasogástrica.
5. Inserte la sonda a lo largo del suelo de la nariz bajo el cornete inferior (fig. 58-2).
6. Flexione el cuello del paciente cuando la sonda nasogástrica esté en la bucofaringe para reducir al mínimo la posibilidad de introducción en la tráquea.
7. Avance la sonda hacia el esófago. Puede ofrecer al paciente a beber agua para facilitar el paso. Regrese la sonda a la bucofaringe si hay tos excesiva, náuseas o cambios en la voz.

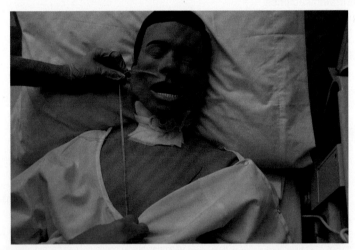

FIGURA 58-1 Medición de la sonda nasogástrica desde la punta de la nariz hasta el lóbulo de la oreja y la apófisis xifoides (de Doyle GR, McCutcheon JA. *Clinical Procedures for Safer Patient Care*. British Columbia Institute of Technology; 2015, Capítulo 10.3, Lista de verificación 78. https://opentextbc.ca/clinicalskills/chapter/10-2-nasogastric-tubes/).

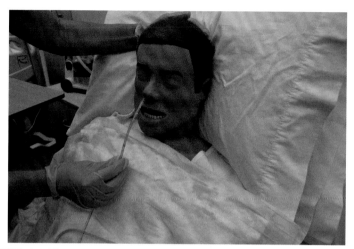

FIGURA 58-2 Técnica de inserción de la sonda nasogástrica (de Doyle GR, McCutcheon JA. *Clinical Procedures for Safer Patient Care.* British Columbia Institute of Technology; 2015, Capítulo 10.3, Lista de verificación 78. https://opentextbc.ca/clinicalskills/chapter/10-2-nasogastric-tubes/).

8. Una vez en el esófago, introduzca con rapidez el resto de la longitud de la sonda que había medido con antelación.
9. Confirme la posición mediante una radiografía de tórax o analizando el pH del aire aspirado (debe ser < 5.5). También se puede insuflar aire mientras se ausculta sobre el estómago, pero esto tiene una baja sensibilidad, por lo que no debe ser la técnica principal de confirmación.
10. Fije la sonda a la nariz del paciente con cinta adhesiva.

Complicaciones

- Tos o náuseas en el paciente debido al paso inadvertido a la tráquea
- Broncoaspiración
- Sangrado por irritación producida por la sonda en la nariz, la faringe o el estómago
- Paso al interior del cráneo en un paciente con fractura basilar de cráneo
- Perforación esofágica
- Reflujo esofágico por insuficiencia del esfínter esofágico distal inducida por la sonda
- Sinusitis por edema de las fosas nasales

Procedimiento de extracción

1. Desconecte la sonda de la fuente de alimentación si está presente.
2. Retire con cuidado la cinta adhesiva de la nariz.
3. Despeje la sonda nasogástrica introduciendo 10-20 mL de aire en esta.
4. Indique al paciente que respire profundamente y contenga la respiración.
5. Extraiga la sonda con un movimiento rápido y firme (fig. 58-3).
6. Deseche la sonda según la política institucional.

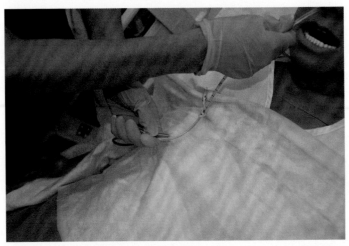

FIGURA 58-3 Técnica de extracción de la sonda nasogástrica (de Doyle GR, McCutcheon JA. *Clinical Procedures for Safer Patient Care*. British Columbia Institute of Technology; 2015, Capítulo 10.3, Lista de verificación 79. https://opentextbc.ca/clinicalskills/chapter/10-2-nasogastric-tubes/).

Extracción del tubo de drenaje quirúrgico

Andrew Varone y Michael Connolly

Objetivo

- Comprender los aspectos generales y la técnica segura para la extracción rutinaria del tubo de drenaje quirúrgico.

Introducción

- Si nunca ha extraído un tubo de drenaje o no se siente cómodo haciéndolo, ¡**dígalo**!
  - Ningún residente se enfadará si le pide que le acompañe en la extracción de un tubo de drenaje.
- Si usted **no** habla y trata de «resolverlo», puede causar daño al paciente y ser considerado poco profesional.
- Las sondas torácicas **nunca** deben extraerse sin que un interno, una enfermera o enfermero facultativo, un asociado médico o un residente lo supervisen.

Asegurar siempre que se tiene el paciente y el tubo de drenaje correctos

- En los servicios quirúrgicos, usted puede tener varios pacientes (incluso en la misma sala) con varios tubos de drenaje, por lo que es fundamental asegurarse de que está extrayendo el tubo de drenaje correcto en el paciente correcto.
- En última instancia, es responsabilidad del interno o del residente asegurarse de ello, pero usted debe encargarse de hacerlo, ya que es una cuestión de seguridad del paciente.
- Si tiene alguna duda, ¡pregunte a su equipo!

Procedimiento

- Reúna los suministros:
  - Equipo de protección personal (principalmente guantes; la bata, la mascarilla [cubrebocas] y el protector facial no suelen ser necesarios según su grado de comodidad)
  - Protector absorbente
  - Juego de extracción de suturas
  - Varias gasas de 10 × 10 cm
  - Suministros para el vendaje una vez retirado el drenaje (normalmente solo una gasa de 5 × 5 cm y cinta adhesiva, ¡pero siempre pregunte!)
- Lávese las manos.
- ¡Diga el plan al paciente! La extracción del drenaje por lo general **no** causa dolor.
- **Las 3 S:**
  - **Succión**
    - Saque el tubo de drenaje de la fuente de succión retirando el tapón del bulbo (fig. 59-1).
  - **Sutura (*stitch*)**
    - Identifique la sutura de anclaje.
    - Corte una parte del asa que **atraviesa la piel** (no la parte atada al tubo de drenaje).
    - Asegúrese de que toda la sutura está fuera del paciente y que el tubo se desliza.

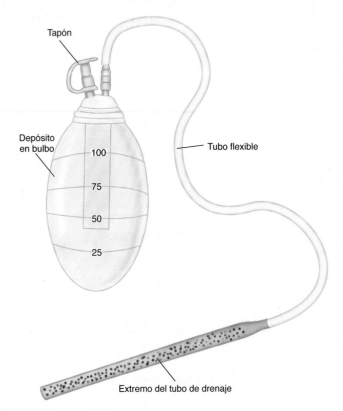

FIGURA 59-1 Drenaje quirúrgico.

- **Suave**
  - ○ Tire con una suave tracción hacia fuera y un movimiento delicado.
- Coloque el apósito sobre la herida. Informe al paciente que es probable que se produzcan algunas filtraciones después y que puede ser necesario cambiar el apósito.

Tubos de drenaje colocados por radiología intervencionista

- En ocasiones se le pedirá que extraiga un tubo de drenaje colocado por radiología intervencionista (RI). Los mismos pasos anteriores suelen aplicarse con la **adición de un paso adicional**. Los tubos de drenaje de RI suelen estar enrollados en el extremo que está en el interior del paciente (en «J») y requieren un **paso adicional para que la espiral (*coil*) pueda flexionarse y salir del paciente desenrollada**.
- **Identifique el tubo enrollado adicional (por lo general situado en la superficie externa del gancho de la «J») antes de retirar el tubo de drenaje.**
- Corte o desenrede este tubo enrollado adicional.
- Si no lo encuentra, pida ayuda a sus residentes. No intente extraer un tubo de drenaje potencialmente enrollado a través de la pequeña incisión de la piel, ya que será muy incómodo para su paciente.

Venopunción

Danielle Halpern

Objetivos

- Identificar las indicaciones y contraindicaciones de la venopunción.
- Describir cómo realizar la venopunción.

¿Qué es la venopunción?

- La *venopunción* es el proceso de extracción de sangre.

Indicaciones para la venopunción

- Se realiza cuando se requiere sangre venosa para la toma de muestras de laboratorio.

Contraindicaciones

- Celulitis sobre el sitio deseado
- Flebitis
- Obstrucción venosa
- Linfangitis de la extremidad
- Administración de líquidos por vía intravenosa distal al sitio deseado

Equipo necesario

- Alcohol para la limpieza de la piel
- Jeringa del tamaño adecuado para la cantidad de sangre deseada **o** tubos al vacío y pivote de jeringa
- Aguja (normalmente de calibre 21; utilice una de mayor calibre para cantidades de sangre de gran volumen y una de menor calibre para niños)
- Torniquete
- Tubos adecuados para los estudios de laboratorio deseados
- Gasas
- Apósito adhesivo

Procedimiento

- Aplique un torniquete sobre la fosa antecubital. El torniquete debe estar lo suficientemente apretado para ocluir el retorno venoso, pero no tan apretado como para que resulte incómodo.
- Localice la vena haciendo que el paciente abra y cierre el puño para bombear la sangre a la circulación superficial.
  - Las venas antecubitales (las venas basílica y cefálica superficiales) son las preferidas y suelen ser palpables en la mayoría de las personas.
  - Las venas de las manos son pequeñas, se colapsan fácilmente y son más dolorosas, por lo que son lugares menos ideales.
- Limpie la piel con un limpiador de piel. Esterilice si se obtienen hemocultivos.
- Aplique tracción en el vaso tirando distalmente. Con el bisel hacia arriba, puncione la piel con la aguja en un ángulo de 10-20° y hágala avanzar hacia la vena de forma suave (fig. 60-1).

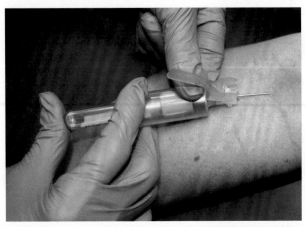

FIGURA 60-1 Venopunción (reproducida con autorización de McCall RE, Tankersley CM. *Phlebotomy Essentials*. 6.ª ed. Wolters Kluwer; 2016, Fig. 8.14).

- Cuando la vena haya sido penetrada, en la aguja aparecerá sangre que fluirá hacia el tubo al vacío cuando se conecte.
- Si se coloca una vía intravenosa, mientras se mantiene la presión sobre la piel, saque solo la aguja (no el catéter) de la vena mientras avanza lentamente el catéter.
- Fije la aguja o el catéter en la piel con la mano dominante y cambie los tubos según la necesidad con la mano no dominante.
- Llene todos los tubos necesarios hasta que la sangre deje de fluir, lo que indica que el tubo ha llegado al máximo.
- Retire primero el torniquete del brazo y luego la aguja.
- Haga que el paciente aplique una presión firme sobre el lugar durante 3-5 min y eleve el brazo para acelerar la hemostasia. Aplique el apósito.
- Invierta los tubos suavemente para mezclar el anticoagulante si está presente en los tubos. Etiquete los tubos con el nombre del paciente, el número de registro médico y el nombre del estudio deseado.

Orden de las muestras extraídas

- El principio rector es reducir al mínimo los contaminantes entre los tubos. Por ello, primero se extraen los hemocultivos y después los tubos con más aditivos. En situaciones en las que se teme que la venopunción no produzca suficiente sangre, puede ser importante desviarse para dar prioridad a estudios de laboratorio más necesarios.
- Los tubos están codificados por colores para diferenciar los distintos aditivos que contienen. Los diversos tipos de estudios de laboratorio requieren tubos diferentes (*véase* en la tabla 60-1 una lista de probetas, sus aditivos y los estudios de laboratorio correspondientes).

TABLA 60-1 Probetas, aditivos y estudios de laboratorio correspondientes

COLOR DE LA TAPA	ADITIVO	ESTUDIO DE LABORATORIO (SIN SER EXHAUSTIVO)
	Medio de cultivo (obtenga aerobios seguido de anaerobios)	Hemocultivo
Azul	Citrato de sodio	Pruebas de coagulación, TP, TTP, dímero D
Rojo	Sin aditivo	Toxicología, inmunología, pruebas endocrinas (excepto tiroideas), LDH
Amarillo	TSS	Cortisol, inmunoglobulinas, pruebas tiroideas, electroforesis
Verde	Heparina de litio	PFH, troponina, lípidos, pruebas de hierro, QS
Morado	AEDT	HC, VES, HbA1c, C3, C4
Rosa	Pruebas cruzadas	Grupo y cribado
Gris	Oxalato de fluoruro	Glucosa

AEDT: ácido etilendiaminotetraacético; C3: componente 3 del complemento; C4: componente 4 del complemento; HbA1c: glucohemoglobina; HC: hemograma completo; LDH: lactato-deshidrogenasa; PFH: pruebas de función hepática; QS: química sanguínea; TP: tiempo de protrombina; TSS: tubos separadores de suero; TTP: tiempo de tromboplastina parcial; VES: velocidad de eritrosedimentación.

61

Gasometría arterial

Armon Ayandeh

Objetivos

- Comprender las indicaciones y contraindicaciones para realizar una gasometría arterial (GA).
- Aprender y practicar las técnicas para efectuar una GA.
- Interpretar los hallazgos de laboratorio asociados con una GA.

¿Qué es una gasometría arterial?

- La *gasometría arterial* es la inserción de una aguja, por lo general en la arteria radial, para extraer una muestra de sangre para su análisis.

Indicaciones

- Sospecha de trastornos respiratorios, metabólicos o ácido-básicos mixtos.
- Control del estado ácido-básico.
- Determinación precisa del gradiente de oxígeno alveolar-arterial.
- Cuando se considere el inicio o la evaluación de la respuesta terapéutica en los pacientes sometidos a ventilación con presión positiva no invasiva o invasiva.
- Cuantificación de la oxihemoglobina y las dishemoglobinas (carboxihemoglobina y metahemoglobina).
- Obtención de una muestra de sangre en una urgencia aguda cuando la toma de muestras venosas no es factible.

Contraindicaciones absolutas

- Prueba de Allen modificada anómala (*véase* más adelante)
- Infección localizada o anomalía anatómica en el sitio de punción deseado
- Presencia de una fístula arteriovenosa o de un injerto vascular
- Vasculopatía periférica grave

Contraindicaciones relativas

- Coagulopatía
- Tratamiento anticoagulante
- Tratamiento trombolítico

Anatomía

- La mano es irrigada por las arterias cubital y radial, que recorren la cara lateral del antebrazo y se unen en la mano.
- Si se interrumpe el flujo de sangre de la arteria radial o cubital, la circulación sanguínea de la arteria restante es adecuada para irrigar la mano.
- Las gasometrías arteriales suelen obtenerse de la arteria radial, aunque las arterias humeral y femoral también son opciones.

¿Qué hay que hacer antes de realizar una gasometría arterial?

- Prueba de Allen modificada
  - Eleve la mano del paciente y pida a este que cierre el puño durante aproximadamente 30 s.
  - Aplique presión a las arterias cubital y radial para ocluirlas.
  - Pida al paciente que abra la mano, la cual debería estar blanca o pálida.
  - Libere la presión cubital mientras mantiene la presión radial. El color debería volver en 5-15 s.
  - No obtenga la GA si el color no vuelve a la mano.
- Consentimiento informado y tiempo de reposo
- Confirmar que no hay contraindicaciones

Equipo

- Jeringa y aguja para GA (23G o 25G funcionan bien), toallita estéril, gasas, tela adhesiva, lidocaína (opcional) y equipo de protección personal (EPP)

Técnica

- Coloque el brazo del paciente preferentemente sobre una almohada para mayor comodidad con la muñeca extendida (20-30°).
- Prepare todo el equipo en una bandeja utilizando una técnica aséptica.
- Palpe la arteria radial en la mano no dominante del paciente (más pulsátil sobre la cara anterior lateral de la muñeca); encuentre la zona de máxima pulsación.
- Limpie el sitio empleando una técnica estéril.
- Póngase los guantes o el EPP.
- Prepare y administre lidocaína por vía subcutánea sobre el sitio de punción previsto y aspire para asegurarse de que no está en un vaso sanguíneo antes de inyectar el anestésico local (el anestésico local es opcional pero se recomienda para la comodidad del paciente).
- Algunas jeringas para GA contienen heparina precargada, la cual debe ser expulsada antes de obtener la sangre.
  - Como alternativa, se pueden aspirar 1-2 mL de heparina de 1000 U/mL en la jeringa y luego expulsarla.
- Vuelva a palpar la arteria (ahora estéril) e introduzca la aguja para GA a través de la piel en un ángulo de 45° sobre el punto de máxima pulsación de la arteria radial (que identificó durante la palpación).
- Introduzca la aguja en la arteria radial hasta que observe el retorno de la sangre en la jeringa para GA; esta debería comenzar a autollenarse de manera pulsátil.
- Una vez que se haya extraído la cantidad necesaria de sangre, retire la aguja y aplique inmediatamente una presión firme sobre el sitio de la punción con una gasa.
- Continúe aplicando una presión firme durante 3-5 min para reducir el riesgo de formación de hematomas.

Solución de problemas

- En un paciente con mala perfusión distal, puede ser necesario tirar del émbolo para extraer una muestra.
- Si no se obtiene sangre arterial, intente retirar lentamente la aguja, ya que puede haber atravesado el vaso.
- Considere la posibilidad de utilizar una guía ecográfica para los pacientes típicamente difíciles o cuando se empleen las arterias femoral o humeral.

- La sangre arterial suele tener un color más brillante y debe ser pulsátil, a diferencia de la sangre de color oscuro que requiere tirar del émbolo de la jeringa para obtener una muestra, lo que es más característico de la sangre venosa (sin embargo, la sangre arterial en los pacientes hipoxémicos también puede adquirir un aspecto más oscuro y los pacientes con mala perfusión distal pueden no tener una circulación sanguínea arterial pulsátil).

Interpretación

- En primer lugar, utilice el pH para determinar si el proceso es:
  - Acidosis (pH < 7.35)
  - Alcalosis (pH > 7.45)
- Use la presión parcial de CO_2 (PaCO_2) para determinar si el proceso es impulsado por el estado respiratorio.
  - El CO_2 se convierte en H_2CO_3 (ácido carbónico) en el cuerpo, por lo que el aumento de CO_2 conduce a la acidosis, mientras que la disminución de CO_2 lleva a la alcalosis.
  - Acidosis respiratoria aguda: si el pH < 7.35 y la PaCO_2 > 45.
  - Alcalosis respiratoria aguda: si el pH > 7.45 y la PaCO_2 < 35.
- A continuación, mire el HCO_3^- para ayudar a determinar si el proceso es agudo o crónico/compensado.
  - Acidosis respiratoria aguda: HCO_3^- normal.
  - Acidosis respiratoria crónica: HCO_3^- > 26, lo cual puede normalizar el pH.
  - Alcalosis respiratoria aguda: HCO_3^- normal.
  - Alcalosis respiratoria crónica: HCO_3^- < 22, lo cual puede normalizar el pH.
- Si la PaCO_2 es normal o no conduce a la acidosis o alcalosis, utilice el HCO_3^- para determinar si el proceso es impulsado metabólicamente.
  - El HCO_3^- es un importante amortiguador fisiológico que ayuda a mantener el equilibrio del pH.
  - El aumento del HCO_3^- conduce a la alcalosis, mientras que su disminución lleva a la acidosis.
  - Acidosis metabólica: si el pH < 7.35 y el HCO_3^- < 22.
  - Alcalosis metabólica: si el pH > 7.45 y el HCO_3^- > 26.
- Ahora use la PaCO_2 para ayudar a determinar si el proceso es agudo o crónico/compensado.
  - Acidosis metabólica aguda: PaCO_2 normal.
  - Acidosis metabólica crónica: si la PaCO_2 < 35, lo cual puede normalizar el pH.
  - Alcalosis metabólica aguda: PaCO_2 normal.
  - Alcalosis metabólica crónica: PaCO_2 > 45, lo cual puede normalizar el pH.
- Trastornos mixtos:
  - Acidosis respiratoria y metabólica mixta: si el pH < 7.35, la PaCO_2 > 45 y el HCO_3^- < 22.
  - Alcalosis respiratoria y metabólica mixta: si el pH > 7.45, la PaCO_2 < 35 y el HCO_3^- > 26.
- *Véase* en la tabla 61-1 un resumen de cómo interpretar las alteraciones ácido-básicas mediante una GA.

Complicaciones

- Dolor
- Infección
- Hemorragia, formación de hematomas y riesgo de síndrome compartimental

TABLA 61-1 Resumen de cómo interpretar las alteraciones ácido-básicas mediante una gasometría arterial

	pH	PaCO$_2$	HCO$_3^-$
Normal	7.35-7.45	35-45	22-26
Acidosis respiratoria			
Aguda	↓	↑	Normal
Crónica/compensada	↓ o normal	↑	↑
Aguda o crónica	↓	↑	↑
Alcalosis respiratoria			
Aguda	↑	↓	Normal
Crónica/compensada	↑ o normal	↓	↓
Acidosis metabólica			
Aguda	↓	Normal	↓
Crónica/compensada	↓ o normal	↓	↓
Alcalosis metabólica			
Aguda	↑	Normal	↑
Crónica/compensada	↑ o normal	↑	↑
Acidosis mixta	↓	↑	↓
Alcalosis mixta	↑	↓	↑

Puntos clave

- La toma de muestras para la GA refleja el estado fisiológico de un paciente solo en el momento de la toma de muestras y, por lo tanto, lo ideal es que se establezcan tendencias para controlar el estado del paciente y medir el éxito de las intervenciones terapéuticas.

Gasometría venosa frente a gasometría arterial

- La *gasometría venosa* (GV) es una alternativa ampliamente utilizada a la toma de muestras de GA que suele tener una buena concordancia y es una alternativa aceptable en la mayoría de los pacientes.
- Se han realizado varios estudios para analizar la correlación entre la GV y la GA.
- Convertir una GV en una GA:
  - pH: +0.03 a 0.05 (central) o +0.02 a 0.04 (periférico).
  - PCO$_2$: −4 a 5 mm Hg (central) o −3 a 8 mm Hg (periférica).
  - HCO$_3^-$: igual (central) o −1 a 2 mEq/L (periférico).

62

Sondaje vesical

Mary Bess Ledoux y Erica Lash

Objetivos

- Revisar las indicaciones (diagnósticas y terapéuticas), las contraindicaciones y las complicaciones asociadas con el sondaje vesical en hombres y mujeres.
- Familiarizarse con los componentes del equipo de sondaje.
- Aprender la técnica estéril adecuada para los pacientes masculinos y femeninos.
- Comprender cuándo es conveniente la consulta con el servicio de urología.

Definiciones

- El *sondaje uretral* es un procedimiento médico rutinario que facilita el drenaje directo de la vejiga.
- Puede utilizarse con fines tanto diagnósticos como terapéuticos.

Indicaciones

- Descomprimir la retención urinaria aguda o crónica.
- Facilitar la irrigación de la vejiga en los pacientes con hematuria macroscópica.
- Obtener una muestra estéril para el análisis y el cultivo de orina.
- Permitir la medición de la diuresis en los pacientes críticos o de forma intraoperatoria en los procedimientos quirúrgicos complejos.
- Medir los residuos posmiccionales.
- Permitir la instilación de medicamentos locales intravesiculares (p. ej., quimioterápicos) o de un medio de contraste para los procedimientos radiológicos.

Contraindicaciones absolutas

- La única contraindicación absoluta para la colocación de una sonda urinaria es una lesión conocida o sospechada del aparato urinario.
- La lesión se observa con mayor frecuencia en los pacientes con traumatismos en los que preocupa una posible fractura pélvica o traumatismo multisistémico.
  - Sangre en el meato
  - Hematuria macroscópica
  - Hematoma perineal
  - Próstata alta (hombres)
- Siempre debe realizarse una uretrografía retrógrada antes de la colocación de una sonda en cualquier paciente en el que sospecha de una lesión vesical o uretral. Se aconseja la consulta con el servicio de urología.

Contraindicaciones relativas

- Antecedentes de estenosis uretral
- Cirugía uretral o vesical reciente
- Paciente combativo o poco cooperativo (a menudo puede requerir algún tipo de ansiolítico o sedante para permitir una colocación segura)

- Nota: solo se debe recurrir a la colocación de una sonda urinaria en los pacientes con incontinencia si han fracasado otros tipos de medidas no invasivas.

Preparación

- Siempre es importante comenzar el procedimiento informando al paciente o a su representante sobre la indicación de la colocación de la sonda y las posibles complicaciones, así como permitir que se formulen preguntas o se planteen dudas.
- Revise que el paciente esté en una posición adecuada antes de iniciar el procedimiento para tener una mejor vista anatómica y una mayor probabilidad de éxito en la colocación.
  - Decúbito supino
  - Posición ginecológica o de litotomía
- Revise cualquier antecedente médico urológico o ginecológico relevante para el paciente.
  - Hiperplasia prostática benigna
  - Prolapso de órganos pélvicos
  - Estenosis uretral
  - Traumatismo uretral por parto
  - Variantes anatómicas conocidas de los órganos pélvicos
  - Fístulas
- Obtenga el equipo de sondaje, así como tela adhesiva (para ayudar a sujetar la sonda al paciente) y lidocaína en gel (para permitir la anestesia en los hombres), ya que a menudo no se incluyen en el paquete.

Equipo

- Cada paquete o bandeja suele contener:
  - Paño fenestrado estéril
  - Protector absorbente para colocar debajo del paciente
  - Guantes estériles
  - Jeringa precargada con 10 mL de agua estéril
  - Jeringa precargada con 10 mL de gel lubricante
  - Solución antiséptica con torundas de algodón
  - Dispositivo de seguridad
  - Sistema de sonda de Foley premontado

Técnica

- Anatomía:
  - Hombre: la uretra se encuentra en la punta del pene (fig. 62-1). En los hombres no circuncidados, es necesario retraer el prepucio.
  - Mujer: la uretra se encuentra por debajo del clítoris y por encima del introito (fig. 62-2). La uretra femenina mide 3.5-4 cm de longitud.
- Revise que el paciente esté en una posición adecuada antes de abrir el equipo de sondaje.
- En un paciente masculino, se puede considerar la inserción de lidocaína en gel en este paso para ayudar a la anestesia.
- Saque el equipo estéril del embalaje exterior y abra el envoltorio interior para formar un campo estéril.
- Tome con cuidado el protector absorbente de la parte superior del paquete y colóquelo debajo del paciente (no toque nada más del equipo, ya que usted aún no está esterilizado).
- Póngase los guantes estériles.
- Cubra al paciente con un paño fenestrado.
- Organice el contenido del paquete (vierta antiséptico sobre las torundas, aplique lubricación al extremo de la sonda).

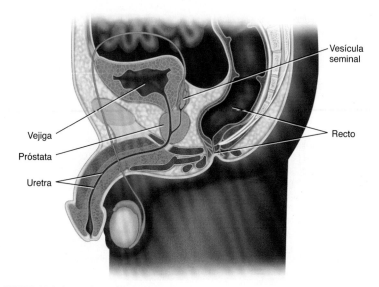

FIGURA 62-1 Anatomía masculina.

- Con la mano no dominante:
  - En las mujeres, extienda los labios externos lateralmente para exponer la uretra.
  - En los hombres, sujete el cuerpo del pene perpendicularmente al cuerpo del paciente.
  - Esta es ahora su mano no estéril, o «sucia», la cual nunca debe entrar en contacto con el equipo estéril después de este paso.

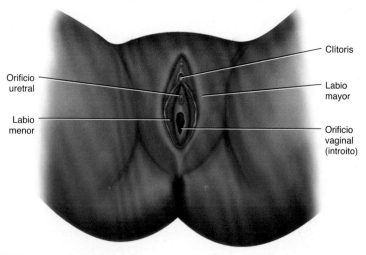

FIGURA 62-2 Anatomía femenina.

- Utilice todas las torundas estériles con un movimiento circular alrededor del orificio uretral, preparando el campo ampliamente.
- Con la mano dominante, introduzca la punta de la sonda en la uretra.
- Aplique una presión suave pero constante (nota: la uretra femenina es significativamente más corta que la masculina) hasta que vea el retorno de la orina en el tubo de la sonda.
- Una vez que se visualiza la orina, es importante avanzar 2-3 cm más para asegurarse de que la sonda ha pasado la uretra distal (en los hombres, se puede introducir la sonda hasta la punta del pene).
- Infle el globo a través del puerto del globo con una jeringa entera de 10 mL de agua estéril.
- Ahora que el globo está inflado, aplique una tracción suave para lograr que se coloque contra la pared de la vejiga (esto ayuda a prevenir las fugas alrededor del tubo).
- Fije el tubo a la cara medial del muslo con tela adhesiva o con el dispositivo de fijación de la sonda que se encuentra en el paquete.
- Coloque el sistema colector por debajo del nivel del paciente para permitir el drenaje natural.

Solución de problemas

- En los hombres, se puede encontrar un agrandamiento de la próstata de 16-20 cm.
  - Considere el uso de una sonda de Coude.
  - Puede intentar utilizar una sonda de Foley más grande, ya que tiene más rigidez para evitar que se doble en la zona de resistencia.
- Prolapso de órganos pélvicos: puede requerir una reducción cuidadosa por vía vaginal antes de la inserción de la sonda.
- Los pacientes obesos pueden requerir que una segunda persona aplique la contratracción para lograr una mejor visualización de la anatomía.
- Consulte con el servicio de urología en caso de:
  - Fimosis
  - Estenosis meatal
  - Estenosis uretral grave

Complicaciones

- Infección de las vías urinarias (IVU):
  - La mejor manera de prevenir la IVU es evitar por completo la colocación de la sonda (si es posible).
  - Reevalúe la necesidad de la sonda diariamente.
  - Técnica estéril.
- Hemorragia
- Parafimosis
- Traumatismo en la uretra o vejiga
- Falta de desinflado del globo de retención, extracción traumática

63

Suturas y nudos quirúrgicos

Thomas Ross

Objetivo

- Revisar la técnica básica de sutura y anudado.

Antecedentes

- El tratamiento adecuado de la herida es fundamental para permitir unas condiciones óptimas de cicatrización.
- Un mal tratamiento de la herida puede dar lugar a una infección, así como a la inflamación crónica de esta.
- Antes de la sutura, la limpieza y el desbridamiento de la herida son primordiales para evitar la infección.
- Una anestesia local adecuada durante la reparación de una laceración es fundamental para limitar el dolor y las molestias del paciente.
- Después de la sutura, el cuidado posterior y tratamiento de la herida adecuados pueden acelerar la cicatrización y los desenlaces clínicos estéticos.
- La decisión de cerrar una herida se basa en el juicio clínico sobre el riesgo de infección, en el que la prevención de la infección con el retraso o el no cierre de la herida debe tener prioridad sobre el cierre inmediato con fines estéticos.

Indicaciones

- La mayoría de las heridas traumáticas se cierran con suturas, lo que reduce la posibilidad de infección, las cicatrices y las molestias del paciente.
- Las grapas de sutura pueden usarse en el cuero cabelludo y las extremidades, pero no permiten el mismo grado de aproximación al borde de la herida que ofrecen las suturas.
- Los adhesivos tisulares (Dermabond®, Steri-strips®, etc.) pueden emplearse para las laceraciones más pequeñas o superficiales, pero son inadecuados para las heridas más grandes y con mayor tensión.

Contraindicaciones

- Tiempo prolongado entre la lesión y la reparación, generalmente de 6-24 h; sin embargo, no es un lapso fijo, ya que hay muchos factores adicionales que afectan el riesgo de infección (edad avanzada, inmunodepresión o diabetes, hábito tabáquico o desnutrición).
- Posibilidad de que se retengan cuerpos extraños en la herida, lo que casi garantiza la infección.
- Posibilidad de lesiones neurovasculares y lesiones asociadas con las estructuras subyacentes (lesiones tendinosas, afectación articular, lesiones cartilaginosas).
- Signos de infección activa, como eritema, calor o secreción purulenta.
- Heridas significativamente contaminadas (heces, saliva, materia orgánica significativa).
- Las heridas punzantes (en particular, la mayoría de las heridas por mordedura), que son difíciles de limpiar a fondo y, por lo tanto, tienen un alto riesgo de infección.
- Las heridas por aplastamiento, que a menudo ocultan el tejido desvitalizado y dañan el suministro de sangre a los bordes de la herida, el cual es vital para su cicatrización.

Equipo (fig. 63-1)

- Las suturas se fabrican con fibras naturales (p. ej., seda), submucosa de oveja o vaca (p. ej., catgut cromado) o materiales sintéticos (p. ej., Ethilon®, Prolene®, Monocryl®, Vicryl®).
- Existen suturas absorbibles (p. ej., catgut cromado, Monocryl®, Vicryl®) y suturas no absorbibles (p. ej., Ethilon®, Prolene®, seda).
- Los diferentes tipos de suturas absorbibles se disuelven a diferentes velocidades, independientemente del tamaño de la sutura.
- Existen suturas de un solo filamento (p. ej., catgut cromado, seda, Ethilon®, Prolene®, Monocryl®) y suturas de múltiples filamentos que se «trenzan» en una sola sutura (p. ej., Vicryl®).
- Cada tipo de sutura tiene sus pros y sus contras. Las suturas lisas (monofilamento sintético) atraviesan el tejido con facilidad, aunque sus nudos se deslizan con mayor facilidad, mientras que las suturas más rugosas (naturales o trenzadas) tienen una mayor capacidad de retención de los nudos, pero muestran una mayor dificultad para deslizarse a través de los tejidos.
- Todas las suturas provocan cierto grado de inflamación de los tejidos en función de su composición y de la cantidad de material de sutura utilizado (diámetro y longitud de la sutura), así como de su tiempo de permanencia.
- Una mayor inflamación durante la cicatrización de la herida puede ocasionar un aumento en el tiempo de cicatrización.
- El tamaño de la sutura (diámetro) se correlaciona de manera directa con la resistencia a la tracción de la sutura (la sutura 4-0 es más grande y fuerte que la 6-0).
- El tamaño de la sutura a utilizar depende de la ubicación de la reparación (determinada por la necesidad de resistencia a la tracción; tabla 63-1).
- Las suturas cutáneas generalmente deben ser no absorbibles (p. ej., nailon o polipropileno).
- Las suturas profundas deben ser absorbibles, siendo preferibles las suturas sintéticas a las naturales, ya que son menos reactivas y tienen mayor resistencia a la tracción.

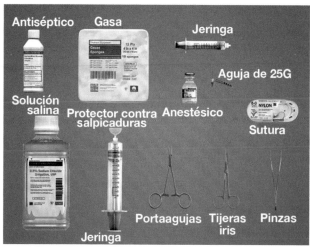

FIGURA 63-1 Equipo necesario para suturar (reimpresa de Thomsen TW, Setnik GS, Roberts JR, Hedges JR, Lammers RL. *Laceration Repair: Simple Interrupted Sutures*. Clinical Key. Actualizado el 14 de mayo de 2017. Acceso 1 de julio de 2020. https://www-clinicalkey-com.revproxy.brown.edu/#!/content/medical_procedure/19-s2.0-mp_EM-024).

TABLA 63-1 Tipo de sutura y el lapso de retiro según la ubicación de la herida

UBICACIÓN DE LA HERIDA	TAMAÑO DE LA SUTURA (PIEL)	TAMAÑO DE LA SUTURA (PROFUNDA)	RETIRO DE LA SUTURA
Cuero cabelludo	3-0 o 4-0	4-0	7-12 días
Cara u oreja	6-0	4-0 o 5-0	4-6 días
Intrabucal	Ninguno	4-0	7-8 días o dejar que se disuelva
Cuello	5-0	4-0	7-8 días o dejar que se disuelva
Tronco	4-0 o 5-0	4-0	7-12 días
Extremidad	4-0 o 5-0	3-0 o 4-0	7-14 días
Articulación suprayacente	3-0 o 4-0	3-0	10-14 días
Manos y pies	4-0 o 5-0	Ninguno	7-12 días
Lecho ungueal	5-0	Ninguno	Dejar que se disuelva

Información de Thomsen TW, Setnik GS, Roberts JR, Hedges JR, Lammers RL. *Laceration Repair: Simple Interrupted Sutures.* Clinical Key. Actualizado el 14 de mayo de 2017. Acceso 1 de julio de 2020. https://www-clinicalkey-com.revproxy.brown.edu/#!/content/medical_procedure/19-s2.0-mp_EM-024.

- La aguja de corte convencional en un círculo de tres octavos o medio es ideal para el cierre del tejido subcutáneo, mientras que las agujas de doble curva son más fáciles de maniobrar en las heridas estrechas o profundas.

Procedimiento

- Coloque al paciente a una altura que le resulte cómoda para sentarse o estar de pie durante la reparación y asegúrese de que haya una iluminación adecuada.
- Verifique que haya conseguido una hemostasia y una anestesia local adecuadas.
- Asegúrese de limpiar y desbridar de forma óptima la herida.
- Explore la herida por completo para evaluar si hay daños en las estructuras subyacentes importantes y para identificar la presencia de cuerpos extraños.
- Con las precauciones universales, cubra y desinfecte alrededor de la herida.
- Sostenga el portaagujas con su mano dominante, con el dedo índice extendido hacia la punta del instrumento, y sostenga las pinzas con su mano no dominante (fig. 63-2).
- Sujete la aguja con la punta del portaagujas en un ángulo de 90° en la unión del tercio proximal y el medio de la aguja.
- Empezando por el centro de la herida, utilice las pinzas para levantar el borde de la herida y evertirlo de manera suave. Introduzca la aguja *perpendicularmente* a la piel y *supine la muñeca* para dirigir la aguja hasta el centro de la herida, siguiendo una trayectoria curvilínea (fig. 63-3).
- Retire la aguja del centro de la herida utilizando las pinzas para sujetar la aguja, tomándola con el portaagujas y empleando la supinación de la muñeca para retirarla.

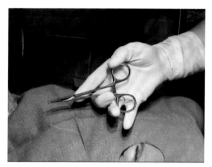

FIGURA 63-2 Técnica adecuada para sujetar el portaagujas (reimpresa de Thomsen TW, Setnik GS, Roberts JR, Hedges JR, Lammers RL. *Laceration Repair: Simple Interrupted Sutures*. Clinical Key. Actualizado el 14 de mayo de 2017. Acceso 1 de julio de 2020. https://www-clinicalkey-com.revproxy.brown.edu/#!/content/medical_procedure/19-s2.0-mp_EM-024).

- Vuelva a cargar la aguja, evierta el borde opuesto de la herida con unas pinzas y, a continuación, utilizando la supinación en la muñeca una vez más, conduzca la aguja a través del tejido subcutáneo y finalmente de la epidermis.
- A medida que la herida se va cerrando, o en el caso de heridas más pequeñas, se puede llevar la aguja al otro lado de la laceración en una sola pasada.
- Asegúrese de hacer coincidir la profundidad y la anchura de la punción en ambos lados de la laceración. Esto garantizará una eversión adecuada de la herida cuando se cierre, lo que a su vez permitirá una cicatrización adecuada (fig. 63-4).
- Tire de la sutura a través de la laceración, dejando una cola de 3 cm de largo.
- Con el portaagujas paralelo a la herida, envuelva el extremo largo de la sutura (el lado con la aguja unida) alrededor del portaagujas *dos veces*. Esto asegura que su primera puntada sea un «nudo de cirujano», lo que evitará que el nudo se afloje una vez que se suelten los extremos (fig. 63-5).
- Gire el portaagujas 90° y sujete la punta del extremo libre de la sutura, tirando de ella.
- Apriete el nudo lo suficiente como para aproximar los bordes de la herida, pero no demasiado, ya que esto puede causar isquemia y necrosis de la piel.

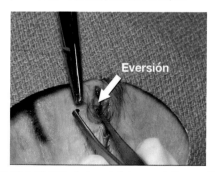

FIGURA 63-3 Técnica adecuada al insertar la aguja (reimpresa de Thomsen TW, Setnik GS, Roberts JR, Hedges JR, Lammers RL. *Laceration Repair: Simple Interrupted Sutures*. Clinical Key. Actualizado el 14 de mayo de 2017. Acceso 1 de julio de 2020. https://www-clinicalkey-com.revproxy.brown.edu/#!/content/medical_procedure/19-s2.0-mp_EM-024).

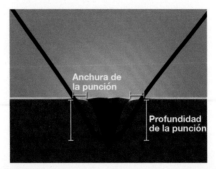

FIGURA 63-4 Verificación de que la anchura y la profundidad de la punción son similares en ambos lados de la laceración (reimpresa de Thomsen TW, Setnik GS, Roberts JR, Hedges JR, Lammers RL. *Laceration Repair: Simple Interrupted Sutures*. Clinical Key. Actualizado el 14 de mayo de 2017. Acceso 1 de julio de 2020. https://www-clinicalkey-com.revproxy.brown.edu/#!/content/medical_procedure/19-s2.0-mp_EM-024).

- Repita el procedimiento anterior dos veces más; sin embargo, solo tendrá que envolver el extremo largo de la sutura alrededor del portaagujas una vez para cada puntada posterior.
- Revise que el nudo no sobrepase el centro de la herida, tirando de él hacia el lado de esta.
- Use unas tijeras para cortar las colas del nudo a 1 cm aproximadamente.
- El espacio entre las suturas debe ser igual a la anchura de la punción, pero deben colocarse las suturas suficientes para garantizar la aproximación completa de la herida.
- Aplique el apósito sobre la herida y no se olvide de realizar la profilaxis antitetánica si está indicada.

Consideraciones especiales

- Considere la creación de una «oreja de perro» para el cierre de las laceraciones curvas, extirpando una esquina de tejido en el último centímetro de apertura (fig. 63-6).
- Evite cualquier sutura en las uniones en forma de «V», lo que crea una zona de alta tensión, y use en su lugar una sutura de «esquina», asegurándose de que cada punción de la sutura esté a la misma profundidad para evitar que la esquina quede desigual (fig. 63-7).

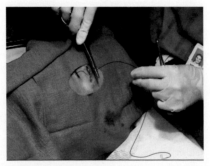

FIGURA 63-5 Alineación del portaagujas para empezar a hacer el nudo de cirujano (reimpresa de Thomsen TW, Setnik GS, Roberts JR, Hedges JR, Lammers RL. *Laceration Repair: Simple Interrupted Sutures*. Clinical Key. Actualizado el 14 de mayo de 2017. Acceso 1 de julio de 2020. https://www-clinicalkey-com.revproxy.brown.edu/#!/content/medical_procedure/19-s2.0-mp_EM-024).

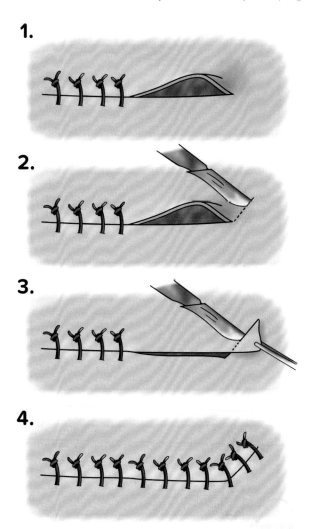

FIGURA 63-6 Creación de una «oreja de perro» (imagen cortesía de EM:RAP/Graham Smith, from Dennahy I, Williams AM, Alam H. Wound management. En: Mattu A, Swadron S, eds. *CorePendium*. CorePendium, LLC. Actualizado el 16 de junio de 2020. Acceso 1 de julio de 2020. https://www. emrap.org/corependium/chapter/recEtn3QIYKw73yrU/Wound-Management).

- Para las heridas más profundas, considere la posibilidad de realizar un cierre en dos capas, con una sutura de retención profunda en la que la primera punción sea profunda, subiendo superficialmente (pero por debajo del nivel de la epidermis) y terminando de nuevo en profundidad. Al atar el nudo, tire de sus puntadas en paralelo a la herida, enterrando el nudo en profundidad (fig. 63-8).

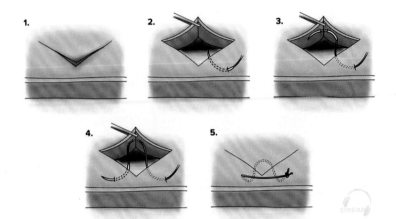

FIGURA 63-7 Sutura en esquina en una unión en «V» (imagen cortesía de EM:RAP/Graham Smith, de Dennahy I, Williams AM, Alam H. Wound management. En: Mattu A, Swadron S, eds. *CorePendium.* CorePendium, LLC. Actualizado el 16 de junio de 2020. Acceso 1 de julio de 2020. https://www.emrap.org/corependium/chapter/recEtn3QlYKw73yrU/Wound-Management).

- Para las heridas con mayor tensión, considere la posibilidad de realizar una sutura de colchonero vertical, en la que la primera punción comienza más afuera de la herida, yendo en profundidad, y vuelve más cerca del borde de la herida, haciendo un recorrido más superficialmente (fig. 63-9).

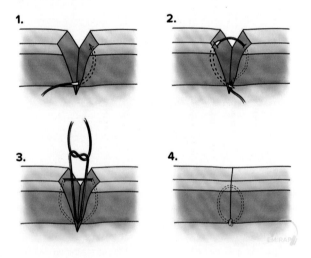

FIGURA 63-8 Sutura de retención profunda (imagen cortesía de EM:RAP/Graham Smith, from Dennahy I, Williams AM, Alam H. Wound management. En: Mattu A, Swadron S, eds. *CorePendium.* CorePendium, LLC. Actualizado el 16 de junio de 2020. Acceso 1 de julio de 2020. https://www.emrap.org/corependium/chapter/recEtn3QlYKw73yrU/Wound-Management).

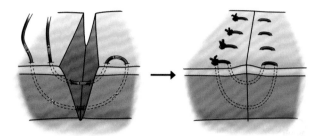

FIGURA 63-9 Sutura de colchonero vertical (imagen cortesía de EM:RAP/Graham Smith, from Dennahy I, Williams AM, Alam H. Wound management. En: Mattu A, Swadron S, eds. *CorePendium*. CorePendium, LLC. Actualizado el 18 de junio de 2020. Acceso 1 de julio de 2020, https://www.emrap.org/corependium/chapter/recEtn3QlYKw73yrU/Wound-Management).

- En el caso de las heridas profundas del cuero cabelludo que penetran en la aponeurosis epicraneal, realice una reparación primaria de la aponeurosis antes de cerrar la laceración suprayacente.
- En el caso de desgarros cutáneos frágiles o superficiales, considere la posibilidad de utilizar suturas cutáneas o adhesivo cutáneo para evitar más desgarros de la piel.

Para obtener más consejos, trucos, imágenes y material audiovisual de diversas técnicas de sutura, visite https://lacerationrepair.com/techniques/basic-suturing-techniques/.

64

Punción lumbar

Matthew Czar Taon

Objetivos

- Comprender las indicaciones, contraindicaciones y posibles complicaciones asociadas con las punciones lumbares.
- Aprender las técnicas para realizar una punción lumbar utilizando puntos de referencia anatómicos, guía ecográfica, guía fluoroscópica o guía por tomografía computarizada (TC).
- Conocer el criterio de diagnóstico clave asociado con los valores de laboratorio del líquido cefalorraquídeo (LCR).
- Analizar el uso de la anestesia para llevar a cabo una punción lumbar.
- Comprender los aspectos clave de la mielografía.
- Conocer las indicaciones de la punción lumbar terapéutica.
- Entender las posibles oportunidades futuras del acceso intratecal.

¿Qué es una punción lumbar?

- La *punción lumbar* se refiere al uso de una aguja para acceder al espacio intratecal o subaracnoideo en la región lumbar de la espalda con fines diagnósticos o terapéuticos.

Consideraciones anatómicas para realizar una punción lumbar

- Existen tres espacios potenciales dentro del conducto vertebral. Desde el exterior hacia el interior, incluyen el espacio epidural, el espacio subdural y el espacio subaracnoideo.
- El cono medular, la parte terminal en forma de cono de la médula espinal, suele estar situado entre la duodécima vértebra torácica (T12) y la tercera vértebra lumbar (L3).
- Los planos tisulares en los que penetra la aguja espinal durante una punción lumbar incluyen la piel, el tejido celular subcutáneo o la grasa subcutánea, el ligamento supraespinoso, el ligamento interespinoso, el ligamento amarillo, el espacio epidural, la duramadre, la aracnoides y el espacio subaracnoideo, que contiene el LCR.
- Los puntos de referencia anatómicos varían según la edad y el sexo, con un extremo inferior del cono medular en las mujeres.

Indicaciones

- Evaluación de la hemorragia subaracnoidea
- Evaluación de la meningitis bacteriana, vírica, tuberculosa, criptocócica o química
- Evaluación de las enfermedades neuroinflamatorias
- Medición de las presiones intracraneal y del LCR
- Inyección de contraste para la mielografía
- Inyección de medicación intratecal para el tratamiento
- Colocación de dispositivos intratecales

Contraindicaciones

- Tumores cerebrales con riesgo de producir una hernia tentorial tras la punción lumbar
- Edema cerebral
- Hidrocefalia obstructiva
- Trombocitopenia grave
- Diátesis hemorrágica
- Tratamiento anticoagulante
- Cono bajo
- Médula anclada
- Mielomeningocele

Posibles complicaciones asociadas con la punción lumbar

- Herniación cerebral
- Cefalea pospunción lumbar
- Fracaso en la obtención de LCR
- Hematomas o hemorragias localizadas
- Hematoma espinal que provoca la compresión de la médula
- Lesión iatrógena del cono medular o de la médula espinal
- Meningitis iatrógena
- Lesión de la raíz nerviosa
- Fuga de LCR
- Fístula arteriovenosa
- Trombosis de la vena cortical
- Síndrome de vasoconstricción cerebral reversible
- Tumor epidermoide del saco dural (secuelas a largo plazo por inclusión de tejido cutáneo en el conducto vertebral)

Puntos de referencia anatómicos para realizar una punción lumbar mediante palpación

- La *línea intercrestal*, también conocida como *línea de Jacoby* o *línea de Tuffier*, es un punto de referencia basado en la exploración física que se define como una línea horizontal que conecta la cara superior de las crestas ilíacas posteriores. Esta referencia se usa para localizar el cuerpo de la cuarta vértebra lumbar (L4) antes de realizar una punción lumbar.
- La técnica de los espacios intervertebrales anatómicos consiste en identificar primero la cara dorsal del sacro mediante la palpación. A continuación, la mano del explorador se desliza en sentido cefálico a lo largo de la superficie dorsal del sacro para identificar el espacio intercostal entre el sacro y la última vértebra lumbar, el espacio intercostal L5-S1. Una vez identificado el espacio intercostal L5-S1, la mano del explorador se desliza cefálicamente un espacio intercostal más para identificar el espacio de referencia L4-L5.

Técnica de punción lumbar guiada por ecografía

- Técnica de dos pasos para el marcado del sitio de acceso guiado por ecografía: en primer lugar, identifique y marque los niveles lumbares o los espacios discales intervertebrales correctos. En segundo lugar, localice y marque la verdadera línea media anatómica.
  - Para la técnica de marcación del sitio de acceso guiado por ecografía no se requiere una cubierta estéril para la sonda ecográfica.
  - Utilice un transductor curvilíneo de baja frecuencia (5-2 MHz) para facilitar la visualización de los tejidos blandos más profundos.
  - Ajuste el sistema de ecografía a una profundidad de 10-12 cm con preajustes para imágenes musculoesqueléticas. Regule la profundidad según la complexión del paciente.

- Coloque el transductor craneocaudalmente con el marcador de la sonda en dirección cefálica cerca de la supuesta línea media anatómica.
- Obtenga una vista paramediana de la columna vertebral deslizando el transductor lateralmente, ya sea a la izquierda o a la derecha, hasta que se visualicen las articulaciones facetarias. Estas últimas tendrán un aspecto de colinas blancas ecogénicas con sombra acústica posterior. Esta vista paramediana permitirá obtener imágenes de las apófisis articulares inferiores y superiores de las vértebras lumbares adyacentes.
- Deslice la sonda en dirección cefálica hasta que el sacro se visualice como una línea horizontal hiperecoica.
- La identificación del sacro y de la cara más inferior de la columna lumbar permite una localización precisa de los espacios intercostales L5-S1 y L4-L5. Marque con un marcador los niveles de los espacios intercostales.
- Una vez marcados los niveles de los espacios intercostales, identifique la verdadera línea media espinosa girando el transductor hacia la izquierda y visualizando la apófisis espinosa. Deslice la sonda en sentido cefálico y caudal, marcando la dirección de la línea media ósea, y marque la línea media en cada nivel.
- Conecte las marcas de la superficie de los niveles de los espacios intercostales y las marcas de la línea media para crear un objetivo en forma de cruz para la entrada de la aguja.

Materiales

- Bandeja de punción espinal o lumbar
- Guantes estériles
- Manómetro para medir las presiones de apertura
- Llave de paso de tres vías
- Apósito estéril
- Solución antiséptica con torundas para la piel:
  - Limpieza de la piel con clorhexidina frente a povidona yodada.
  - El gluconato de clorhexidina puede contener una advertencia en el envase que indique «No utilizar para la punción lumbar ni en contacto con las meninges». Sin embargo, varios estudios han documentado la superioridad del gluconato de clorhexidina en comparación con la povidona yodada para la preparación de la piel.
  - Si se emplea la povidona yodada para la preparación de la piel y el paciente desarrolla una meningitis bacteriana después de una punción espinal, se podría criticar a quien realiza el procedimiento por no haber usado el gluconato de clorhexidina como recomiendan múltiples directrices sociales. Por otra parte, si se emplea el gluconato de clorhexidina y el paciente desarrolla una deficiencia neurológica, quien hizo la intervención podría ser criticado por haber utilizado el gluconato de clorhexidina.
- Paño estéril
- Lidocaína al 1%
- Jeringa de 3 o 5 mL
- Agujas de calibres 20 y 25
- Agujas espinales de calibre 18, 20 o 22 (tenga en cuenta que las agujas espinales de mayor calibre gotearán LCR más rápidamente que las de menor diámetro)
- Cuatro tubos de ensayo de plástico (etiquetados del 1 al 4, con tapas para la extracción de muestras de LCR)

Pasos

1. Obtenga el consentimiento informado del paciente o de sus familiares.
2. Solicite una tomografía o una resonancia magnética de la cabeza o haga una exploración fundoscópica para comprobar si hay papiledema. Para evitar la hernia intracraneal, es necesario descartar el aumento de la presión intracraneal antes de la punción lumbar.

3. Las punciones lumbares pueden realizarse con el paciente en posición sentada en el borde de la cama, en posición recostada lateral con las rodillas metidas hacia el tórax y la barbilla hacia el tórax, o en decúbito prono.

4. Localice los espacios L2-L3, L3-L4, L4-L5 o incluso L5-L6. La punción lumbar debe hacerse por debajo del nivel del cono medular.

5. Marque el sitio de entrada en la piel con un marcador.

6. Abra y prepare la bandeja de punción espinal de forma estéril.

7. Monte la llave de paso en el manómetro y apártela, asegurándose de que permanezca estéril.

8. Prepare los tubos de ensayo de plástico numerados y colóquelos en posición vertical en las ranuras circulares preformadas en la bandeja de punción lumbar.

9. Lleve a cabo la preparación de la piel esterilizando el espacio intercostal diana, junto con el espacio inferior, en caso de que sean necesarios varios intentos.

10. Coloque el paño estéril sobre el paciente.

11. Use la aguja de calibre 25 y la jeringa de 3 mL para administrar la lidocaína al 1% por vía intradérmica, creando un botón de anestesia.

12. Inserte la aguja espinal (calibre 18, 20 o 22) a través del botón de anestesia entre las apófisis espinosas en un ángulo ligeramente cefálico. Para realizar el acceso se pueden utilizar puntos de referencia anatómicos, ecografía, fluoroscopia o tomografía.

13. Haga avanzar la aguja espinal lentamente pero con una fuerza constante para poder percibir la pérdida de resistencia cuando la aguja pase a través del ligamento amarillo. Los estudios de imagen utilizados de forma intermitente pueden facilitar la colocación óptima de la aguja. Se puede usar un tubo de extensión corto conectado a la aguja de acceso para facilitar las mediciones de la presión de apertura del LCR o la extracción de muestras de LCR. Mantenga el punto cero del manómetro espinal a nivel de la médula espinal para proporcionar una medición más precisa de la presión.

14. Se requiere un volumen mínimo de 5 mL de LCR para el examen citopatológico en caso de sospecha de meningitis.

15. No se recomienda la aspiración del LCR, ya que puede causar lesiones en la médula espinal.

16. Una vez finalizado el procedimiento, vuelva a colocar el estilete, retire la aguja y el estilete juntos y ponga un pequeño apósito estéril.

Criterios diagnósticos clave asociados con las punciones lumbares

- Una presión de apertura del LCR lumbar normal oscila entre 10 y 25 cm H_2O.
- La presión de apertura elevada del LCR puede deberse a múltiples causas que incluyen, entre otras, la meningitis, la carcinomatosis meníngea, la hipertensión intracraneal idiopática, el absceso cerebral o el edema cerebral.
- La disminución de la presión de apertura del LCR puede deberse a una fuga de LCR, un tumor obstructivo o una acumulación de líquido que impida la salida adecuada del LCR al espacio subaracnoideo.
- La meningitis bacteriana se asocia con un aspecto turbio del LCR, pleocitosis linfocítica (elevación de los leucocitos en el LCR), proteínas elevadas y glucosa baja.
- La meningitis vírica se asocia con un aspecto normal del LCR, pleocitosis linfocítica, proteínas normales o altas y glucosa normal o baja.
- La hemorragia subaracnoidea puede diagnosticarse con xantocromía, un LCR teñido de sangre o amarillo y un número alto de eritrocitos en la muestra de LCR.
- La esclerosis múltiple se asocia con un LCR de apariencia normal, pleocitosis linfocítica, eritrocitos normales y proteínas elevadas.

Asistencia en el parto: maniobras y pasos clave de un parto vaginal y un parto por cesárea

Merima Ruhotina y Roxanne A. Vrees

Objetivos

- Comprender las etapas básicas del parto.
- Entender los componentes básicos de un parto vaginal.
- Reconocer la anatomía quirúrgica en una cesárea.
- Identificar los pasos quirúrgicos generales de un parto por cesárea.

Parto vaginal

División del parto en tres etapas

- Primera etapa: comienza con contracciones uterinas regulares y termina con una dilatación cervical completa de 10 cm.
- Segunda etapa: inicia con la dilatación cervical de 10 cm (totalmente dilatada) y finaliza con la expulsión del feto.
- Tercera etapa: comienza con la expulsión del feto y termina con el alumbramiento de la placenta y las membranas fetales.

Movimientos cardinales del trabajo de parto

- Estos movimientos implican los cambios de posición de la cabeza del feto a lo largo de un parto vaginal.
- Los movimientos cardinales son los siguientes (fig. 65-1):
  - Encajamiento
  - Descenso
  - Flexión
  - Rotación interna
  - Extensión
  - Restitución y rotación externa
  - Expulsión

Maniobras del parto

- Después de que la cabeza se haya restituido, revise el cuello del feto para ver si el cordón umbilical está enrollado.
  - Se debe intentar desenrollar el cordón. Si el cordón está demasiado apretado como para poder desenrollarlo sobre la cabeza del feto, se puede realizar una maniobra de «voltereta» (somersault).
  - Si se agotan todos los demás esfuerzos, el cordón umbilical se puede pinzar y cortar dos veces para continuar con un parto acelerado.
- Ejerza tracción suave hacia abajo sobre la cabeza del feto para que salga el hombro anterior.
- Ejerza tracción hacia arriba sobre la cabeza del feto para que salga el hombro posterior.

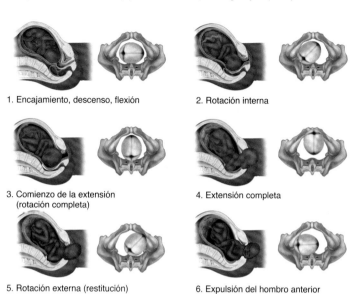

1. Encajamiento, descenso, flexión

2. Rotación interna

3. Comienzo de la extensión (rotación completa)

4. Extensión completa

5. Rotación externa (restitución)

6. Expulsión del hombro anterior

7. Expulsión del hombro posterior, seguida de la expulsión del recién nacido

FIGURA 65-1 Maniobras del parto vaginal.

- Mantenga un control constante de los hombros, los brazos y las manos del feto cerca de su cuerpo.
- Extraiga el resto del cuerpo y coloque al recién nacido sobre el tórax de la madre.
- Deje que el cordón deje de pulsar y luego córtelo.
- Ejerza una suave tracción hacia abajo sobre el cordón umbilical con una mano mientras ejerce presión suprapúbica con la otra mediante la maniobra de Brandt-Andrews.
- Tras la expulsión de la placenta, palpe el fondo uterino para asegurarse de que el útero se haya contraído.

Cesárea

- Realice una incisión de Pfannenstiel en el abdomen a dos dedos de distancia por encima de la sínfisis del pubis (fig. 65-2).
- Lleve esta incisión hasta la fascia subyacente; al atravesar el tejido subcutáneo, tenga cuidado con los vasos hipogástricos superficiales.
- Al llegar a la fascia, transecte la fascia en la línea media. Si la incisión de la fascia se realiza demasiado lateral, los nervios ilioinguinal e iliohipogástrico pueden resultar dañados.

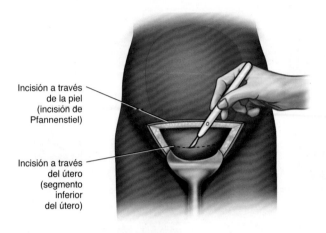

Incisión a través de la piel (incisión de Pfannenstiel)

Incisión a través del útero (segmento inferior del útero)

Extracción del feto

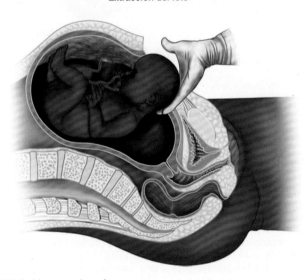

FIGURA 65-2 Incisiones para la cesárea.

- Una vez hecha la incisión de la fascia, sepárela de los músculos rectos.
- Entre en el peritoneo.
- Haga una incisión en el útero y extraiga al feto.
- Cierre la incisión uterina en dos capas.
- Aproxime el plano fascial y la piel.

Enyesado (escayolado)

Walter Klyce

Objetivos

- Comprender las indicaciones para el enyesado.
- Aprender los principios, los pasos y las consideraciones adicionales del enyesado.
- Conocer los tipos de yeso más frecuentes.

¿Qué es el enyesado?

- El *enyesado* o *escayolado* es el uso circunferencial de fibra de vidrio o yeso (escayola) para inmovilizar una parte del cuerpo (normalmente una extremidad) en una posición terapéutica o anatómica.
- Las férulas, en cambio, no tienen una parte endurecida que se extienda de forma circunferencial.

Indicaciones

- Fractura (indicación número 1): ya sea para el tratamiento definitivo o temporal, o la estabilización postoperatoria.
- Corrección gradual de una deformidad ósea (pie zambo o escoliosis de aparición temprana).
- Mantenimiento de la posición terapéutica (p. ej., flexión/abducción del fémur para la displasia de cadera).
- Alivio del dolor ocasionado por algunas afecciones cuyo tratamiento conservador de primera línea fracasó (p. ej., coaliciones del retropié, osteocondrosis, huesecillos accesorios o esguinces graves de tobillo).

Contraindicaciones

- No hay contraindicaciones absolutas.
- En algunas situaciones son preferibles otras modalidades, como el entablillado o la fijación externa (p. ej., fractura abierta o muy conminuta).

Consideraciones previas al enyesado

- Las maniobras de reducción suelen realizarse antes del enyesado. A continuación, se puede aplicar un molde al yeso mientras este fragua para reforzar la reducción.
- Obtenga radiografías formales antes y después del enyesado para asegurar la colocación y el moldeado adecuados. Nota: el yeso puede oscurecer las radiografías.
- Lo más seguro es tomar una radiografía de la articulación o del hueso largo por encima y por debajo para confirmar el alcance de la lesión.
- Prepare todo el material de enyesado antes de empezar: más vale que sobre a que falte.

Materiales

- Venda tubular.
- Abundante guata para yeso o vendas de yeso (mínimo 4-6 rollos). Por lo general, de 10 cm para un miembro superior adulto y de 15 cm para un miembro inferior adulto.
- Varias vendas de fibra de vidrio (se puede usar yeso si se prefiere).

- Agua fría.
- Guantes para usar durante la aplicación del yeso.
- Opcional: dispensador de jabón accesible.
- Opcional: equipo de radiografía o fluoroscopia portátil (p. ej., arco en «c»).
- Opcional: sierra para yeso, separador de yeso y venda elástica o de yeso si se trata de hacer un yeso bivalvo.
- Opcional: cabestrillo opcional para el yeso de brazo largo.

Principios del enyesado

- Se requiere un acolchado adecuado para evitar la irritación de la piel. Utilice acolchado adicional sobre las prominencias óseas (p. ej., olécranon, rótula, calcáneo, maléolos).
- La fibra de vidrio o el yeso nunca deben estar directamente sobre la piel.
- El material de enyesado debe reforzarse en las superficies extensoras (del codo/rodilla) para evitar el fallo de la estructura. Use menos acolchado y yeso sobre las superficies flexoras (del codo/rodilla/tobillo) para evitar que se arrugue y abulte.
- Todos los dedos de los pies y de las manos deben ser accesibles después de la colocación del yeso para evaluar la perfusión y la sensibilidad.
- El agua caliente hace que el yeso se fije más rápido y no debe usarse (una diferencia con el entablillado).
- Los adultos son especialmente propensos a la rigidez postenyesado.
- Se puede producir el síndrome compartimental cuando la lesión se hincha dentro del yeso; se pueden crear dos válvulas en el yeso para evitarlo.
- Indique al paciente que no cargue peso sobre el yeso ni lo moje.

Pasos

- Mantenga la extremidad en la posición deseada.
- Aplique la venda tubular (dejando 2-3 cm de largo por encima y por debajo).
- Envuelva la extremidad circunferencialmente con guata para yeso o vendas de yeso, normalmente una vez hacia arriba y otra hacia abajo, con una superposición del 50% en cada pasada, para obtener un grosor de cuatro capas.
- Añada tiras de acolchado donde sea necesario (alrededor del pulgar, sobre los extensores).
- Con los guantes puestos, sumerja la fibra de vidrio en agua fría y exprima el exceso de agua.
- Envuelva la extremidad circunferencialmente con la venda de fibra de vidrio, dejando ~1 cm de acolchado por encima y por debajo sin cubrir. Si utiliza colores, aplique primero la fibra de vidrio blanca. Haga una primera pasada con una superposición del 50%.
- Doble los extremos de la venda tubular sobre la fibra de vidrio y haga una segunda pasada, de nuevo con una superposición del 50%. Envuelva sobre la venda tubular pero deje ~1 cm visible por encima y por debajo.
- Moldee el yeso para mantener la reducción (molde de tres puntos) y evitar que se desprenda (molde de 90º o molde supracondíleo/supramaleolar).
- Use agua (con o sin jabón) para alisar los bordes y las superficies de la fibra de vidrio.
- Sostenga hasta que la fibra de vidrio se endurezca por completo, un mínimo de 5-10 min.
- Si se hace un yeso bivalvo, emplee una sierra para yeso y un separador en toda la longitud de la fibra de vidrio en los lados opuestos (solo después de que la fibra de vidrio ya no esté pegajosa), teniendo cuidado de no quemar la piel subyacente. A continuación, envuelva con una venda elástica o asegúrela con una venda de yeso.

Tipos de yeso de uso frecuente

- Yeso corto de brazo: se extiende desde las articulaciones metacarpofalángicas hasta el antebrazo proximal. Puede usarse en las fracturas del radio distal y del carpo (fig. 66-1).
- Yeso largo de brazo: se extiende desde las articulaciones metacarpofalángicas hasta la mitad del húmero. Puede usarse en fracturas de antebrazo, codo y húmero distal (fig. 66-2).

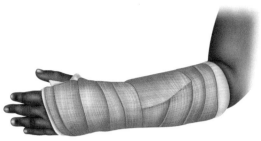

FIGURA 66-1 Yeso corto de brazo.

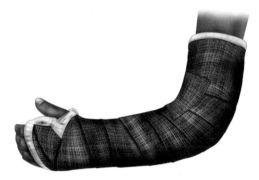

FIGURA 66-2 Yeso largo de brazo.

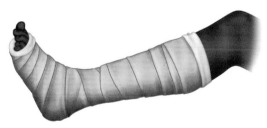

FIGURA 66-3 Yeso corto de pierna.

- Yeso de corto pierna: se extiende desde las articulaciones metatarsofalángicas hasta el tubérculo tibial. Puede emplearse en las fracturas maleolares no desplazadas y en las fracturas del pie (fig. 66-3).
- Yeso largo de pierna: se extiende desde las articulaciones metatarsofalángicas hasta la mitad del fémur. Puede usarse para las fracturas de tibia y el pie zambo (fig. 66-4).
- Yeso en espiga de cadera: se extiende desde los maléolos hasta la mitad del tórax. Puede utilizarse para la displasia del desarrollo de la cadera y las fracturas pediátricas de fémur (fig. 66-5). Nota: un yeso en «espiga» es aquel que incluya su tronco y su extremidad; un yeso corto de brazo que incluya el pulgar se llama, por lo tanto, *yeso en espiga de pulgar.*

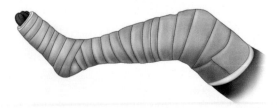

FIGURA 66-4 Yeso largo de pierna.

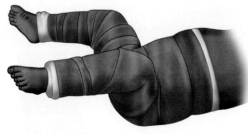

FIGURA 66-5 Yeso en espiga de cadera.

67 Comunicar malas noticias

Linda C. Wendell

Objetivos

- Tener un marco que oriente la comunicación de las malas noticias.
- Aprender a comunicar malas noticias de forma eficaz.
- Responder a las emociones de un paciente (o de un familiar) con empatía.
- Discutir los obstáculos que pueden dificultar la transmisión de malas noticias de forma eficaz y empática.

Introducción

- Comunicar malas noticias puede ser una tarea difícil y compleja. La experiencia ayudará en los siguientes encuentros, y resulta útil tener un marco de referencia sobre cómo comunicar las malas noticias.
- En general, las malas noticias deben darse en persona y cuando se disponga de un tiempo amplio e ininterrumpido para hablar con el paciente (o con un familiar si este no puede participar en la reunión).

SPIKES

SPIKES es un método de seis pasos sobre cómo comunicar las malas noticias que suele emplearse para orientar a los médicos.

1. Preparar (*Set*) la reunión.
  - Prepare lo que va a decir desde antes de la reunión.
  - Busque una habitación tranquila y privada donde no lo interrumpan.
    - Evite contestar el teléfono o el localizador durante la reunión.
    - Avise que puede tener que responder un mensaje si no puede apagar su localizador durante ese lapso.
  - Pregunte si el paciente o el familiar desean que haya más personas en la reunión y programe la reunión cuando todos puedan estar disponibles.
  - Confirme que todos los que deberían estar en la reunión están presentes.
  - Disponga de asientos para todos en la reunión.
  - Tenga pañuelos de papel disponibles.
  - Mantenga el contacto visual.
2. Evaluar la percepción (*Perception*) del paciente.
  - Haga preguntas abiertas para determinar qué entiende el paciente o el familiar sobre la situación clínica *antes* de comunicar cualquier mala noticia.
    - Ejemplo: «¿Puede decirme lo que le han contado hasta ahora?» o «¿Qué entiende de lo que ha pasado/está pasando?».
  - Aclare cualquier malentendido o confusión.

3. Obtener la invitación (*Invitation*) del paciente para proceder.
- Pregunte si el paciente o el miembro de la familia están dispuestos a seguir adelante con la reunión.
- Pregunte al paciente o al familiar cuánto y qué le gustaría saber.
  - Algunos pacientes o familiares prefieren conocer todos los detalles y ver las imágenes y los resultados de las pruebas.
  - Otros pacientes o familiares prefieren una información más general o pueden no estar preparados para escuchar toda la información en una reunión inicial y requerir reuniones posteriores.

4. Proporcionar conocimientos (*Knowledge*) e información al paciente.
- Advierta al paciente o al familiar que usted tiene que comunicar malas noticias.
- Empiece con «Por desgracia», «Desafortunadamente» o «Siento tener que decírselo».
- Utilice un lenguaje claro y sencillo y evite la jerga médica.
- Sea sincero, pero evite ser demasiado franco.
- Evalúe la comprensión del paciente después de cada información nueva.
  - Ejemplo: «Acabo de darle mucha información. ¿Tiene alguna pregunta hasta ahora?».

5. Responder a las emociones (*Emotions*) del paciente con empatía.
- Las respuestas emocionales pueden ser variadas y diferentes de lo que sería su propia respuesta emocional.
- Observe y reconozca cualquier emoción que sienta el paciente o el familiar.
- Conecte la emoción con la situación y, de nuevo, reconozca o valide la emoción.
  - Ejemplo: «Sé que es una noticia muy difícil de escuchar». O «Me doy cuenta de que esperaba mejores noticias».
- En algunos casos, puede acercarse al paciente o al familiar o tocar un brazo o un hombro para mostrar empatía; esto depende del paciente y de la situación: algunos pacientes o familiares pueden sentirse incómodos con el contacto físico.
- No siga adelante con su reunión hasta que la respuesta emocional haya terminado.

6. Terminar con un resumen (*Summary*) y una estrategia para los próximos pasos.
- Resuma lo que se ha discutido.
- Proporcione un folleto o una hoja informativa al paciente, si es pertinente.
- Pregunte si el paciente o el miembro de la familia están preparados para discutir los próximos pasos.
- Comparta la toma de decisiones con el paciente o el familiar.
- Identifique los objetivos del paciente o del familiar para los próximos pasos.
- Programe una reunión de seguimiento si es necesario.
- Ofrezca apoyo adicional.
  - Información de contacto de los grupos de apoyo
  - Trabajadores sociales
  - Atención espiritual

Obstáculos para dar malas noticias

- Los pacientes o los familiares pueden tener expectativas culturales o religiosas diferentes.
- La televisión y las películas sobre pacientes que reciben malas noticias no suelen ser exactas y pueden crear expectativas poco realistas.
- Los pacientes o las familias pueden centrarse en los pequeños aspectos positivos y no en el panorama general.
- Su propio miedo o malestar puede llevarle a evitar comunicar malas noticias; **no** oculte información a los pacientes o a los familiares.

Defensa del paciente y equidad en la salud

Katherine Rand y Angela Y. Zhang

Objetivos

- Aprender a ser un buen defensor del paciente.
- Repasar los fundamentos de la estructura gubernamental.
- Definir la equidad en la salud, el racismo, la interseccionalidad y el antirracismo.
- Esforzarse por ser antirracista y examinar críticamente las instituciones de las que usted forma parte.

¿Qué deben saber los estudiantes de medicina sobre la promoción de la salud?

- La *promoción de la salud* es un concepto amplio que abarca desde las acciones emprendidas para pacientes individuales hasta los esfuerzos por mejorar la salud de comunidades y poblaciones.
- La promoción puede consistir en ayudar a los pacientes a orientarse en el sistema médico. También puede implicar esfuerzos para *cambiar* el sistema a través del activismo a nivel comunitario, estatal o federal.
- Para ser un defensor exitoso del paciente, los proveedores deben reconocer los factores que crean las inequidades en materia de salud y desarrollar una visión sobre cómo podrían mejorarse las prácticas institucionales y las leyes para beneficiar la salud de los pacientes.

Pautas clave para ser un defensor eficaz del paciente

- **Identifique uno o dos temas de interés.** Numerosos temas pueden resultarle naturalmente relevantes, y es importante estar al tanto de los problemas actuales que afectan a su comunidad; sin embargo, para ser más eficaz, los expertos recomiendan identificar algunos temas que sean especialmente significativos para usted y centrar sus esfuerzos de promoción en estas áreas.
- **Ofrezca su experiencia.** Es probable que los responsables de la toma de decisiones que votan un proyecto de ley no tengan formación sanitaria o médica. Esta gente necesita escuchar a personas con experiencia médica.
- **Utilice sus historias personales.** Las historias de los pacientes (que cumplen con la Health Insurance Portability and Accountability Act [HIPAA], por supuesto) suelen tener el impacto más fuerte y es importante presentarlas junto con los datos para argumentar.
- **Comprenda la elaboración de leyes.** No es necesario ser un experto en la elaboración de leyes, pero familiarizarse con este proceso le hará más eficaz y le ayudará a sentirse más seguro a la hora de planificar su abordaje.
- **Esfuércese por ser antirracista.** Reconozca las manifestaciones de racismo y decida conscientemente que hay que actuar para contrarrestar el racismo en la vida cotidiana.
- **Analice críticamente lo que le enseñan en medicina.** El hecho de que la información esté en una guía de práctica no significa que sea exacta.

Fundamentos del gobierno

- El Poder Legislativo hace las leyes; incluye el Ayuntamiento, el Senado y la Cámara de Representantes.
- El Poder Ejecutivo ejecuta las leyes y también tiene la facultad para elaborar los presupuestos. Esto incluye al alcalde, al gobernador, al presidente y a los miembros del gabinete.
- El Poder Judicial interpreta las leyes, incluidos los tribunales de todos los niveles de gobierno.
- Asamblea legislativa estatal:
  - En los Estados Unidos, la asamblea legislativa estatal aprueba, en promedio, 80 proyectos de ley estatales por cada proyecto de ley federal que ratifica el Congreso.
  - Sus miembros crean leyes con un profundo impacto en la salud de las personas en ese estado, incluyendo el programa estatal de Medicaid, la seguridad y las leyes de vivienda.
  - Las sesiones legislativas varían de un estado a otro y de un año a otro. Entender el calendario legislativo es clave para el éxito de una campaña de promoción.
- Los gobernadores son los máximos responsables de los estados.
- Los detalles sobre cómo un proyecto se convierte en ley a nivel estatal en los Estados Unidos están disponibles en www.aap.org/moc/advocacyguide.

Cómo participar

- Hable con sus pacientes sobre los aspectos de su vida que afectan su salud.
- Identifique a las personas de su institución y su comunidad que le inspiren con su trabajo.
- En los Estados Unidos, consulte las secciones de formación médica de organizaciones médicas profesionales como la American Medical Association (AMA) y la American Academy of Pediatrics (AAP).
  - Cada una de estas organizaciones tiene un departamento de asuntos federales, el cual es un buen lugar para empezar a informarse sobre la promoción de proyectos federales.
  - Suscríbase a los correos electrónicos, por ejemplo, AMA Advocacy Update o AAP Federal Legislative Update.
- Póngase en contacto con sus funcionarios electos: llame, escriba o hable con ellos en las redes sociales.
- Pautas para redactar una carta eficaz:
  - Indique el número del proyecto de ley y diga claramente si «apoya» o «se opone» a él.
  - Limite su carta a un solo proyecto de ley, ya que los legisladores archivan las cartas según los números de los proyectos.
  - Sea breve, presente hechos y cite su experiencia.
  - Envíe cartas de seguimiento a medida que avanza el proyecto de ley.
- Identifique los recursos comunitarios para los pacientes.
  - Entre los recursos con los que debe familiarizarse se encuentran las asociaciones médico-jurídicas, los programas de asistencia alimentaria (p. ej., el Special Supplemental Nutrition Program for Women, Infants, and Children y el Supplemental Nutrition Assistance Program en los Estados Unidos), las autoridades de vivienda, los programas de asistencia para la prescripción de medicamentos, los programas de subsidio energético para hogares de bajos ingresos (p. ej., el Low Income Home Energy Assistance Programs en los Estados Unidos) y los programas de salud.

Equidad sanitaria

- La equidad sanitaria se logra cuando todas las personas tienen la oportunidad de alcanzar su máximo nivel de salud.
- Las *inequidades* sanitarias suelen deberse a *desigualdades sanitarias*, que son diferencias en el estado de salud de las personas asociadas con factores sociales o demográficos como etnia, sexo, ingresos económicos o región geográfica. Las desigualdades sanitarias son una forma de medir nuestro progreso hacia la consecución de la equidad sanitaria.

- A continuación se sugieren varias medidas que pueden adaptarse a situaciones institucionales o individuales específicas. Es importante reconocer que estos pasos no son nuevos, especialmente para la población afrodescendiente en los Estados Unidos y otras personas con identidades marginadas. Hay que hacer especial hincapié en que el público caucásico se responsabilice de estas acciones.

Cómo empezar a luchar contra las desigualdades sanitarias

- Nombre las desigualdades que vea y diga lo que piensa.
- Identifique a otras personas con objetivos similares.
- Organice y elabore estrategias de acción.
- Tenga como objetivo el cambio estructural.
- Emplee una estructura basada en la fuerza para las comunidades con desigualdades, reconociendo que son poblaciones heterogéneas que han construido su propia resiliencia.

Estructura basada en la fuerza

- Abordaje que se centra en lo que funciona bien para apoyar el progreso y el avance de las personas y las comunidades.
- Reconoce el capital social y cultural, los recursos y los activos presentes en las comunidades, especialmente en aquellas diferentes a las caucásicas.
- Se trata de una alternativa a un abordaje que estigmatiza a las familias o individualiza las explicaciones de las deficiencias educativas.

Racismo

- El racismo es una fuerza importante que contribuye a la inequidad sanitaria. Hay muchas maneras diferentes de describir el *racismo*, pero en general puede considerarse como aquellas prácticas y políticas que mantienen el poder y los privilegios de un grupo sobre otro.
- «*El racismo es un sistema de estructuración de las oportunidades y de asignación de valores basado en la interpretación social del aspecto físico (que es lo que llamamos «raza»), que perjudica injustamente a algunos individuos y comunidades, favorece injustamente a otros individuos y comunidades, y mina la fuerza de toda la sociedad mediante el despilfarro de recursos humanos*» - Camara Phyllis Jones, MD, MPH, PhD (expresidenta de la American Public Health Association).
- Los expertos han definido diferentes **manifestaciones de racismo**, las cuales son útiles para apreciar lo arraigado que está el racismo en diversos aspectos de nuestra sociedad. Abordar el racismo y esforzarse por ser antirracista requiere tener en cuenta todos los niveles y cómo se relacionan entre sí (tabla 68-1).

Medidas de acción

- Examine críticamente la institución en la que trabaja y diríjala hacia el proceso continuo para convertirse en una institución multicultural antirracista.
- Abogue por la eliminación de las correcciones raciales de los algoritmos (p. ej., la tasa de filtración glomerular estimada, la prueba de función pulmonar) o la pedagogía que defiende la medicina basada en la raza.

Antirracismo

- El *antirracismo* es el esfuerzo activo y consciente para identificar y luchar contra el racismo allí donde se le encuentre.
- *Antirracista* se diferencia de *no racista*, que significa inacción y neutralidad. El antirracismo requiere esfuerzo y es un trabajo de toda la vida. Exige reconocer que el racismo forma parte de casi todos los aspectos de nuestras vidas (fig. 68-1).

TABLA 68-1 Manifestaciones de racismo

	MANIFESTACIÓN	EJEMPLOS
Macronivel	**Racismo institucionalizado:** es el acceso diferencial a bienes, servicios y oportunidades por etnia. Se produce en organizaciones o sistemas y a menudo no menciona a los grupos étnicos, pero funciona para crear ventajas para algunos y desventajas para otros.	• Sistema escolar en el que los estudiantes de color se encuentran de forma desproporcionada en aulas infradotadas y superpobladas • Cuando un sistema hospitalario cierra instalaciones médicas o recorta servicios en una comunidad con un alto porcentaje de población afrodescendiente • *Red-lining*, la política gubernamental estadounidense que restringía los préstamos para la vivienda en los barrios con alta concentración de población afrodescendiente • Brutalidad policíaca
	Racismo estructural: es el sistema general de *prejuicios* raciales en la sociedad. Estos sistemas dan privilegios a la población caucásica y tienen consecuencias negativas para la gente de diferentes etnias.	• Estereotipos de la gente no caucásica como delincuentes en las películas y los medios de comunicación convencionales • Colegios con menos niños no caucásicos en las clases de honor, lo que refuerza las suposiciones sobre la inteligencia y el rendimiento escolar • Brutalidad policíaca
Micronivel	**Racismo mediado personalmente:** suposiciones diferenciales sobre las capacidades, los motivos y la intención de los demás según la etnia.	• Brutalidad policíaca • Falta de respeto de los médicos • Vigilancia de los comerciantes • Desvalorización del profesorado • Insultos raciales • Chistes racistas
	Racismo asimilado: aceptación por parte de las etnias estigmatizadas de los mensajes negativos sobre las propias capacidades y la valía intrínseca de la persona.	• Autodevaluación • Colorismo o trato preferencial hacia las personas de piel más clara

Respuesta al racismo interpersonal

De «Being Antiracist» del National Museum of African American History and Culture: «Hacer preguntas es una herramienta poderosa para buscar claridad u ofrecer una nueva perspectiva... Algunas sugerencias para usar en las conversaciones cuando se produce un comportamiento racista» incluyen frases que buscan aclarar, ofrecer una perspectiva alternativa, decir su verdad, encontrar un terreno común, darse el tiempo y el espacio que necesita y establecer límites. Obtenga más información en: https://nmaahc.si.edu/learn/talking-about-race/topics/being-antiracist.

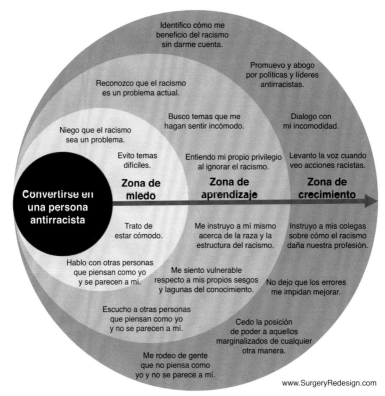

FIGURA 68-1 Volverse antirracista (de Ibrahim AM. *Becoming Anti-Racist*. Redesigning Delivery of Surgical Care. www.surgeryredesign.com).

Microagresiones

- Las *microagresiones* son desprecios, insultos, menosprecios, invalidaciones y comportamientos ofensivos que la población de color experimenta en las interacciones cotidianas y que funcionan a través de medios verbales y no verbales.
- Ejemplos: no aprender a pronunciar (o seguir pronunciando mal) el nombre de una persona después de que te hayan corregido; programar las pruebas y las fechas de entrega de los proyectos en días festivos religiosos o culturales; decir: «Yo no veo el color» o «Como mujer, sé lo que pasas como persona de color»; preguntar a alguien de dónde es «realmente»; o decirle a una persona de color que es «elocuente».
- Microintervenciones:
  - Hacer visible lo invisible.
  - Desarmar la microagresión.
  - Educar al agresor.
  - Buscar el refuerzo externo.

Interseccionalidad

- La *interseccionalidad* es un término sociológico acuñado por Kimberlé Crenshaw, que identifica cómo los sistemas de poder entrelazados afectan a los más marginados de la sociedad.
- La interseccionalidad considera que diversas formas de identidades sociales, como la clase, la etnia, el sexo, la edad, la religión y la capacidad física, no existen por separado unas de otras, sino que se entretejen de manera que se profundiza significativamente el impacto negativo en la vida de los individuos, en la sociedad y en los sistemas sociales.
- Es crucial entender la interseccionalidad, ya que es reconstitutiva, no aditiva. Se trata de entender la experiencia de alguien que tiene dos identidades marginales que se cruzan.
  - Por ejemplo, la población afrodescendiente sufre violencia física sistemática a manos de la policía, y las mujeres sufren violencia sexual con mayor frecuencia. Para las mujeres afrodescendientes, esto conduce a una peligrosa intersección de experimentar violencia sexual por parte de la policía, un problema de salud que se pasa por alto cuando solo se considera una identidad a la vez.
- Aunque el término *interseccionalidad* surge de la consideración de las mujeres afrodescendientes en particular, ha evolucionado para describir también otras identidades interseccionales. Hay que tener en cuenta que la opresión que sufren las personas con identidades de género, orientaciones sexuales, estados de capacidad, estatus socioeconómico, lengua dominante hablada y edad marginadas es agravada por la etnia.

69 Cómo responder preguntas clínicas: clínica

Burton Hui Shen y Sean Sanker

Objetivos

- Identificar los recursos clínicos que se pueden usar cuando se atiende a los pacientes.
- Aplicar las directrices y recomendaciones basadas en la evidencia a la práctica clínica.

Recursos en línea

- UpToDate®: dependiendo del acceso disponible según la institución, UpToDate® probablemente sea un gran primer recurso para cualquier pregunta clínica que pueda tener sobre medicina interna. La página de inicio después de iniciar sesión es una barra de búsqueda que le permite buscar cualquier tema clínico sobre el que pueda tener alguna pregunta. UpToDate® también cuenta con gráficos y diagramas prácticos y está conectado con la base de datos de medicamentos de Lexicomp®, que ofrece una referencia rápida para la dosificación, la farmacocinética y las reacciones adversas. También está disponible como aplicación para Android e iOS.
- DynaMed Plus®: una vez más, dependiendo de la disponibilidad de la institución, DynaMed Plus® es otro excelente recurso general para cualquier pregunta clínica sobre el diagnóstico, los criterios, las pruebas y el tratamiento de casi cualquier afección que se encuentre en la medicina interna. También está disponible como aplicación para Android e iOS.
- PubMed: se trata de un gran recurso para encontrar literatura primaria sobre temas que pueden ser un poco más oscuros o si quiere revisar dicha literatura por sí mismo. UpToDate® y DynaMed Plus® proporcionan buenos resúmenes y esquemas, mientras que PubMed profundiza en el razonamiento y los datos para apoyar las decisiones clínicas. Cuando se prepara un ingreso, UpToDate® y DynaMed Plus® son formas mucho más rápidas y eficientes de recabar información, pero PubMed es bueno para usarlo en los tiempos muertos o en casa para aprender más sobre sus pacientes y su patología.
- FormularyLookup.com: este sitio web permite a los estudiantes y a los profesionales de la salud buscar medicamentos y diferentes tipos de planes de seguros para ver si están en el formulario. Esto puede ser útil en el ámbito hospitalario y ambulatorio para encontrar medicamentos que estén cubiertos por el tipo de cobertura del seguro del paciente. También hay una aplicación telefónica para este sitio web.

Aplicaciones

- Journal Club®: es una de las mejores aplicaciones para entender «por qué hacemos lo que hacemos». Cuenta con una base de datos de grandes ensayos y estudios que ayudan a explicar el fundamento de gran parte de los tratamientos que verá en medicina interna. Para cada artículo, le ofrece un rápido resumen de las conclusiones al principio y también profundiza en el documento para explicar los métodos y las deficiencias. No será tan útil para responder a un amplio abanico de preguntas como podrían serlo UpToDate® o DynaMed Plus®, pero le ayudará a entender por qué se hacen las cosas (p. ej., «¿por qué controlamos la frecuencia cardíaca en lugar del ritmo en la fibrilación auricular?»). La aplicación también permite clasificar por especialidad y enfermedad, por lo que puede hacer una revisión rápida de la literatura médica si está tramitando un ingreso por fibrilación auricular y también puede ser útil en su cirugía y sus rotaciones de obstetricia, ginecología, etcétera. Esta aplicación cuesta US$6.99 dólares.

- AHRQ ePSS®: esta aplicación fue desarrollada por el United States Preventive Services Task Force. En la página de inicio de la aplicación se piden los datos demográficos del paciente (edad, sexo, estado de embarazo, consumo de tabaco, actividad sexual) y a continuación se ofrecen recomendaciones sobre las mejores prácticas ambulatorias (cribado del cáncer, análisis de sangre, etc.). Además, también proporciona el nivel de evidencia asociado con cada recomendación (A, fuertemente recomendada; B, recomendada; C, selectivamente recomendada; D, no recomendada; I, incierta). Esta aplicación es muy útil para los pacientes externos que acuden a las revisiones anuales o a los exámenes de salud. Incluso para quienes acuden a un seguimiento o por otras dolencias, esta aplicación puede proporcionar un panorama general rápido de sus necesidades de mantenimiento de la salud.

- ASCVD Plus®: la aplicación ASCVD Plus® es un estimador de riesgo desarrollado por el American College of Cardiology. Se responde a preguntas sobre los datos demográficos y la salud del paciente y se obtiene un porcentaje de riesgo de enfermedad coronaria ateroesclerótica y episodios relacionados. A menudo se utiliza para evaluar si un paciente necesita o no empezar a tomar una estatina.

- MDCalc®: es una gran base de datos de cálculos y puntuaciones que se utilizan habitualmente en la clínica. Se trata de una aplicación muy útil para tener en el teléfono y proporcionar con rapidez puntuaciones y datos objetivos para sus notas y su plan. Algunos ejemplos son la puntuación de Wells para las pruebas de embolia pulmonar, el calcio corregido para la albúmina, la corrección de sodio para la hiperglucemia, la puntuación de la trombólisis en el infarto de miocardio para la mortalidad en los síndromes coronarios agudos, etcétera.

- GoodRx®: esta aplicación puede ser útil para defender a los pacientes y reducir sus costos. Busca en las farmacias locales y compara los precios de los medicamentos. En el caso de los pacientes que tienen dificultades para obtener sus fármacos o tienen problemas económicos, esto puede ayudar a aliviar esta situación al encontrar opciones de menor precio.

- Coverage Search®: esta es la aplicación de FormularyLookup.com. Permite a los estudiantes y a los profesionales buscar medicamentos y diferentes tipos de planes de seguros para ver si están en el formulario.

70 — Cómo responder preguntas clínicas: cirugía

Andrew Varone y Michael Connolly

Objetivos

- Conocer los recursos para prepararse para las prácticas quirúrgicas.
- Identificar el método y los recursos para responder a las preguntas quirúrgicas.

Cómo preparar los casos y preguntas quirúrgicos en el intraoperatorio

- Blackbourne LH. *Surgical Recall*. 8.ª ed. Wolters Kluwer; 2018:
  - Los capítulos relevantes sobre cirugía proporcionan información altamente provechosa.
  - La anatomía de este recurso es mínima.
- Anatomía:
  - Preste mucha atención a la irrigación sanguínea y las estructuras cercanas.
  - Lo mejor sería un atlas de anatomía quirúrgica (como Ellison CE, Zollinger RM Jr. *Zollinger's Atlas of Surgical Operations*. 10.ª ed. McGraw-Hill Education; 2016), pero son costosos.
- YouTube (¡úselo con precaución!):
  - Especialmente para los casos de laparoscopia, a menudo hay videos (condensados) que explican lo que se está viendo y los pasos del procedimiento.

Preguntas clínicas: algoritmos y estudios diagnósticos de los pacientes

- Consulte UpToDate® si quiere información sobre los estudios diagnósticos preoperatorios y las pruebas de diagnóstico de muchas enfermedades quirúrgicas.
- Consulte el sitio web del American College of Surgeons para conocer las directrices y estándares de atención para los pacientes preoperatorios y postoperatorios (Facs.org).
- Las sociedades de subespecialidades quirúrgicas tendrán directrices y normas o protocolos de atención para los pacientes preoperatorios y postoperatorios (torácicos, vasculares, etc.).
- Para los traumatismos, consulte:
  - El manual de traumatología de su hospital, si está disponible.
  - Recursos para la reanimación cardiopulmonar avanzada para traumatismos (https://www.facs.org/quality-programs/trauma/atls).
- Si tiene preguntas clínicas relacionadas con la investigación o nuevas tecnologías, medicamentos o estrategias de tratamiento, realice una búsqueda bibliográfica en PubMed.

71

Cómo responder preguntas clínicas: obstetricia y ginecología

Merima Ruhotina y Roxanne A. Vrees

Objetivos

- Entender las preguntas más frecuentes que se hacen en obstetricia y ginecología.
- Reconocer los consejos generales para responder a las preguntas de los residentes y los asistentes.

Preguntas relacionadas con obstetricia

- Esté preparado para hablar de las G y P de la paciente (Término, Prematuro, Aborto y Niños vivos).
- Hable de los problemas actuales del embarazo y de sus complicaciones anteriores.
- Esté listo para indicar la fecha de parto de la paciente y según qué criterios se ha fechado el embarazo (p. ej., fecha de la última menstruación frente a ecografía).
- Responda a las preguntas habituales sobre el parto:
  - ¿Está teniendo contracciones? En caso afirmativo, ¿con qué frecuencia y durante cuánto tiempo?
  - ¿Tiene alguna pérdida de líquido? Si es así, ¿cuándo empezó a sentir la pérdida de líquido y de qué color era?
  - ¿Tiene una hemorragia vaginal? Si es así, ¿qué tan grande es la hemorragia y cuándo comenzó?
  - ¿El feto se mueve? Si no, ¿cuándo fue la última vez que tuvo un movimiento fetal normal?
- Esté preparado para discutir las etapas básicas del parto.

Preguntas relacionadas con ginecología

- Esté listo para responder a las preguntas sobre los antecedentes de la prueba de Papanicolaou de la paciente. ¿Tiene alguna citología anómala y cómo fue tratada?
- Entienda los tipos básicos de anticoncepción, incluidas las indicaciones y contraindicaciones.
- Esté preparado para describir los antecedentes del ciclo menstrual de una paciente, incluyendo cualquier irregularidad menstrual.

Puntos clave para responder a las preguntas de su rotación de obstetricia y ginecología

- Limítese a la información relevante y hable solo de lo que es pertinente para la presentación actual de la paciente.
- Si no sabe una respuesta, no pasa nada. Tómese un momento y busque la respuesta o diga al residente que la buscará más adelante.
- Responda a la pregunta que se le hace.
- No intente adivinar lo que piensa su preceptor.
- No tenga miedo de equivocarse en la respuesta.
- No responda a una pregunta con una pregunta.
- Si no lo dice, significa que no lo sabe.
- No haga preguntas sobre cosas que podría buscar fácilmente de forma independiente.

72

Cómo responder preguntas clínicas: pediatría

Carly Dru Schmidt y Katherine Mason

Objetivos

- Identificar los recursos clínicos que se pueden utilizar cuando se atiende a los pacientes.
- Aplicar rápidamente las directrices y recomendaciones basadas en la evidencia a la práctica clínica.

Consejos útiles

- **Reciba preguntas de todos lados:** saber responder a las preguntas clínicas es una parte importante de las prácticas de pediatría: se las harán los adjuntos/compañeros/residentes y los progenitores, y se le plantearán en las rondas, en la sala de trabajo, más tarde en casa cuando esté aprendiendo diligentemente sobre el diagnóstico de su paciente o cuando intente estudiar para los exámenes reglamentados de medicina.
- **Saber decir «no lo sé»:** en medicina, es muy importante estar dispuesto a decir «no lo sé, pero lo averiguaré» cuando no se sabe la respuesta a una pregunta, sobre todo si la pregunta la hace un progenitor. Ver a su hijo hospitalizado ya es una experiencia estresante para un progenitor, y puede empeorar si un estudiante de medicina servicial les alarma inadvertidamente con información falsa.
- **Sabe más de lo que cree:** muchas preguntas clínicas en pediatría pueden responderse pensando en la fisiopatología de la presentación. Cuando esté confundido, repase las cosas que sí sabe.

Fuentes a las cuales recurrir cuando se necesita una respuesta en 3 min

Sitios web

- PediTools®: www.peditools.org
  - Este es el recurso para acceder a diferentes tablas de crecimiento.
- BiliTool®: www.bilitool.org
  - Esta es la herramienta web de referencia para ayudar a tomar decisiones sobre la fototerapia en función de las concentraciones de bilirrubina sérica.
- Folletos de la American Association of Pediatrics (AAP): https://brightfutures.aap.org/families/Pages/Well-Child-Visits.aspx
  - Estos folletos ofrecen información excelente y sucinta sobre el desarrollo de la primera infancia y la orientación anticipada.
- PubMed: https://www.ncbi.nlm.nih.gov/pubmed/
  - Es una herramienta gratuita, pero a menudo es más eficaz usar la suscripción institucional a este servicio, ya que tendrá enlaces a los textos completos de las publicaciones suscritas por su institución.
  - Se trata de la principal fuente de «medicina basada en la evidencia», ya que es un recurso público y gratuito que contiene un amplio catálogo de investigaciones médicas, revisiones, etcétera.
  - Es un recurso esencial para demostrar que se buscan respuestas en la literatura médica primaria y se practica la medicina basada en la evidencia.

Aplicaciones telefónicas (gratuitas)

- Epocrates®: se trata de una guía rápida de información útil que incluye la dosificación de medicamentos pediátricos para diversas afecciones, la búsqueda de pastillas y directrices o algoritmos pediátricos para el diagnóstico y tratamiento de enfermedades frecuentes.
- Calendarios de vacunación de los Centers for Disease Control and Prevention (CDC): referencia rápida sobre los calendarios de vacunación infantil; incluyen cómo ponerse al día.
- Hitos del desarrollo de los CDC: es una referencia rápida sobre los hitos del desarrollo a partir de los 2 meses de edad. Ofrece una «lista de verificación» para cada edad o una vista rápida de los hitos dividida por tipo (lenguaje, motricidad, etc.).
- LactMed®: se trata de una guía de referencia rápida sobre los medicamentos maternos en la leche materna y su efecto en los lactantes.

Libros ($)

- Prasad P. *Pocket Pediatrics*. 3.ª ed. Wolters Kluwer; 2020.
  - Es un referencia rápida de bolsillo dividida por temas clínicos. Incluye imágenes a color para los temas adecuados (p. ej., dermatología) y divididas por especialidad o unidad (p. ej., unidad de cuidados intensivos neonatales, unidad de cuidados intensivos pediátricos).
- White AJ. *The Washington Manual of Pediatrics*. 2.ª ed. Wolters Kluwer; 2016.
  - Es una referencia un poco más grande que los libros de bolsillo. Incluye datos «esenciales» para cada tema, así como información rápida sobre procedimientos habituales.

Fuentes a las cuales recurrir cuando se necesita una respuesta en 3 h

- UpToDate® (tiene costo, pero también una suscripción institucional de uso frecuente en los programas de capacitación).
  - Contiene un amplia gama de temas, revisados con frecuencia, sobre todo recomendaciones de tratamiento actualizadas con base en pautas recientes y en el consenso de expertos. Es muy útil para encontrar algoritmos basados en la evidencia para el abordaje del tratamiento.
- The Johns Hopkins Hospital. *The Harriet Lane Handbook*. 22.ª ed. Elsevier; 2021 (tiene costo, pero a menudo también una suscripción institucional).
  - Es el texto de referencia para la pediatría (casi siempre se puede encontrar en cualquier sala de trabajo de residentes de pediatría). Este libro tiene tablas sucintas y listas con viñetas sobre casi todos los temas de la pediatría: tratamiento de cuidados agudos, procedimientos, presentaciones de toxinas, regulación de líquidos, etcétera. La información aquí es más detallada que en otras guías de referencia.
- Shah SS, Alverson B, Ronan J. *Step-Up to Pediatrics*. Wolters Kluwer; 2014 (tiene costo).
  - Es parte de la serie de repaso *StepUp* y ofrece algoritmos de «Abordaje de...» sobre motivos principales de consulta importantes, que son útiles para preparar un ingreso o estudiar para el examen reglamentado de medicina.

Fuentes a las cuales recurrir cuando se necesita una respuesta en 3 semanas

Libros ($)

- Toy E, Yetman R, Hormann M, et al. *Case Files Pediatrics*. 5.ª ed. McGraw-Hill Education; 2016.
  - Es un libro de preparación de exámenes con viñetas y casos ordenados por temas. Fue diseñado principalmente como una herramienta de aprendizaje basada en casos narrados,

pero con algunas preguntas relacionadas con los casos. Es un buen recurso para aprender más sobre las presentaciones frecuentes de las enfermedades de sus pacientes durante el viaje a casa y para repasar para el examen reglamentado de medicina mientras tanto.

- Chung EK. *Visual Diagnosis and Treatment in Pediatrics*. 3.ª ed. Wolters Kluwer Health; 2015.
  - Es un recurso muy práctico, conciso y fácil de usar con imágenes de alta calidad y tablas de diagnóstico diferencial organizadas por síntomas de presentación. Se encuentra disponible en edición impresa y en libro electrónico interactivo.
- Yetman RJ, Hormann MD. *Pre-Test Pediatrics*. 15.ª ed. McGraw-Hill; 2020.
  - Es un libro de preparación para el examen reglamentado de medicina con preguntas de práctica organizadas por temas. Se trata de un buen recurso para practicar sobre temas relevantes (con buenas explicaciones) que usted puede completar mientras ocpera un ingreso.

Podcasts

- Peds Soup (gratis)
  - Son episodios de un pediatra especialista en medicina hospitalaria. Se trata de breves episodios de 10-15 min, cada uno sobre un tema diferente de alto rendimiento dentro de la pediatría, perfectos para el trayecto al hospital como repaso para preparar las rondas o el examen estandarizado de medicina.
- Peds in a Pod (gratis)
  - Son episodios de un residente de pediatría. Los episodios van de 1 min a 1 h y están dirigidos a la revisión de la junta de pediatría, pero ofrecen una gama de información sobre todo, desde «Hitos de un minuto», con una revisión rápida de los hitos de una edad específica, hasta revisiones más largas de temas más amplios como la toxicología o los antibióticos.
- Peds Reviews and Perspectives ($)
  - Tiene un gran descuento para los estudiantes, pero sigue teniendo un costo considerable, por lo que es mejor para los estudiantes que están interesados en la pediatría a largo plazo. Ofrece episodios con varios métodos de enseñanza, como los basados en casos, las revisiones de artículos de revistas (*AAP*, *New England Journal of Medicine*) y las revisiones de temas en episodios sucintos.
- Online MedEd (es gratuito pero requiere una cuenta)
  - La sección de pediatría ofrece una buena revisión de los principales temas de esta especialidad y algoritmos para el abordaje de diagnóstico/estudio clínico de los problemas más frecuentes.

73

Cómo responder preguntas clínicas: neurología

Julie L. Roth y Jonathan F. Cahill

Objetivos

- Diferenciar entre el motivo principal de consulta y el motivo de consulta.
- Establecer una buena anamnesis, habilidades de exploración física y recopilación de información para ubicar un problema, y luego identificar la causa y el tratamiento.

Introducción

- La práctica de la neurología puede parecer distinta a la de la neurociencia básica que se suele enseñar en los dos primeros años de la facultad de medicina. Para todos los médicos, la anamnesis, la exploración física y los resultados de las pruebas informan del diagnóstico diferencial de cada paciente. Los neurólogos adoptan un abordaje adicional basado en la ubicación para afinar y organizar el diagnóstico diferencial.
- Lo que diferencia a la neurología (y a otras especialidades basadas en el sistema) de la atención primaria es que se basa en los problemas. No existe una consulta sin problemas. Los neurólogos ven a los pacientes con un *motivo principal de consulta* (MPC) centrado en el paciente o con un *motivo de consulta* (MC) centrado en el clínico.

¿Cuál es la pregunta?

- El primer paso para atender las consultas de un paciente es determinar la pregunta clínica.
- El MPC es un síntoma subjetivo, a menudo una o dos palabras descritas por el paciente. Algunos ejemplos usuales en neurología incluyen cefalea, debilidad del brazo derecho, cambios visuales, mareos, inestabilidad y pérdida de consciencia. El MPC puede ser, aunque no necesariamente, como lo describe el paciente (p. ej., «Me siento como en una montaña rusa»).
- En cambio, el MC es una pregunta generada por el médico de cabecera del paciente. Al igual que el MPC, el MC puede ser subjetivo. La mayoría de las veces, los MC son generados por clínicos, familiares y testigos preocupados. Algunos ejemplos frecuentes de MC en neurología incluyen estudios de neuroimagen o pruebas de laboratorio anómalas, alteración del estado mental, falta de respuesta y caídas. Los ejemplos de MC incluyen «preguntas sobre convulsiones» y «pronóstico de recuperación neurológica tras un paro cardíaco».
- En una nota, el MPC o el MC aparece en primer lugar; en una presentación oral, se indica antes de los antecedentes del padecimiento actual. Por ejemplo: «Nos pidieron ver a Sandra García por el tema de las convulsiones».

¿Cómo debo recabar la información?

- Para el neurólogo, la anamnesis y la exploración física, que se analizan en detalle en el capítulo 6, son los principales factores de ubicación y diagnóstico diferencial. Es importante recordar que la anamnesis proviene de otras fuentes además del paciente en los casos de alteración del estado mental, y los estudiantes deben planificar el contacto con familiares, cuidadores y testigos para obtener la anamnesis en los casos en los que la anamnesis del paciente es limitada.

- La anamnesis puede comenzar a señalar si un proceso es focal, multifocal, regional o difuso.
  - Por ejemplo, se considera que un paciente con antecedentes de accidente cerebro-vascular (ACV) de la arteria cerebral media izquierda tiene un proceso focal. Un paciente con esclerosis múltiple que describa múltiples crisis a lo largo de los años podría ser descrito como con un proceso multifocal. Un paciente con una polirradiculopatía lumbo-sacra puede tener un proceso regional, el cual afecta a varias raíces nerviosas cercanas. Un paciente con encefalitis vírica podría describirse como con un proceso difuso que afecta el cerebro.
- El inicio y el momento de la aparición pueden diferenciar los problemas continuos (p. ej., inestabilidad) de los problemas progresivos (p. ej., empeoramiento de la debilidad del brazo derecho) y de los problemas episódicos (p. ej., cefaleas). Una vez ubicado un problema en el sistema nervioso, la evolución temporal suele dictar el diagnóstico diferencial.
- Las características de la exploración ayudan a afinar la hipótesis generada por la anamnesis.
  - Por ejemplo, en un paciente con debilidad en el brazo derecho, dificultad para hablar y entender, y problemas para ver cosas en el campo visual derecho, los principios de ubicación situarían la afección en el hemisferio izquierdo (probablemente implicando el lóbulo frontal, los lóbulos parietal y temporal, la corteza y las radiaciones ópticas en la sustancia blanca). Las características de la exploración de debilidad en el brazo derecho mayor que en la cara y las piernas, afasia y hemianopsia homónima derecha corroboran la ubicación. El inicio agudo de estas condiciones podría sugerir un ACV isquémico o hemorrágico, mientras que el inicio gradual de estos mismos síntomas durante semanas podría sugerir un tumor en crecimiento.

Ubicación en el razonamiento clínico

- Después de una anamnesis exhaustiva y una exploración neurológica completa, los neurólogos intentan primero ubicar el problema dentro del sistema nervioso. La ubicación de rostral a caudal puede llevar a considerar las anomalías que afectan la corteza cere-bral, la sustancia blanca cerebral, los núcleos profundos del cerebro, el tronco encefálico y los nervios craneales, la médula espinal, la raíz nerviosa, el plexo, los nervios periféricos, la unión neuromuscular o el músculo. El patrón de síntomas y signos indica la ubicación neurológica en la mayoría de los casos. Hay algunas pautas que hay que tener en cuenta con casi todos los pacientes.
  - La localización de un signo o síntoma en el cuerpo indica una ubicación neurológica en ese sitio **o** en cualquier lugar ubicado por encima (es decir, rostral en el sistema nervioso) de ese sitio. Por ejemplo, el entumecimiento del pie puede ubicarse en cual-quier parte, desde una neuropatía periférica en el pie hasta una afección del hemisferio cortical contralateral. En cambio, el entumecimiento facial nunca puede ubicarse en la médula espinal torácica.
  - ¿Los síntomas son solo neurológicos? Por ejemplo, los síntomas son puramente moto-res, exclusivamente de estado mental, o combinaciones de distintos factores, como motores y sensitivos. Las alteraciones puramente sensitivas nunca se ubicarán en el músculo, mientras que el estado mental nunca se ubicará en el nervio periférico.
  - Habrá algunas afecciones de ubicación multifocal, en las que es imposible cuadrar todos los síntomas y signos en un solo punto.
- Los mismos principios de ubicación de la neurociencia preclínica se mantienen en los años clínicos, pero con algunas excepciones.
  - **Primero:** los nervios craneales son importantes, pero algunos lo son más que otros. Los hallazgos más importantes de los nervios craneales son los de los ojos (las pupilas, los movimientos oculares y la visión), los movimientos faciales y la disartria (dificultad para

hablar, una función de los movimientos de la lengua y el paladar, no de las áreas del lenguaje). Esto se debe a que los hallazgos motores, a diferencia de los sensitivos, son muy objetivos. La sensación en la cara es importante pero subjetiva. La dirección en la que apunta la lengua o la fuerza de los músculos maseteros rara vez tienen importancia clínica. El **hallazgo de un nervio craneal** indica que el problema es *a nivel del tronco encefálico o por encima de él*, no que esté automáticamente en el tronco encefálico. Los **hallazgos cruzados** (es decir, el brazo derecho y la cara izquierda afectados por una discapacidad motora o sensitiva) sitúan el problema **directamente en el tronco encefálico**. Si recuerda de qué nivel del tronco encefálico se trata, ¡buen trabajo! Sin embargo, no se castigue si no puede recordar.

- **Segundo:** si los brazos y las piernas se ven afectados de forma simétrica, es muy poco probable que el problema esté en el cerebro. Las excepciones incluyen un tumor entre los dos hemisferios o un ACV de la zona marginal. Si no, piense en los problemas de la médula espinal, las neuropatías periféricas, las miopatías (trastornos musculares) y los trastornos de la unión neuromuscular (como la miastenia grave). Si la sensibilidad se ve afectada, no se trata del músculo o la unión neuromuscular.

- **Tercero:** aunque los reflejos son importantes (la arreflexia completa puede indicar que un paciente podría tener el síndrome de Guillain-Barré), ¡*no* siempre son rápidos en un trastorno agudo de la motoneurona superior! En un ACV y en una lesión medular aguda, por ejemplo, los reflejos disminuyen primero y se vuelven gradualmente hiperreflexivos durante semanas. Es confuso pero cierto.

- **Finalmente:** cuando se ve afectado el estado mental (aunque sea de manera leve), el problema está automáticamente en el cerebro. Esto también es válido para cualquier componente del estado mental, incluyendo la afasia, el síndrome de inatención unilateral, etcétera.

- A veces, incluso con la exploración, es imposible acotar más el diagnóstico diferencial, por lo que debe considerarse la realización de un estudio (neuroimagen, punción lumbar, análisis de sangre, electroencefalografía, electromiografía cuando sea apropiado) para detectar lo siguiente:
  - ¿Cuál es el diagnóstico más probable?
  - ¿Cuál es el diagnóstico más peligroso y que no puede faltar en la lista?
  - Los estudiantes también deben considerar: ¿cuáles son los diagnósticos más interesantes o inusuales que pueden causar estos síntomas? ¿Cómo se puede comprobar esto?

¿Cómo debo sintetizar la anamnesis, la exploración física, la información y la ubicación?

- La razón por la que los neurólogos realizan el ejercicio de ubicación es que este da lugar al diagnóstico diferencial. Las alteraciones que afectan el cerebro son totalmente diferentes de las que afectan la unión neuromuscular, y saber dónde está el problema es el primer paso para determinar cuál es el problema. También es mucho más fácil investigar un problema como «¿cuáles son las causas de la mielopatía torácica?» que como «¿cuáles son las causas del adormecimiento de las piernas?».

- Fórmula sencilla: ubicación + evolución temporal = diagnóstico diferencial. La edad del paciente, las exposiciones (p. ej., mosquitos en verano, medicamentos) y los síntomas positivos y negativos pueden afinar el diagnóstico diferencial.
  - He aquí un ejemplo: *«Un hombre de 45 años de edad se presentó con 2 días de debilidad ascendente y adormecimiento subjetivo en las piernas, con hormigueo en las puntas de los dedos. En la exploración, la fuerza estaba reducida en las piernas más que en los brazos, de forma simétrica; la sensibilidad estaba ligeramente reducida al frío y al pinchazo, y los reflejos estaban disminuidos pero no ausentes. En resumen, me preocupa una*

polineuropatía aguda como el síndrome de Guillain-Barré; sin embargo, debido a que los reflejos no estaban totalmente ausentes, también me pregunto sobre una lesión en la médula espinal cervical alta. El paciente no tenía síntomas intestinales o vesicales, pero todavía es posible que los desarrolle. Se debe planificar una punción lumbar y considerar una resonancia magnética de la médula espinal. Es verano, y el paciente acampó recientemente, así que la exposición a insectos es una posibilidad. He oído hablar de la enfermedad de Lyme y la encefalitis del Nilo Occidental que se presentan de esta manera, tal vez es algo que se pueda comprobar...».

- Ciertamente, impresionará al especialista y a los residentes con su conocimiento de afecciones poco frecuentes como el síndrome del área postrema anti-MOG, pero ese no es el propósito de la rotación de neurología. Los neurólogos reconocen rápidamente los patrones y luego piensan a grandes rasgos antes de afinar, como si leyeran un mapa. Primero, busque el continente, luego el país, luego la ciudad, luego la calle y luego la intersección. Si usted es capaz de pensar así, destacará en su rotación de neurología. *Si no conoce la intersección pero puede identificar la ciudad, lo está haciendo bien.*

Recursos para los estudiantes de rotaciones

- **Neurology Blueprints** (Blueprints Series) ofrece un abordaje de la neurología basado en los MPC.
- **UpToDate**® ofrece resúmenes centrados en la enfermedad sobre afecciones neurológicas.
- **Neurology Secrets** y **On-Call Neurology** proporcionan preguntas de repaso y conceptos que pueden ayudar a estudiar para el examen escrito de la rotación.

74

Cómo responder preguntas clínicas: psiquiatría

Katherine Cicolello

Objetivos

- Revisar el formato de una pregunta clínica utilizando el método PICO.
- Definir los criterios de los distintos trastornos de salud mental, incluidos los trastornos por abuso en el consumo de sustancias.
- Resumir las opciones de tratamiento para estos trastornos.

Formulación de preguntas clínicas

- Defina el problema clínico.
- Forme una pregunta PICO:
  - **P: P**aciente o **P**roblema.
  - **I: I**ntervención.
  - **C: C**omparación.
  - **O:** resultado (**O***utcome*).
  - Ejemplo de pregunta PICO: en un paciente con trastorno depresivo mayor (TDM), ¿son mejores los fármacos inhibidores selectivos de la recaptación de serotonina (ISRS) o los inhibidores de la recaptación de serotonina y noradrenalina (IRSN) para prevenir los episodios depresivos recurrentes?
- Busque indicios utilizando recursos adecuados, como UpToDate®, las pautas de práctica de la American Psychiatric Association, la 5.ª edición del *Manual Diagnóstico y Estadístico de Trastornos Mentales* (*DSM-5*®, *Diagnostic and Statistical Manual of Mental Disorders* Fifth Edition), PubMed y textos de psiquiatría.
- Interprete los resultados para responder la pregunta.

Recursos clínicos[a]

Trastornos del estado de ánimo

- TDM
  - Definición: 2 semanas de estado de ánimo deprimido o anhedonia (pérdida de interés o placer en las actividades habituales) y al menos cuatro de las siguientes características:
    - Mnemotecnia SIG E CAPS
      - **S:** cambio en el **S**ueño.
      - **I:** pérdida de **I**nterés.
      - **G:** sentimiento de culpa (**G***uilt*).
      - **E:** disminución de la **E**nergía.
      - **C:** mala **C**oncentración.
      - **A:** cambio en el **A**petito.
      - **P:** agitación o retraso **P**sicomotor.
      - **S:** ideación **S**uicida.

---

[a] Las siguientes definiciones de los trastornos psiquiátricos se basan en las definiciones del DSM-5®, aunque se han simplificado con fines didácticos. *Véase* el DSM-5® para los criterios diagnósticos completos de los trastornos.

- Tratamiento
  - De primera línea: ISRS y terapia cognitivo-conductual (TCC).
  - Otras opciones de medicación: IRSN, bupropión, mirtazapina, antidepresivos tricíclicos (ATC), inhibidores de la monoaminooxidasa.
  - Terapia electroconvulsiva, si el paciente no responde al tratamiento farmacológico.
- Trastorno bipolar
  - Definición de *bipolar I*: requiere un episodio maníaco (tres de los siguientes síntomas DIG FAST que duren al menos 1 semana y causen un deterioro grave del funcionamiento). A menudo, aunque no necesariamente, se intercala con episodios depresivos.
    - DIG FAST
      - **D: D**istracción.
      - **I: I**nsomnio/comportamiento **I**mpulsivo.
      - **G: G**randiosidad.
      - **F: F**uga de ideas/**F**renesí de ideas.
      - **A: A**ctividad/**A**gitación.
      - **S:** habla apresurada (*pressured Speech*).
      - **T:** irreflexión (*Thoughtlessness*).
  - Definición de *bipolar II*: requiere tanto un episodio hipomaníaco (tres síntomas DIG FAST que duren al menos 4 días *sin* deterioro del funcionamiento) como un episodio depresivo.
  - Tratamiento (tanto para bipolar I como para bipolar II):
    - Tratamiento de referencia: litio (reduce el riesgo de suicidio).
    - Otras opciones de medicación: anticonvulsivos (carbamazepina, ácido valproico, lamotrigina), antipsicóticos atípicos (quetiapina, olanzapina).
    - Evite la monoterapia con ISRS debido al riesgo de activar la manía.

Trastornos psicóticos

- Esquizofrenia
  - Definición: presencia de al menos un síntoma positivo y cualquier otro síntoma durante al menos 1 mes, con una duración de la enfermedad (incluyendo las fases prodrómica y residual) de al menos 6 meses.
    - Síntomas positivos (añadidos al comportamiento): alucinaciones, delirios, paranoia.
    - Síntomas negativos (alejados del comportamiento): afecto plano o embotado, apatía, pérdida de voluntad (síntomas negativos más difíciles de tratar, asociados con un peor pronóstico).
    - Síntomas de desorganización: comportamiento extraño, discurso desorganizado, catatonia.
  - Tratamiento: antipsicóticos de primera generación (clorpromazina, haloperidol) o de segunda generación (aripiprazol, olanzapina, quetiapina, risperidona, ziprasidona).
- Trastorno psicótico breve
  - Los mismos síntomas que la esquizofrenia, con una duración de menos de 1 mes y un retorno completo de las funciones.
- Trastorno esquizofreniforme
  - Los mismos síntomas que la esquizofrenia, con una duración de entre 1 y 6 meses.
  - La mayoría evoluciona a la esquizofrenia o el trastorno esquizoafectivo.
- Trastorno esquizoafectivo
  - Definición: presencia de 1) un episodio depresivo o maníaco mayor durante el cual también están presentes síntomas de esquizofrenia, y 2) síntomas psicóticos que duran al menos 2 semanas sin la presencia de síntomas del estado de ánimo.
  - Tratamiento: antipsicóticos, anticonvulsivos.

Trastornos de ansiedad y trastorno obsesivo-compulsivo

- Trastorno de ansiedad generalizada
  - Definición: al menos 6 meses de preocupación excesiva por diversas actividades, deterioro del funcionamiento debido a la preocupación y al menos tres síntomas asociados (fatiga, insomnio, irritabilidad, problemas de concentración, inquietud, tensión muscular).
  - Tratamiento: TCC e ISRS/IRSN.
- Trastorno de angustia
  - Definición: presencia de 1) episodios recurrentes, espontáneos y abruptos de miedo y malestar (crisis de angustia o pánico), 2) preocupación por futuras crisis y 3) un cambio de comportamiento para evitar futuras crisis.
  - Tratamiento: TCC, ISRS para el tratamiento preventivo, puede utilizar benzodiazepinas hasta que los otros medicamentos hagan pleno efecto.
- Trastorno obsesivo-compulsivo (TOC)
  - Definición: presencia de obsesiones o compulsiones que consumen tiempo y causan una angustia o disfunción significativa.
    - Obsesiones: pensamientos o impulsos intrusivos, persistentes y recurrentes que provocan ansiedad.
    - Compulsiones: comportamientos o actos mentales que el paciente se siente impulsado a realizar en respuesta a una obsesión.
  - Tratamiento:
    - Psicoterapia: TCC (exposición y prevención de la respuesta).
    - Medicamentos de primera línea: ISRS.
    - Otras opciones de medicación: ATC (clomipramina).

Trastornos relacionados con el trauma y el estrés

- Trastorno de estrés postraumático (TEPT)
  - Definición: al menos 1 mes de síntomas de deterioro después de experimentar o presenciar un acontecimiento traumático (como muerte, lesión grave, violencia sexual).
  - Requiere:
    - Recuerdos, analepsia o pesadillas del suceso.
    - Evitar los recuerdos del trauma.
    - Al menos dos de los siguientes: estado emocional negativo, pensamientos distorsionados, desapego, amnesia sobre el suceso, anhedonia.
    - Al menos dos de los siguientes: hipervigilancia, insomnio, reflejo de sobresalto exagerado, arrebatos de ira, comportamiento autodestructivo.
  - Tratamiento:
    - Psicoterapia: TCC (terapia de exposición, terapia de procesamiento cognitivo).
    - Medicamentos: ISRS/IRSN, prazosina para las pesadillas.
- Trastorno por estrés agudo
  - Los mismos síntomas que el TEPT, pero se produce en el primer mes después de sufrir el trauma y duran menos de 1 mes.

Trastornos psiquiátricos en niños

- Trastorno por déficit de atención con hiperactividad
  - Tres categorías: tipo principalmente desatento, tipo principalmente hiperactivo/impulsivo y tipo combinado.
  - Definición: 6 meses de al menos seis síntomas en cualquiera de las siguientes categorías comenzando antes de los 12 años de edad y ocurriendo en múltiples entornos (escuela, hogar, etc.).

- ○ Síntomas de desatención: dificultad para mantener la atención, distracción, olvido, poca capacidad para escuchar, dificultad para seguir instrucciones, comisión de errores por descuido, dificultad para organizarse, pérdida de cosas, evasión de tareas que requieren pensar.
  - ○ Síntomas de hiperactividad/impulsividad: inquietud, dificultad para permanecer sentado, hablar y moverse en exceso, dificultad para esperar, interrumpir, dificultad para realizar actividades silenciosas, moverse como si tuviera un motor, soltar respuestas.
- Tratamiento: cambios del comportamiento y del aula combinados con la medicación.
  - ○ Medicamentos de primera línea: estimulantes (derivados del metilfenidato, derivados de la anfetamina).
  - ○ Otros fármacos no estimulantes: atomoxetina, agonistas α_2 (clonidina, guanfacina).
- Trastorno del espectro autista
  - Definición: problemas de socialización/comunicación, intereses restringidos y comportamientos repetitivos que comienzan en las primeras etapas del desarrollo del niño.
  - Tratamiento: intervención temprana (dirigida a la conducta, el habla y el lenguaje), apoyo psicosocial, medicamentos dirigidos a síntomas específicos.

Trastornos neurocognitivos

- Delírium
  - Definición: inicio agudo, estado do consciencia fluctuante con desorientación, confusión, deterioro de la memoria, déficit de atención o alteraciones perceptivas.
    - ○ Los síntomas son más intensos por la noche (empeoramiento vespertino).
    - ○ Típicamente se ve en un adulto mayor con múltiples afecciones médicas.
  - Causas: medicamentos, consumo o abstinencia de sustancias, anomalías metabólicas, infecciones, daños en el sistema nervioso central, etcétera.
  - Tratamiento:
    - ○ Tratar la causa subyacente.
    - ○ Intervenciones no farmacológicas: reorientación frecuente, remediar los déficits sensoriales mediante anteojos (gafas) o auxiliares auditivos, colocar la cama del paciente cerca de una ventana para corregir las alteraciones del ritmo circadiano.
    - ○ Medicamentos: retire los innecesarios. Antipsicóticos para la agitación o agresividad.
- Demencia
  - Enfermedad de Alzheimer: disminución gradual de las funciones de memoria, aprendizaje y lenguaje. No existen tratamientos muy eficaces. Hay un beneficio modesto de los inhibidores de la anticolinesterasa (donepezilo, rivastigmina, galantamina) y del antagonista del receptor de N-metil-D-aspartato (memantina).
  - Demencia vascular: deterioro escalonado de la atención y el funcionamiento ejecutivo asociado con los infartos isquémicos. No hay tratamiento; hay que tratar los factores que contribuyen a nuevos accidentes cerebrovasculares (ACV).
  - Seudodemencia: en los adultos mayores, la depresión puede presentarse de forma similar a la demencia.

Trastornos de la personalidad

- Grupo A (extraño): esquizoide, esquizotípico, paranoico.
  - Trastorno esquizoide de la personalidad: deseo de soledad, falta de deseo de relaciones de cualquier tipo, desapego emocional, anhedonia, afecto plano o embotado.
  - Trastorno esquizotípico de la personalidad: comportamiento excéntrico, pensamiento extraño, experiencias perceptivas inusuales, afecto inadecuado, pocas relaciones.
  - Trastorno paranoide de la personalidad: desconfianza y recelo hacia los demás, pensamiento de que los demás son malintencionados o celosos.

- Grupo B (dramático): limítrofe, histriónico, antisocial, narcisista.
  - Trastorno límite de la personalidad: relaciones inestables, estado de ánimo inestable, comportamiento impulsivo, conductas suicidas o automutilantes recurrentes, sentimientos de vacío, miedo al abandono.
  - Trastorno histriónico de la personalidad: emoción excesiva, búsqueda de atención, provocación/seducción, teatralidad.
  - Trastorno antisocial de la personalidad: desobediencia de las leyes, falta de remordimiento, irritabilidad, agresividad, impulsividad, irresponsabilidad, despreocupación por la seguridad de uno mismo o de los demás.
  - Trastorno narcisista de la personalidad: autoimportancia exagerada, necesidad de admiración, creer que tiene privilegios, falta de empatía, arrogancia, se aprovecha de los demás.
- Grupo C (ansioso): evitativo, dependiente, obsesivo-compulsivo.
  - Trastorno evitativo de la personalidad: miedo al rechazo, hipersensibilidad, sentimientos de inadecuación, cautela en las relaciones, preocupación por ser criticado.
  - Trastorno dependiente de la personalidad: necesidad de consuelo, impotencia, evasión de responsabilidades y decisiones, dificultad con desacuerdos, necesidad de relaciones.
  - Trastorno obsesivo-compulsivo de la personalidad: perfeccionismo, preocupación por la organización o los detalles, rigidez, excesiva meticulosidad.

Trastornos por consumo de sustancias

- Trastorno por consumo de alcohol
  - Síntomas de la intoxicación por alcohol: desinhibición, mala coordinación, disartria, ataxia, déficit de memoria, depresión respiratoria.
  - Síntomas de la abstinencia de alcohol: temblores, ansiedad, taquicardia, hipertensión, agitación, náuseas, alucinaciones, convulsiones.
    - *Delírium tremens*: urgencia psiquiátrica que consiste en inestabilidad autonómica, fiebre, alucinaciones y delírium que suele aparecer 2-4 días después de dejar el consumo de alcohol. Poco frecuente, pero con una tasa de mortalidad del 5%.
  - Tratamiento:
    - Fase aguda de abstinencia: benzodiazepinas a través del protocolo Clinical Institute Withdrawal Assessment for Alcohol (CIWA).
    - Mantenimiento de la sobriedad:
      - Medicamentos de primera línea: naltrexona, acamprosato.
      - Otros medicamentos: disulfiram, topiramato.
- Trastorno por consumo de opiáceos
  - Síntomas de la intoxicación por opiáceos: disminución de la consciencia, constricción pupilar, náuseas/vómitos, menor percepción del dolor, depresión respiratoria.
  - Síntomas de la abstinencia de opiáceos: náuseas/vómitos, diarrea, diaforesis, rinorrea, bostezos, mialgias, ansiedad, anorexia.
  - Tratamiento:
    - Sobredosis: naloxona.
    - Fase aguda de abstinencia: tratamiento de los síntomas.
    - Mantenimiento de la sobriedad: metadona, buprenorfina, naltrexona.
- Trastorno por consumo de estimulantes (cocaína o anfetaminas)
  - Síntomas de la intoxicación por estimulantes: euforia, aumento de la atención, agitación, dilatación pupilar, hipertensión, taquicardia, psicosis.
  - Síntomas de la abstinencia de estimulantes: inquietud, cefalea, depresión, alteración de los patrones de sueño, irritabilidad, antojos.
  - Tratamiento:
    - Fase aguda de abstinencia: tratamiento de apoyo.
    - Mantenimiento de la sobriedad: intervenciones psicoterapéuticas.

Psicofarmacología

- En la tabla 74-1 se ofrece un panorama general de la psicofarmacología.
- Complicaciones graves de los medicamentos psicotrópicos:
  - Síndrome serotoninérgico:
    - Ocurre con el uso de múltiples fármacos serotoninérgicos.
    - Causa alteración del estado mental, fiebre, temblores, mioclonía, hiperreflexia, mala coordinación, rara vez la muerte.
    - Tratamiento: suspender los medicamentos serotoninérgicos, usar benzodiazepinas.
  - Síndrome neuroléptico maligno:
    - Complicación inusual de los antipsicóticos (más probablemente los de primera generación).
    - Causa delírium, fiebre, rigidez, inestabilidad autonómica.
    - Tiene una alta tasa de mortalidad.
    - Tratamiento: suspender la medicación causal, hidratación, considerar el dantroleno.
  - Discinesia tardía:
    - Complicación inusual por el uso de medicamentos antipsicóticos.
    - Provoca movimientos de torsión de la boca, la lengua u otras partes del cuerpo.
    - La mayoría de los casos son permanentes.
    - Tratamiento: suspender la medicación causal, cambiar a otro antipsicótico.

TABLA 74-1   Panorama general de la psicofarmacología

MEDICAMENTO	MECANISMO DE ACCIÓN	USO	EFECTOS SECUNDARIOS/CONSIDERACIONES CLÍNICAS
ISRS (fluoxetina, paroxetina, sertralina, citalopram, escitalopram, fluvoxamina)	Inhibición de la recaptación de serotonina	Depresión, ansiedad, TOC	Efectos secundarios: disfunción sexual, insomnio, síntomas digestivos
IRSN (venlafaxina, duloxetina)	Inhibición de la recaptación de serotonina y norepinefrina	Depresión, ansiedad, neuropatía	Efectos secundarios: aumento de la PA, sequedad de boca, estreñimiento
ATC (amitriptilina, imipramina, clomipramina, nortriptilina)	Anticolinérgico y antihistamínico	Depresión, dolor crónico, insomnio	Efectos secundarios: boca seca, retención de orina, estreñimiento, aumento de peso. Alta letalidad en casos de sobredosis
Antipsicóticos de primera generación/ antipsicóticos típicos (clorpromazina, haloperidol, flufenazina)	Bloqueo de los receptores de dopamina	Trastornos psicóticos, depresión refractaria al tratamiento, agitación	Efectos secundarios: síntomas extrapiramidales (parkinsonismo, acatisia, distonía), anticolinérgicos, sedación, hiperprolactinemia, aumento de peso, hipotensión ortostática

TABLA 74-1 Panorama general de la psicofarmacología (*continuación*)

MEDICAMENTO	MECANISMO DE ACCIÓN	USO	EFECTOS SECUNDARIOS/CONSIDERACIONES CLÍNICAS
Antipsicóticos de segunda generación/antipsicóticos atípicos (aripiprazol, olanzapina, risperidona, quetiapina, ziprasidona, clozapina)	Bloqueo de los receptores de dopamina y serotonina	Síntomas positivos de la esquizofrenia, puede tratar los síntomas negativos de la esquizofrenia, la manía, el trastorno bipolar Clozapina: esquizofrenia resistente al tratamiento	Efectos secundarios: aumento de peso, hiperglucemia, hiperlipidemia, valores elevados en las PFH Clozapina: puede causar agranulocitosis, debe controlarse con pruebas de laboratorio
Litio	Desconocido	Manía aguda, trastorno bipolar	Efectos secundarios: disfunción renal, aumento de peso, sedación, temblores, micción excesiva Se deben comprobar los grados de medicación y otros análisis regularmente
Anticonvulsivos (carbamazepina, ácido valproico, lamotrigina)	Bloqueo de los canales de sodio, múltiples mecanismos	Trastorno bipolar	Efectos secundarios: problemas digestivos, sedación, mala coordinación, teratógeno Carbamazepina y lamotrigina: pueden causar el síndrome de Stevens-Johnson
Benzodiazepinas (diazepam, clonazepam, alprazolam, lorazepam, midazolam)	Aumento del efecto del GABA	Ansiedad, abstinencia de alcohol	Efectos secundarios: somnolencia. Potencial de dependencia, tolerancia y abuso
Estimulantes (anfetaminas, metilfenidato)	Estimulación del SNC	TDAH	Efectos secundarios: pérdida de peso, elevación de la PA, insomnio Potencial de abuso

ATC: antidepresivos tricíclicos; GABA: ácido gamma aminobutírico; IRSN: inhibidores de la recaptación de serotonina y noradrenalina; ISRS: inhibidores selectivos de la recaptación de serotonina; PA: presión arterial; PFH: pruebas de función hepática; SNC: sistema nervioso central; TDAH: trastorno por déficit de atención con hiperactividad; TOC: trastorno obsesivo-compulsivo.

75

Cómo responder preguntas clínicas: medicina familiar

David Anthony y Andrea Arena

Objetivos

- Identificar los recursos clínicos que se pueden utilizar cuando se atiende a los pacientes en un entorno de medicina familiar.
- Aplicar rápidamente las pautas y recomendaciones basadas en la evidencia a la práctica clínica.

Introducción

Saber dónde y cómo acceder rápidamente a recursos actualizados y basados en la evidencia es esencial cuando se atiende a los pacientes en un entorno hospitalario o ambulatorio muy concurrido. Por ejemplo, durante su rotación de medicina familiar, se le puede pedir que vea a una mujer de 45 años de edad para su examen de mantenimiento de la salud. ¿Cómo decidirá qué pruebas de cribado recomendar?

Recursos de inmunización

- Calendarios de vacunación de los Centers for Disease Control and Prevention, disponibles en https://www.cdc.gov/vaccines/acip/.
  - Calendarios pediátricos y de adultos imprimibles, información para los pacientes e información más detallada.
- Aplicación Shots Immunizations®, disponible de forma gratuita en Apple App Store y Google Play.
  - Aplicación detallada para teléfonos inteligentes con las pautas actualizadas de vacunación del Advisory Committee on Immunization Practices para niños y adultos, incluidos los calendarios de actualización y las recomendaciones específicas para cada enfermedad.

Recursos de las pautas de mantenimiento de la salud

- Sitio web del US Preventive Services Task Force (USPSTF), disponible en https://www. uspreventiveservicestaskforce.org/.
  - Busque o explore las pautas del USPSTF por tema.
  - Cada recomendación incluye una declaración de recomendación, una revisión de la evidencia final y un resumen de la evidencia.
- Aplicación Electronic Preventive Services Selector® (ePSS), disponible de forma gratuita en Apple App Store y Google Play.
  - Aplicación detallada que cubre todas las recomendaciones del USPSTF, incluyendo los fundamentos de las recomendaciones.
  - Busque por tema o introduzca los datos demográficos de un paciente y revise todas las recomendaciones A, B, C, D e I.
- Guías de práctica clínica de la American Academy of Family Physicians (AAFP), disponibles en https://www.aafp.org/patient-care/browse/type.tag-clinical-practice-guidelines.html.
  - Enlaces actualizados a cada pauta de la AAFP, con resúmenes de evidencia.

- Sitio web de Bright Futures, disponible en https://brightfutures.aap.org/Pages/default.aspx.
  - Calendario de periodicidad de los servicios preventivos recomendados por la American Academy of Pediatrics (AAP).
  - Enlaces a información para los pacientes y sobre el desarrollo de cada edad.

Anticoncepción y salud reproductiva

- Sitio web del Reproductive Health Access Project, disponible en https://www.reproductive-access.org/resources/.
  - Información actualizada sobre las opciones de tratamiento de las contracciones, los abortos y los abortos espontáneos.
  - Excelente listado de folletos para pacientes.
  - Hojas informativas y herramientas didácticas.
- US Medical Eligibility Criteria for Contraceptive Use, disponible en https://www.cdc.gov/reproductivehealth/contraception/mmwr/mec/summary.html.
  - Recomendaciones para el uso de métodos anticonceptivos específicos por parte de mujeres y hombres que tienen ciertas características o afecciones médicas.
  - Incluye información sobre métodos basados en la consciencia de la fertilidad.
- Bedsider.org.
  - Gran recurso para pacientes y base de datos de proveedores de abortos.
- Aplicación Contraception®, disponible de forma gratuita en Apple App Store.
  - Incluye criterios de elegibilidad médica, algoritmos de inicio rápido, cómo cambiar y ajustar los métodos.

Recursos específicos para cada afección

- American Family Physician, disponible en https://www.aafp.org/journals/afp.html.
  - Artículos de revisión útiles y basados en la evidencia sobre presentaciones frecuentes en medicina familiar, incluyendo temas de salud pediátricos, de adultos y de la mujer.
  - Algunos artículos requieren membresía de la AAFP, la cual **es gratuita para todos los estudiantes de medicina** en https://www.aafp.org/membership/join/student.html.
- Cochrane Library, disponible en https://www.cochranelibrary.com/.
  - Compendio exhaustivo de revisiones sistemáticas estrictamente basadas en la evidencia.
  - Explore o busque por tema.
  - Reseñas completas o resúmenes ejecutivos disponibles para su descarga.
- UpToDate®, disponible en https://www.wolterskluwer.com/en/solutions/uptodate.
  - Compendio exhaustivo de artículos de revisión con enfoque clínico.
  - Solo está disponible si su escuela o biblioteca médica lo paga.
  - Menos estrictamente basado en la evidencia que Cochrane Library.
- DynaMed Plus®, disponible en http://www.dynamed.com/home/.
  - Herramienta completa de apoyo a la decisión clínica basada en la evidencia.
  - Los artículos suelen ser más concisos que los de UpToDate®.
  - Solo está disponible si su escuela o biblioteca médica lo paga.
- Red Book® en línea, disponible en https://redbook.solutions.aap.org/.
  - Información detallada sobre enfermedades infecciosas pediátricas del Committee on Infectious Diseases de la AAP.
- La aplicación de la American Society for Colposcopy and Cervical Pathology es gratuita en línea en https://www.asccp.org/guidelines, o en las tiendas de aplicaciones de Apple, Android o Amazon.
  - Pautas de consenso para el manejo de pruebas anómalas de cribado del cáncer cervical y precursores de cáncer. Incluye pautas y algoritmos de cribado. También está disponible en español.

Calculadoras

- Estimador de riesgo de enfermedad cardiovascular ateroesclerótica, disponible a través de múltiples aplicaciones o en línea en http://tools.acc.org/ASCVD-Risk-Estimator-Plus/#!/calculate/estimate/.
  - Los estudiantes deben disponer de un método para estimar el riesgo de infarto de miocardio o accidente cerebrovascular de un paciente a 10 años utilizando esta herramienta, que está vinculada a importantes pautas para la prevención de enfermedades cardiovasculares.
- MDCalc®, útil aplicación gratuita o disponible en formato HTML en https://www.mdcalc.com/.
  - Amplia gama de estimadores útiles para entidades específicas de enfermedad, como la Escala de Centor, la Escala CHA_2DS_2-VASc y el Índice de Bishop.
- Breast Cancer Risk Assessment Tool, disponible en https://bcrisktool.cancer.gov/.
  - La herramienta calcula el riesgo de que una mujer desarrolle un cáncer de mama invasivo en los próximos 5 años y hasta los 90 años de edad (riesgo de por vida).

En el caso de su paciente de 45 años de edad, puede utilizar la aplicación ePSS para descubrir que el USPSTF recomienda la detección temprana del cáncer de cuello uterino, pero no ha encontrado pruebas suficientes para recomendar el cribado del cáncer de mama con mamografías en este grupo de edad. Puede emplear la herramienta para la evaluación del riesgo de cáncer de mama para evaluar el riesgo de enfermedad de su paciente y ayudar a la toma de decisiones compartida.

76

Signos vitales

Dhairyasheel Sandeep Ghosalkar

Objetivos

- Identificar los rangos habituales para las mediciones de los signos vitales (tabla 76-1).
- Reconocer los signos vitales anómalos.

Signos vitales normales

TABLA 76-1 Signos vitales normales

GRUPO DE EDAD	FR	FC	PA DIASTÓLICA	PA SISTÓLICA	TEMPERATURA (°C)	PESO (KG)
Recién nacido	30-50	120-160	Varía	50-70	36.5	2-3
Lactante (1-12 meses)	20-30	80-140	Varía	70-100	37	4-10
Niño pequeño (1-3 años)	20-30	80-130	48-80	80-110	37	10-14
Preescolar (3-5 años)	20-30	80-120	48-80	80-110	37	14-18
Edad escolar (6-12 años)	20-30	70-110	50-90	80-120	37	18-41
Adolescente (13-17 años)	12-20	55-105	60-92	110-120	37	> 50
Adulto	18-20	60-100	< 85	< 130	37	Varía

FC: frecuencia cardíaca; FR: frecuencia respiratoria; PA: presión arterial.

Consejos para medir la presión arterial

- Obtenga la presión arterial (PA) en posición sentada con el paciente sentado tranquilamente durante los 5 min anteriores.
- El brazo del paciente debe estar a la altura del corazón con la espalda apoyada.
- El paciente no debe tomar cafeína antes de la lectura ni fumar durante los 30 min anteriores.
- Asegúrese de utilizar la talla de brazalete adecuada.

- Si es posible, intente hacer dos lecturas.
- Si la PA es elevada, obtenga dos lecturas adicionales separadas por 1 semana (recuerde que la hipertensión requiere un mínimo de tres lecturas de PA elevadas).
- Si existe una diferencia notable entre los dos brazos, anótelo en su documentación.

Consejos para medir la frecuencia cardíaca

- Cuente durante al menos 15 s.
- Si el monitor digital lee una taquicardia marcada, confírmelo mediante palpación, ya que los monitores pueden contar las ondas P grandes, ondas T o picos de marcapasos como ondas R.

Consejos para medir la oximetría de pulso

- Coloque el oxímetro en una parte del cuerpo que esté caliente y bien perfundida.
- La medición depende de la detección de las diferencias de absorción de la luz entre dos longitudes de onda, por lo que se ve afectada por las condiciones que cambian el color de la hemoglobina oxidada o desoxigenada, es decir, la intoxicación por CO y la metahemoglobinemia.

Signos vitales ortostáticos

- Las caídas de la PA sistólica de más de 20 mm Hg, de la PA diastólica de más de 10 mm Hg y de la frecuencia cardíaca (FC) de más de 20 latidos por minuto (lpm) en los 3 min siguientes a ponerse de pie suelen ser signos de hipovolemia. Otras causas son la disfunción autonómica (p. ej., Shy-Drager) y muchos fármacos (p. ej., bloqueadores α).

Cuándo actuar

- Si a la palpación el ritmo es irregular, piense en una fibrilación auricular y evalúe y trate de forma adecuada.
- **Si la FC es superior a 130 lpm**, se debe realizar una electrocardiografía para evaluar la causa de la taquicardia.
- Una FC marcadamente baja en los pacientes de edad avanzada que no toman fármacos para controlar la frecuencia debe hacer que se evalúe el sistema de conducción cardíaca.
- La **PA diastólica mayor de 115 mm Hg** debe hacer que se evalúe la urgencia hipertensiva.
- Si la presión diferencial o la PA es marcadamente baja mientras un paciente está tomando medicamentos cardioactivos, se debe realizar una evaluación para determinar si el paciente está **verdaderamente** asintomático y si la medicación es realmente necesaria y se está administrando a la dosis adecuada.
- Una **saturación de O$_2$ menor del 93%** en ausencia de una enfermedad pulmonar conocida debe motivar la evaluación del estado pulmonar.

Cuándo hacer una pausa

- Recuerde el contexto clínico. Una PA puede ser adecuada para un paciente adulto mayor frágil e inadecuada para un adulto joven sano. Una FC elevada sería adecuada en un paciente con dolor agudo, pero sospechosa en un adulto joven que acude al servicio de urgencias tras una noche de fiesta y con las pupilas dilatadas. Hay muchas variaciones de este tipo. Recuerde que los signos vitales son una guía, no un límite estricto.

Descenso de la temperatura

- La razón más frecuente es la exposición al frío, pero recuerde también las disfunciones endocrinas (enfermedad de Addison, hipopituitarismo, hipotiroidismo).

- Pérdida de la capacidad para tiritar (parálisis inducida por fármacos, trastornos neurológicos o neuromusculares).
- Mal funcionamiento del sistema hipotalámico (debido a hipoglucemia, síndrome de Wernicke-Korsakov, accidente cerebrovascular, tumor, traumatismo).

Aumento de la temperatura

- La temperatura normal es de 37 °C; **la fiebre comienza a partir de los 38 °C**.
- Busque la causa infecciosa (cultivos de orina, sangre y líquido cefalorraquídeo si la causa no está clara) y trate con antipiréticos.
- Si el paciente ha sido anestesiado recientemente, considere la posibilidad de hipertermia maligna (hipertermia, taquicardia, rigidez muscular, rabdomiólisis, hipercalemia) y trátela adecuadamente con dantroleno y enfriamiento rápido.

Aumento de la frecuencia cardíaca

- Por cada 1 °C de temperatura por encima de lo normal, hay un aumento de aproximadamente 10 lpm en la FC.
- Considere otras causas de aumento de la FC: dolor, ansiedad, choque o deshidratación, hipertiroidismo, feocromocitoma, taquiarritmias (p. ej., taquicardia supraventricular).

Bradicardia

- Para algunas fisiologías (atletas), el betabloqueo prescrito, las sobredosis (p. ej., de fármacos colinérgicos), las alteraciones electrolíticas (hipercalemia grave) o el infarto de miocardio de la pared inferior pueden ser causas de bradicardia.
- Evalúe si el paciente tiene una perfusión adecuada (estado neurológico, tiempo de llenado capilar, PA, etc.).
- Corrija el trastorno subyacente si está presente.
- La atropina es la siguiente línea de tratamiento, después el marcapasos.

Hipertensión

- El desarrollo de hipertensión suele ser un proceso crónico. No ignore los precipitantes agudos, como el consumo de sustancias ilegales (p. ej., cocaína). La urgencia hipertensiva es una **PA mayor de 180/110 mm Hg** con **daño orgánico específico** (p. ej., aumento de la troponina o la creatinina). El tratamiento inicial suele ser el labetalol o el nitroprusiato. Recuerde que esto tiene efectos similares a los del cianuro si se usa en exceso.

Descenso de la presión arterial

- Si la hipotensión se acompaña de taquicardia, **deberá** determinar el estado de la volemia.
- Los pacientes deben recibir líquidos por vía intravenosa, pero hay que tener cuidado, ya que los pacientes frágiles o los que padecen enfermedades cardíacas podrían no tolerar grandes bolos y podrían llegar a sufrir insuficiencia cardíaca.

Taquipnea

- ¿El paciente tiene algún factor de riesgo de **trombosis venosa profunda** o **embolia pulmonar** (EP) (coagulopatía, antecedentes, inmovilización, cirugía reciente, neoplasia, anticonceptivos orales o tratamiento de reposición hormonal, hábito tabáquico, obesidad, embarazo)?
- En general, la taquipnea puede ser una respuesta a la **hipoxia**.
- Asegúrese de descartar las causas conductuales, es decir, la **ansiedad**. Si el paciente tiene ansiedad aguda, considere un ansiolítico (p. ej., diazepam 5 mg por vía oral).

Disminución de la frecuencia respiratoria

- Piense en la disminución del impulso del sistema nervioso central para respirar.
- Causas: **opiáceos**, hipotiroidismo, intoxicación por CO, traumatismo craneal, apnea del sueño, esclerosis lateral amiotrófica, síndrome de Guillain-Barré, enfermedad pulmonar crónica.
- Recuerde que debe tener cuidado con la oxigenación de los pacientes con enfermedad pulmonar obstructiva crónica (EPOC), etcétera. Estos pacientes **dependen del aumento de la PCO$_2$ para el impulso respiratorio**.
- Los posibles tratamientos incluyen la naloxona, la administración de O$_2$ y la ventilación mecánica.

Descenso de la saturación de oxígeno

- Intente aumentar tanto la frecuencia respiratoria como el volumen corriente.
- La saturación de O$_2$ adecuada es mayor del 90% en la oximetría de pulso y la PaO$_2$ mayor de 60 mm Hg.
- A continuación, intente usar O$_2$, el cual debería aumentar la oxigenación excepto en un paciente con derivación de derecha a izquierda.
- Alteraciones frecuentes que causan hipoxemia: neumonía, asma, EPOC, edema pulmonar, EP, intoxicación por CO, metahemoglobinemia, anemia.
- Tratamiento, respectivamente: antibióticos, broncodilatadores, diuréticos/vasodilatadores, anticoagulación, O$_2$ hiperbárico, azul de metileno, suplemento de hierro/transfusión.

77 Ritmos cardíacos comunes

Elizabeth Sutton

Objetivos

- Reconocer y revisar los ritmos cardíacos más frecuentes.
- Comprender la traslación de la conducción eléctrica cardíaca a un trazado de tira larga registrado.

Evaluación del ritmo cardíaco

- Las ondas P representan la conducción auricular. El complejo QRS constituye la conducción ventricular. Su presencia o ausencia, la velocidad y la relación entre ellas representan visualmente la vía de conducción del impulso a través del corazón, generada adecuadamente en el nodo sinoauricular (SA) y viajando por medio del nodo auriculoventricular (AV) y el haz de His hasta el músculo ventricular, o de forma inadecuada, generada fuera del nodo SA.
- Delimite los complejos QRS para determinar si se generan regular o irregularmente y con qué frecuencia.
- Observe la relación entre las ondas P y los complejos QRS y su constancia.
- Analice las anchuras del complejo QRS y del intervalo PR.
- Comprenda que la polaridad (±) de la línea isoeléctrica y el voltaje (altura de la onda) no están relacionados con el ritmo.

Ritmos cardíacos comunes

- **Ritmo sinusal normal (RSN) #1:** regular. **Frecuencia de 60-100**, ondas P *normales* **y** *uniformes*, *todo* ello seguido de un **QRS estrecho** (< 0.12 s) (fig. 77-1).
- **RSN #2:** observe que la fina irregularidad en la línea isoeléctrica de abajo representa una *interferencia intrascendente* (fig. 77-2).
- **Bradicardia sinusal:** regular. **Frecuencia menor de 60**, **ondas P uniformes**, todo ello seguido de un QRS estrecho (< 0.12 s) (fig. 77-3).
- **Taquicardia sinusal:** regular. **Frecuencia mayor de 100**, **ondas P uniformes**, todo ello seguido de un QRS estrecho (< 0.12 s) (fig. 77-4).
- **Ritmo nodal de escape:** regular. **Frecuencia menor de 60**, **sin ondas P**, QRS estrecho (< 0.12 s) (fig. 77-5).

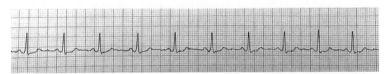

FIGURA 77-1 Ritmo sinusal normal #1.

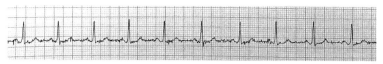

FIGURA 77-2 Ritmo sinusal normal #2.

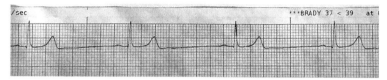

FIGURA 77-3 Bradicardia sinusal.

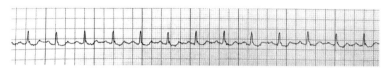

FIGURA 77-4 Taquicardia sinusal.

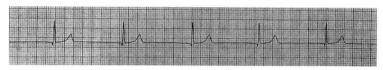

FIGURA 77-5 Ritmo nodal de escape.

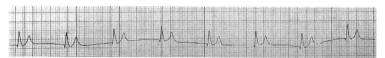

FIGURA 77-6 Ritmo nodal acelerado.

- *Ritmo nodal acelerado:* regular. **Frecuencia de 60-100, sin ondas P**, QRS generalmente estrecho (< 0.12 s) (fig. 77-6).
- *Taquicardia supraventricular (TSV):* regular. **Frecuencia ventricular de 150-250.** Ondas P variables, invertidas o ausentes. QRS estrecho (fig. 77-7).
- *Fibrilación auricular:* irregularmente irregular. **Ondas P no identificables** (ondas de fibrilación). QRS estrecho. La frecuencia ventricular puede ser normal o rápida dependiendo de la conducción AV.
  - Fibrilación auricular con frecuencia ventricular controlada (fig. 77-8).
  - Fibrilación auricular con frecuencia ventricular rápida (fig. 77-9).

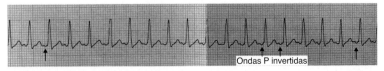

FIGURA 77-7 Taquicardia supraventricular.

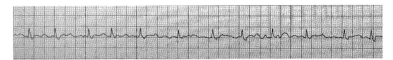

FIGURA 77-8 Fibrilación auricular con frecuencia ventricular controlada.

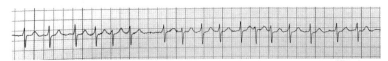

FIGURA 77-9 Fibrilación auricular con frecuencia ventricular rápida.

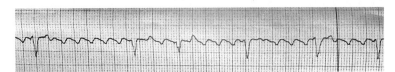

FIGURA 77-10 Aleteo auricular con frecuencia lenta.

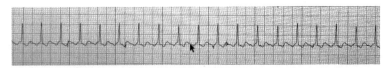

FIGURA 77-11 Aleteo auricular con conducción A:V rápida (2:1).

- *Aleteo auricular:* regular o irregular. **Frecuencia auricular rápida ± 300. Ondas de aleteo en diente de sierra.** A menudo, QRS estrecho.
  - Aleteo auricular con frecuencia lenta debido a la conducción variable hacia el ventrículo (fig. 77-10).
  - Aleteo auricular con conducción A:V: rápida 2:1: Observe la frecuencia ventricular de aproximadamente 150 (la mitad de la frecuencia auricular de 300). Observe que en la figura 77-11 las ondas de aleteo están enterradas en las ondas T. Se confunde fácilmente con TSV.
- *Taquicardia ventricular (monomorfa):* regular. Frecuencia ventricular muy rápida. No hay ondas P. **Latidos QRS anchos y uniformes** (fig. 77-12).

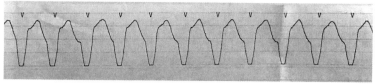

FIGURA 77-12 Taquicardia ventricular.

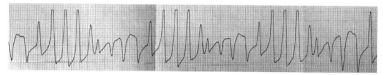

FIGURA 77-13 Taquicardia ventricular (polimorfa) en entorchado.

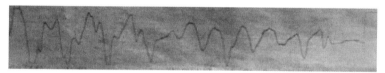

FIGURA 77-14 Fibrilación ventricular.

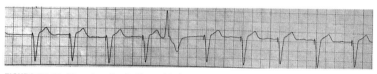

FIGURA 77-15 Ritmo de estimulación ventricular.

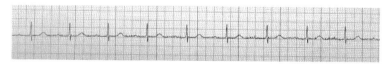

FIGURA 77-16 Bloqueo auriculoventricular de primer grado.

- *Taquicardia ventricular (polimorfa) en entorchado (torsade de pointes):* regular. Frecuencia ventricular muy rápida. **QRS ancho. Tensión oscilante que produce una progresión en forma de acordeón.** La taquicardia en entorchado es un tipo de taquicardia ventricular polimorfa, en la que los latidos QRS son variables (fig. 77-13).
- *Fibrilación ventricular:* irregular. **QRS ancho.** Frecuencia ventricular rápida. No hay ondas P. **No hay un patrón de onda discernible** (fig. 77-14).
- *Ritmo de estimulación ventricular:* los picos del marcapasos son visibles, el QRS despega. En este caso, también es visible una extrasístole ventricular (fig. 77-15).
- *Bloqueo AV de primer grado:* ritmo sinusal con **intervalo PR > 200 s** (fig. 77-16).

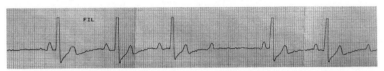

FIGURA 77-17 Bloqueo auriculoventricular de segundo grado tipo I (bloqueo de Wenckebach).

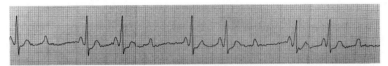

FIGURA 77-18 Bloqueo auriculoventricular de segundo grado tipo II.

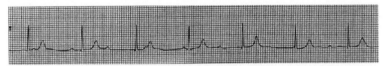

FIGURA 77-19 Bloqueo auriculoventricular de tercer grado (completo).

- ***Bloqueo AV de segundo grado tipo I (de Wenckebach):*** irregular. Ritmo sinusal con **alargamiento progresivo del intervalo PR** que da como resultado un latido QRS previsiblemente caído. Este patrón se repite a lo largo del tiempo (fig. 77-17).
- ***Bloqueo AV de segundo grado tipo II:*** irregular. Ritmo sinusal subyacente con **complejos QRS caídos al azar tras algunas ondas P**. Puede manifestarse en forma de coplas o latidos agrupados, es decir, bigeminismo (fig. 77-18).
- ***Bloqueo AV de tercer grado (completo):*** regular. **Disociación completa** entre aurículas y ventrículos. Las ondas P y los complejos QRS no se relacionan adecuadamente en el largo plazo. Los ondas P marchan a su propio ritmo (fig. 77-19).

Parámetros cardiopulmonares

Sarita Warrier

Objetivos

- Identificar los parámetros hemodinámicos empleados frecuentemente en la monitorización cardíaca.
- Describir los rangos normales de la gasometría arterial, las pruebas funcionales respiratorias y la oxigenación.

Parámetros cardíacos

- Los parámetros cardíacos se indican en la tabla 78-1.

Parámetros pulmonares

- Los parámetros pulmonares se indican en las tablas 78-2 a 78-4.
- Pruebas funcionales respiratorias:
  - Para diagnosticar la disfunción pulmonar con base en las pruebas funcionales respiratorias, la American Thoracic Society recomienda usar el centil 5 como límite inferior de la normalidad y el centil 95 como límite superior de la normalidad.
  - Estos parámetros se basan en una ecuación de referencia que incluye varios factores, como la edad, el sexo, la etnia y la estatura, basados en comparaciones con datos a escala poblacional. Consulte el documento de referencia para obtener más información; tenga en cuenta que los documentos de pautas más recientes (2017) de la American Thoracic Society refuerzan el uso de las ecuaciones de referencia.

TABLA 78-1 Parámetros hemodinámicos

PARÁMETRO	RANGO NORMAL
Presión arterial sistólica	90-130 mm Hg
Presión arterial diastólica	60-80 mm Hg
Presión arterial media	70-100 mm Hg
Presión venosa central/presión auricular derecha	2-6 mm Hg
Presión ventricular derecha	15-30 mm Hg (sistólica) 2-8 mm Hg (diastólica)
Presión de enclavamiento capilar pulmonar	4-12 mm Hg
Gasto cardíaco	4-8 L/min
Volumen sistólico	60-100 mL

TABLA 78-2 Gasometría arterial

PARÁMETRO	RANGO NORMAL
pH	7.38-7.42
Presión parcial arterial de oxígeno	80-100 mm Hg
Presión parcial arterial de dióxido de carbono	35-45 mm Hg
Bicarbonato	22-28 mEq/L
Saturación arterial de oxígeno	93-100%

TABLA 78-3 Pruebas funcionales respiratorias

PARÁMETRO	RANGO NORMAL (% PREVISTO)[a]
Volumen espiratorio forzado en 1 s (VEF_1)	80-120%
Capacidad vital forzada (CVF)	80-120%
Cociente VEF_1/CVF	Dentro del 5% del cociente previsto
Capacidad pulmonar total	80-120%
Capacidad residual funcional	75-120%
Volumen residual	75-120%
Capacidad de difusión pulmonar para el monóxido de carbono	> 60% a < 120%

[a] Los rangos porcentuales previstos son una estimación.

TABLA 78-4 Parámetros adicionales de oxigenación

PARÁMETRO	RANGO NORMAL
Saturación venosa mixta	60-80%
Gradiente alveolar-arterial	5-10 mm Hg (aunque aumenta con la edad); estimación del gradiente: (edad/4) + 4

Evaluación del estado hídrico

Alexander Hung Tran

Objetivos

- Entender cómo se distribuyen los líquidos corporales dentro del cuerpo.
- Comprender el significado clínico del estado hídrico.
- Distinguir entre hipovolemia e hipervolemia.
- Conocer los signos y síntomas de la hipovolemia y la hipervolemia.
- Entender los hallazgos de la exploración física para evaluar el estado hídrico.

Desglose general de los líquidos corporales

- El 60% del peso total del cuerpo corresponde a líquidos.
- Compartimentos de líquidos corporales (fig. 79-1):
  - Intracelular (⅔ del líquido corporal total)
  - Extracelular (⅓ del líquido corporal total)
    - Alrededor del 75% del líquido extracelular es líquido intersticial.
    - Alrededor del 25% del líquido extracelular es plasma.
- Regla del 60-40-20: el 60% del peso corporal es líquido, el 40% del peso corporal es intracelular y el 20% del peso corporal es extracelular.

¿Por qué es importante el estado hídrico?

- La evaluación del estado hídrico puede ayudar al clínico a determinar el diagnóstico, así como los siguientes pasos en el tratamiento.
- El estado hídrico está intrínsecamente ligado a los sistemas cardiovascular, pulmonar, digestivo y renal.

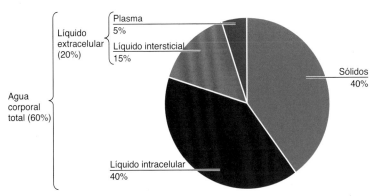

FIGURA 79-1 Compartimentos de líquidos por peso corporal total.

- Responde a la pregunta de cuánto líquido hay que dar o cuánta diuresis se ha producido.
- Ayuda a discernir las causas de las anomalías metabólicas y cómo tratarlas en consecuencia (especialmente en la hiponatremia).

Hipovolemia

- La hipovolemia suele referirse al estado hídrico intravascular.
- Anamnesis: evalúe las fuentes de pérdida de líquidos, incluyendo, pero sin limitarse a, fiebre, vómitos, diarrea, disminución de la ingesta por vía oral y cambios de medicación.
- Síntomas:
  - Mareos
  - Cefalea
  - Fatiga
  - Xerostomía
  - Palpitaciones
  - Disminución de la diuresis
  - Disminución de la sudoración
  - Náuseas
  - Vómitos
  - Confusión
  - Somnolencia
  - Síncope o presíncope
- Signos vitales:
  - Taquicardia (considerar el choque)
  - Hipotensión relativa (considerar el choque)
  - Posible fiebre frente a hipertermia
  - Pérdida de peso
- Exploración física:
  - Palidez (considerar la anemia)
  - Disminución de la turgencia de la piel
  - Membranas mucosas secas
  - Disminución o aplanamiento de la presión venosa yugular (sin distensión venosa yugular)
  - Sin crepitaciones en la auscultación pulmonar
- Resultados de laboratorio:
  - Hemoconcentración (aumento de todas las líneas celulares del hemograma completo)
  - Alteraciones metabólicas (aumento de sodio, cloruro)

Hipervolemia

- Suele referirse al estado hídrico intravascular.
- Anamnesis:
  - La hipervolemia es infrecuente en ausencia de problemas cardiovasculares (piense en la insuficiencia cardíaca congestiva) o renales (piense en la enfermedad renal en etapa terminal/diálisis).
  - Evalúe las fuentes de cambio de líquidos, incluyendo, pero sin limitarse a, un aumento de la ingesta de sal, cambios en los diuréticos, diálisis omitida.
  - En los pacientes con insuficiencia cardíaca congestiva conocida, también son útiles el peso de referencia y los cambios con respecto al peso de referencia.
- Síntomas:
  - Disnea
  - Ortopnea

- Hinchazón de las piernas (o sensación de pesadez)
- Distensión abdominal
- Signos vitales:
  - Hipertensión
  - Aumento de peso
  - Posible aumento de la frecuencia respiratoria
- Exploración física:
  - Membranas mucosas húmedas
  - Aumento de la presión venosa yugular y distensión venosa yugular asociada
  - R_3 en la auscultación del corazón
  - Crepitaciones en la auscultación pulmonar (especialmente en las bases pulmonares)
  - Distensión abdominal/onda de líquido
  - Edema con fóvea en los miembros inferiores
- Resultados de laboratorio:
  - Hemodilución (disminución de todas las líneas celulares del hemograma completo)
  - Alteraciones metabólicas (disminución de sodio, cloruro)
  - Aumento del péptido natriurético cerebral

Soporte vital cardiovascular avanzado: paro cardíaco

Rory Merritt y Brian Clyne

Objetivos

- Comprender las indicaciones para aplicar el soporte vital cardiovascular avanzado (ACLS, *advanced cardiac life support*) en los pacientes con paro cardíaco.
- Conocer la respuesta inicial ante un paciente sin pulso.
- Revisar los medicamentos utilizados en el tratamiento de un paciente sin pulso.
- Analizar las indicaciones de desfibrilación en un paciente sin pulso.
- Revisar las causas potencialmente reversibles del paro cardíaco.

¿Qué es el soporte vital cardiovascular avanzado?

- El *ACLS* es un conjunto de pautas desarrolladas por la American Heart Association para ayudar a los proveedores de salud a tratar las urgencias agudas que amenazan la vida, incluyendo el paro cardíaco.
- Estas pautas fueron desarrolladas para los pacientes adultos.
- La certificación en ACLS requiere la realización de un curso de capacitación especializado.

Indicación

- Paciente que no responde y sin pulso.

Contraindicaciones absolutas

- El paciente está despierto y tiene pulso.
- Un estado de «No reanimar»/«Permitir la muerte natural» debidamente documentado.
- Signos evidentes de muerte (p. ej., rigidez cadavérica, lividez cadavérica).

Contraindicaciones relativas

- Lesiones catastróficas e incompatibles con la vida (p. ej., un traumatismo cerebral grave).

¿Qué se debe hacer ANTES de comenzar el soporte vital cardiovascular avanzado?

- No se debe retrasar el inicio del ACLS en los pacientes sin pulso.

Equipo

- Desfibrilador y parches
- Acceso intravenoso (i.v.) o intraóseo (i.o.)
- Carro de reanimación
- Bolsa-válvula-mascarilla (BVM; o ambú) conectada al oxígeno

Técnica

- Al encontrarse con un paciente sin pulso y que no responde, pida ayuda mientras comienza a realizar compresiones torácicas, a una profundidad de 5-7 cm, con 100-120 compresiones por minuto, y dejando que el tórax regrese en su totalidad.

- Pida ayuda.
- Inicie la oxigenoterapia y obtenga un acceso i.v. o i.o.
- Coloque los parches al paciente, conéctelos al desfibrilador y asegúrese de que el desfibrilador esté encendido.
- Tras 2 min de compresiones torácicas, compruebe si hay pulso y determine el ritmo cardíaco.
  - Si hay un ritmo desfibrilable, el cual incluye la *fibrilación ventricular* o la *taquicardia ventricular sin pulso*:
    - Desfibrile al paciente:
      - Desfibrilador bifásico: 120-200 J (siga las instrucciones del aparato).
      - Desfibrilador monofásico: 360 J.
    - Continúe inmediatamente con las compresiones torácicas durante 2 min.
    - Administre 1 mg 1:10 000 de epinefrina i.v. o i.o. cada 3-5 min.
    - A menos que se coloque una vía aérea avanzada, utilice una BVM para ventilar al paciente (dos respiraciones por cada 30 compresiones).
    - Para la fibrilación ventricular o la taquicardia ventricular sin pulso que no responde a la desfibrilación, considere:
      - Amiodarona (300 mg i.v./i.o. en la primera dosis; 150 mg i.v./i.o. en la segunda dosis) o
      - Lidocaína (1-1.5 mg/kg i.v./i.o. en la primera dosis; 0.5-0.75 mg/kg i.v./i.o. en la segunda dosis)
  - Si el ritmo muestra *asistolia* o *actividad eléctrica sin pulso*:
    - Continúe con las compresiones torácicas durante 2 min.
    - Administre 1 mg 1:10 000 de epinefrina i.v. o i.o. cada 3-5 min.
    - A menos que se coloque una vía aérea avanzada, utilice una BVM para ventilar al paciente (dos respiraciones) cada 30 compresiones.
    - Al cabo de 2 min, compruebe brevemente si hay pulso y ritmo desfibrilable (fibrilación ventricular o taquicardia ventricular sin pulso).
      - Si hay ritmo desfibrilable, desfibrilar.
      - Si hay asistolia o actividad eléctrica sin pulso, continúe con las compresiones torácicas.

Solución de problemas

- Recuerde que debe tener en cuenta las causas potencialmente reversibles del paro cardíaco y tratarlas en consecuencia.
  - Hipovolemia → suministre líquidos i.v.
  - Hipoxia → suministre oxígeno, considere una vía aérea avanzada.
  - Hidrógeno (acidosis) → administre bicarbonato sódico i.v./i.o.
  - Hipoglucemia → administre glucosa i.v./i.o.
  - Hipercalemia → administre cloruro de calcio o gluconato de calcio i.v./i.o., insulina i.v./i.o., bicarbonato de sodio i.v./i.o.
  - Hipocalemia → administre potasio i.v.
  - Hipotermia → caliente al paciente según el protocolo de hipotermia.
  - Neumotórax a tensión → descomprima inmediatamente con aguja y después coloque un drenaje torácico.
  - Taponamiento cardíaco → efectúe una pericardiocentesis inmediata.
  - Toxinas → inicie naloxona i.v./i.o. ante la sospecha de sobredosis de opiáceos; considere otras toxinas.
  - Trombosis (embolia pulmonar) → considere el activador tisular del plasminógeno i.v.

Complicaciones

- Fracturas de costillas o esternón
- Lesión de órganos internos
  - Contusión cardíaca
  - Contusión pulmonar, neumotórax, hemotórax
  - Contusión o laceración del hígado y del bazo
- Vómitos y aspiración con resultado de neumonía
- Lesión ocasionada por el proveedor (incluida la exposición a líquidos corporales)

81

Soporte vital cardiovascular avanzado: atención inmediata tras un paro cardíaco

Seth Clark

Objetivos

- Identificar la necesidad de atención tras un paro cardíaco en el marco del soporte vital cardiovascular avanzado (ACLS, *advanced cardiac life support*).
- Describir el tratamiento inmediato tras un paro cardíaco.

¿Cuándo es adecuada la atención tras un paro cardíaco?

- Los pacientes que han sufrido un paro cardíaco con recuperación de la circulación espontánea (RCE) durante el ACLS deben recibir una atención estandarizada tras el paro cardíaco que incluya monitorización e intervenciones.

Presentación

- Paciente con RCE tras la intervención de ACLS.

Evaluación

- Evalúe los signos vitales poniendo especial atención a la oxigenación y la presión arterial.
- Realice una breve exploración física haciendo énfasis en la evaluación del estado mental.
- Obtenga un electrocardiograma (ECG).

Tratamiento

- Establezca o mantenga el acceso intravenoso.
- Mantenga una oxigenación igual o mayor del 94%.
  - Considere la colocación de una vía aérea avanzada (tubo endotraqueal, cánula nasofaríngea, mascarilla laríngea) si es necesario.
  - Vigile el CO_2 si se dispone de él para garantizar una ventilación adecuada.
  - Evite la hiperventilación.
- Mantenga una presión arterial sistólica igual o mayor de 90 mm Hg o una presión arterial media igual o mayor de 65 mm Hg. Considere la posibilidad de infundir líquidos intravenosos o iniciar vasopresores para conseguirlo.
- Evalúe y trate las causas reversibles del paro cardíaco (tabla 81-1).
- Obtenga un ECG de 12 derivaciones lo antes posible tras la RCE.
  - Si el ECG indica un infarto agudo de miocardio con elevación del segmento ST (IAMEST) o una alta sospecha clínica de infarto agudo de miocardio (IAM), el paciente debe someterse a una intervención coronaria percutánea urgente.
  - Si hay poca probabilidad de un IAMEST/IAM, evalúe el estado mental del paciente.
    - Si el paciente no es capaz de seguir órdenes, se debe iniciar el control de la temperatura deseada y trasladar al paciente a un entorno de cuidados críticos avanzados.
    - Si el paciente sigue órdenes, debe ser trasladado a un entorno de cuidados críticos avanzados para un tratamiento y una evaluación adicionales.
- El algoritmo completo inmediato para el paro cardíaco está disponible en el ACLS Training Center: https://www.acls.net.

TABLA 81-1 Posibles causas tratables del paro cardíaco (H y T)

CAUSAS	SIGNOS	TRATAMIENTO
H		
Hipovolemia	Taquicardia QRS estrecho Pérdida de sangre	Obtención de un acceso i.v./i.o. Administración de líquidos/ concentrados eritrocitarios
Hipoxia/hipoxemia	Bradicardia Cianosis	Garantizar una vía aérea permeable Ventilación
Exceso de iones de hidrógeno (acidosis)	Complejo QRS estrecho	Gasometría arterial Garantizar una ventilación adecuada Considerar la administración de bicarbonato sódico si la causa del exceso es metabólica
Hipocalemia/hipercalemia	Hipocalemia: ondas T planas + ondas U Hipercalemia: ondas T puntiagudas + QRS ancho	Corrección de los electrólitos
Hipotermia	Escalofríos Antecedentes de exposición al frío	Medidas de recalentamiento
T		
Taponamiento (cardíaco)	Taquicardia QRS estrecho Distensión venosa yugular Ruidos cardíacos apagados	Pericardiocentesis
Toxinas	QT prolongado	Varía en función de la toxina Cuidados de apoyo
Neumotórax a tensión	Bradicardia QRS estrecho Disnea Desviación traqueal	Descompresión con aguja Colocación de un drenaje torácico
Trombosis (pulmonar)	Taquicardia QRS estrecho Disnea Hipoxia Dolor torácico	Terapia fibrinolítica Embolectomía Anticoagulación
Trombosis (coronaria)	Anomalías en el ECG Dolor torácico	ICP Revascularización coronaria

ECG: electrocardiograma; ICP: intervención coronaria percutánea; i.o.: intraóseo; i.v.: intravenoso.
Con autorización de *How to Memorize the Hs and Ts of ACLS*. Advanced Medical Certification; 2018. https://advancedmedicalcertification.com/how-to-memorize-the-hs-and-ts-of-acls/

Soporte vital cardiovascular avanzado: síndrome coronario agudo

Seth Clark

Objetivos

- Identificar los síntomas relativos al síndrome coronario agudo (SCA) en el marco del soporte vital cardiovascular avanzado.
- Entender cómo diagnosticar el SCA.
- Conocer el tratamiento inmediato del SCA.

¿Qué es el síndrome coronario agudo?

- El diagnóstico de SCA se utiliza cuando un paciente sufre una isquemia o un infarto agudo de miocardio. Las tres clasificaciones del SCA son el infarto agudo de miocardio sin elevación del segmento ST (IAMSEST), el infarto agudo de miocardio con elevación del segmento ST (IAMEST) y la angina inestable.

Presentación

- Molestia en el tórax descrita como «pesadez/opresión/estrechez» ± irradiación al brazo o mandíbula.
- Malestar típicamente provocado por la actividad, no posicional ni reproducible.
- Alivio con reposo o nitroglicerina.
- Diaforesis, náuseas, disnea.
- Las mujeres y los pacientes con diabetes son más propensos a presentar síntomas atípicos y pueden no manifestar las típicas molestias torácicas.

Evaluación

- Evalúe los signos vitales y haga una exploración física.
- Haga una breve anamnesis para evaluar los factores de riesgo de SCA y las contraindicaciones del tratamiento fibrinolítico.
- Obtenga un electrocardiograma (ECG).
- Solicite una radiografía de tórax.
- Compruebe las enzimas cardíacas.

Tratamiento

- Ácido acetilsalicílico 325 mg.
- Nitroglicerina 0.4 mg cada 5 min en caso de dolor torácico persistente.
- Suplemento de O_2 si la saturación de oxígeno es menor del 90%.
- Control del dolor con morfina en caso de necesidad.
- Si el ECG y la evaluación son indicativos de IAMSEST (tabla 82-1; fig. 82-1):
  - Inicio ≤ 12 h: envíe a sala de cardiología intervencionista para una intervención percutánea (objetivo de intervalo preangioplástico < 90 min) o una fibrinólisis (objetivo de tiempo puerta-aguja < 30 min) si no se dispone de la intervención coronaria percutánea (ICP).

- Inicio > 12 h: inicie la nitroglicerina o la heparina como se indica y considere la ICP o la fibrinólisis si hay marcadores cardíacos elevados, malestar continuo o cambios persistentes en el ECG.
- Si el ECG y la evaluación son indicativos de IAMSEST (*véanse* tabla 82-1 y fig. 82-1): inicie la nitroglicerina o la heparina como se indica y considere la ICP o la fibrinólisis si hay marcadores cardíacos elevados, malestar continuo o cambios persistentes en el ECG.
- Si el ECG y la evaluación no son diagnósticos, considere el ingreso en la unidad adecuada para una vigilancia continua.

TABLA 82-1 Criterios diagnósticos del IAMEST

Infarto agudo de miocardio con elevación del ST (IAMEST)	Troponina cardíaca elevada + nueva elevación del ST ≥ 0.2 mV en ≥ dos derivaciones contiguas en hombres o ≥ 0.15 mV en mujeres en las derivaciones V_2-V_3 o elevación de ≥ 0.1 mV en otras derivaciones contiguas, o nuevo bloqueo de la rama izquierda del haz de His
Infarto agudo de miocardio sin elevación del segmento ST (IAMSEST)	Troponina cardíaca elevada + cambio en el ECG que no cumple los criterios anteriores del IAMEST

ECG: electrocardiograma.
Información de Thygesen K, Alpert JS, Jaffe AS, et al. Fourth universal definition of myocardial infarction (2018). *J Am Coll Cardiol.* 2018;72:2231.

Angina inestable/infarto agudo de miocardio sin elevación del segmento ST

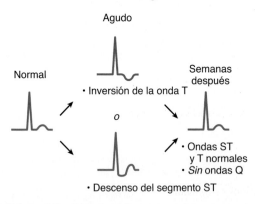

FIGURA 82-1 Hallazgos típicos del electrocardiograma en el síndrome coronario agudo (reimpresa con autorización de Lilly LS. *Pathophysiology of Heart Disease: An Introduction to Cardiovascular Medicine.* 7.ª ed. Wolters Kluwer; 2021, Fig. 7.6).

Soporte vital cardiovascular avanzado: bradicardia en el adulto

Rory Merritt y Brian Clyne

Objetivos

- Describir las indicaciones para aplicar el algoritmo para el soporte vital cardiovascular avanzado (ACLS, *advanced cardiac life support*) para la bradicardia en el adulto.
- Describir la respuesta inicial ante un paciente con bradicardia inestable o sintomática.
- Revisar los medicamentos utilizados en el tratamiento de un paciente con bradicardia sintomática.
- Analizar las indicaciones de estimulación eléctrica en un paciente bradicárdico.

¿Qué es el soporte vital cardiovascular avanzado para la bradicardia?

- El *soporte vital cardiovascular avanzado* es un conjunto de pautas desarrolladas por la American Heart Association para ayudar a los profesionales de la salud en el tratamiento de urgencias cardíacas agudas que amenazan la vida, como la bradicardia sintomática o inestable.
- Estas pautas fueron desarrolladas para pacientes adultos.
- La certificación en ACLS requiere una capacitación especializada.
- Recuerde: los pacientes que requieren tratamiento para la bradicardia inestable o sintomática también necesitan un equipo numeroso; puede ser necesario llevar a cabo múltiples intervenciones de manera simultánea. Una comunicación clara es esencial.

Indicaciones

- Bradicardia sintomática o inestable, definida como pacientes con una frecuencia cardíaca menor de 50-60 latidos por minuto y uno o más de los siguientes signos o síntomas:
  - Hipotensión
  - Cambio en el estado mental
  - Dolor torácico
  - Insuficiencia cardíaca
  - Disnea o hipoxia
  - Incapacidad para proteger sus vías respiratorias

Contraindicaciones absolutas

- Decisión documentada del paciente (o del responsable del paciente) de «No reanimar»/«Permitir la muerte natural o solo medidas de comodidad».

Contraindicaciones relativas

- Algunos pacientes (o los responsables de la toma de decisiones de los pacientes) pueden sentirse cómodos con el tratamiento farmacológico de la bradicardia sintomática o inestable, pero rechazan tratamientos más invasivos como la estimulación transcutánea o transvenosa.

¿Qué se debe hacer ANTES de iniciar el soporte vital cardiovascular avanzado en caso de bradicardia inestable o sintomática?

- En algunas situaciones, el tratamiento del compromiso agudo de la vía aérea o la dificultad respiratoria (p. ej., la necesidad de intubación de urgencia) puede preceder al tratamiento de la bradicardia inestable o sintomática.
- Por lo demás, rara vez debería haber retrasos en el inicio de la atención a un paciente con bradicardia inestable o sintomática.
- Familiarícese con un abordaje de atención a estos pacientes, ya que pueden ser necesarias intervenciones rápidas.

Equipo

- Acceso intravenoso (i.v.) o intraóseo (i.o.)
- Carro de reanimación equipado con desfibrilador/estimulador, parches para el tórax, atropina, dopamina, epinefrina
- Bolsa-válvula-mascarilla (BVM; o ambú) conectado al oxígeno

Técnica

- Al encontrarse con un paciente con bradicardia, evalúe si el paciente es asintomático o sintomático.
- Los pacientes asintomáticos tienen una frecuencia cardíaca menor de 60 latidos por minuto, sin hipotensión, y probablemente no sean conscientes de su baja frecuencia cardíaca.
  - Obtenga un electrocardiograma (ECG) para evaluar si hay bloqueos auriculoventriculares de segundo y tercer grado, isquemia o evidencia de hipercalemia (u otra alteración electrolítica).
  - Revise las listas de medicamentos para ver si hay fármacos que puedan provocar bradicardia. Algunos ejemplos frecuentes son los bloqueadores β, los bloqueadores de los canales de calcio, la digoxina y la amiodarona.
  - Notifique al equipo tratante y discuta los siguientes pasos, incluyendo un plan para la monitorización de la bradicardia del paciente.
- **Si la bradicardia es sintomática o inestable, pida ayuda** e inicie inmediatamente el tratamiento para salvar la vida.
  - Revise y dé apoyo a la vía aérea y la respiración:
    - ○ Si el paciente es capaz de respirar sin ayuda, revise la saturación de oxígeno y comience la terapia de oxígeno suplementario según la necesidad a través de una cánula nasal o una mascarilla.
    - ○ Si el paciente es incapaz de respirar sin ayuda o persiste la hipoxia a pesar del oxígeno suplementario, asista la respiración con una BVM conectada al oxígeno.
  - Obtenga un acceso i.v./i.o., conecte al paciente a un monitor, coloque parches externos en el tórax del paciente y conecte estos últimos al desfibrilador/estimulador.
  - Comience con atropina i.v. o i.o. 0.5 mg cada 3-5 min (la dosis máxima es de 3.0 mg).
  - Si la atropina no corrige rápidamente la bradicardia o no se puede conseguir el acceso i.v./i.o. y el paciente sigue teniendo bradicardia sintomática o inestable, inicie la estimulación transcutánea.
  - Asegúrese de que el paciente tenga captación eléctrica y mecánica verificando que el pulso femoral del paciente coincida con la frecuencia del estimulador.
  - Considere la posibilidad de administrar medicamentos adicionales:
    - ○ Dopamina i.v. 2-20 μg/kg/min
    - ○ Epinefrina i.v. 2-10 μg/min
  - Tan pronto como sea posible (pero sin retrasar la atención), obtenga e interprete un ECG.

Solución de problemas

- Si no se puede obtener un acceso i.v. rápido, obtenga un acceso i.o.
- No olvide considerar la hipercalemia como una posible causa reversible de la bradicardia (p. ej., un paciente que no se ha sometido a diálisis).
  - El ECG puede mostrar ondas T acuminadas, QRS anchos o un patrón de ondas sinusoidales.
  - Inicie inmediatamente el tratamiento de la hipercalemia con gluconato cálcico 3 g i.v. o cloruro cálcico 1 g i.v., insulina 5-10 unidades i.v. (puede causar hipoglucemia, considere añadir 1 amp de glucosa i.v. al 50%), albuterol (salbutamol) nebulizado 2.5-7.5 mg.
  - Considere la posibilidad de una diálisis de urgencia.
- Los pacientes con bloqueo auriculoventricular de segundo o tercer grado tienen menos probabilidades de responder a la atropina; tienen un umbral bajo para iniciar la estimulación transcutánea.
- La estimulación transcutánea requiere parches que se adhieran de manera estrecha a la piel; seque cualquier humedad en la piel o afeite esta última rápidamente si es necesario.
- La estimulación transcutánea es incómoda para el paciente; si la presión arterial del paciente lo permite, comience a administrar medicamentos por vía i.v. para reducir el dolor o la ansiedad.

Complicaciones

- Si no se trata a tiempo, la bradicardia inestable o sintomática puede evolucionar hacia la ausencia de pulso.

Soporte vital cardiovascular avanzado: taquicardia con pulso en el adulto

Seth Clark

Objetivos

- Identificar a los pacientes que necesitan soporte vital cardiovascular avanzado (ACLS, *advanced cardiac life support*) con taquicardia marcada y pulso palpable.
- Aprender la aplicación adecuada del ACLS en los pacientes que presentan taquicardia con pulso.

¿Cuándo es adecuado el soporte vital cardiovascular avanzado para los pacientes con taquicardia?

- Pacientes con inestabilidad cardiovascular y frecuencia cardíaca elevada (por lo general, > 150 latidos por minuto).

Presentación

- Taquicardia, típicamente frecuencias > 150 latidos por minuto, con un pulso palpable.
- Evidencia de inestabilidad cardiovascular, incluyendo alteración del estado mental, hipotensión o dolor torácico isquémico persistente.

Evaluación

- Realice una evaluación clínica para valorar las causas subyacentes de la taquicardia o la inestabilidad cardiovascular (hipovolemia, ansiedad, dolor, infección, etc.).
- Obtenga un electrocardiograma.
- Monitorice de manera continua los signos vitales y el ritmo cardíaco.

Tratamiento

- Mantenga una vía aérea apropiada para asegurar una oxigenación adecuada del 94% o más (la hipoxemia es una causa habitual de taquicardia).
- Lleve a cabo una cardioversión inmediata si el paciente permanece inestable (hipotensión, estado mental alterado, evidencia de choque o dolor torácico isquémico persistente).
  - Considere la sedación en un paciente consciente, pero esto no debe retrasar la cardioversión.
  - Si la taquicardia con complejo QRS estrecho es regular, considere la adenosina.
- Si el paciente está estable, evalúe el complejo QRS:
  - Igual o mayor de 0.12 s:
    - Adenosina si la taquicardia es regular y monomorfa.
    - De lo contrario, considere el tratamiento antiarrítmico intravenoso con procainamida, amiodarona o sotalol.
    - Consulte con los expertos.
  - Menor de 0.12 s:
    - Realice maniobras vagales (presión hacia abajo, masaje carotídeo, estímulo frío en la cara).

- ○ Si el paciente no responde a las maniobras vagales, administre adenosina si es regular.
- ○ Considere la posibilidad de utilizar bloqueadores β o bloqueadores de los canales de calcio.
- ○ Consulte con los expertos.
- Trate cualquier causa reversible identificada.
- El algoritmo completo para la taquicardia con pulso y la dosis recomendada para la cardioversión y el tratamiento antiarrítmico están disponibles en el ACLS Training Center: https://www.acls.net.

Soporte vital cardiovascular avanzado: sospecha de accidente cerebrovascular

Chelsea Ann Boyd

Objetivos

- Describir cuándo y cómo aplicar el algoritmo para el soporte vital cardiovascular avanzado (ACLS, *advanced cardiac life support*) ante la sospecha de accidente cerebrovascular (ACV).
- Usar la *Escala prehospitalaria de ACV de Cincinnati*.
- Describir los componentes pre- e intrahospitalarios del algoritmo.
- Enumerar el plazo asociado con cada paso del algoritmo.

¿Qué es el algoritmo para el soporte vital cardiovascular avanzado ante la sospecha de accidente cerebrovascular?

- El algoritmo para el ACLS ante la sospecha de ACV guía a los proveedores de atención prehospitalaria e intrahospitalaria de urgencias en el reconocimiento y tratamiento agudo de los pacientes con sospecha de ACV.

Evaluaciones y acciones críticas del servicio médico de urgencias

- Apoye el soporte cardiovascular básico del paciente y suministre oxígeno si es necesario.
- Utilice la *Escala prehospitalaria de ACV de Cincinnati*: tres evaluaciones diseñadas para identificar los ACV. Si alguna de estas tres evaluaciones es positiva, la probabilidad de que se desarrolle un ACV es del 72%:
  - La **parálisis facial** es positiva cuando se pide al paciente que sonría y un lado de la cara se mueve menos que el otro.
  - La **desviación del brazo** es positiva cuando se pide al paciente que cierre los ojos y mantenga ambos brazos extendidos con las palmas hacia arriba durante 10 s, pero un brazo no se mueve o se desvía hacia abajo.
  - La **disartria** es positiva cuando se pide al paciente que diga una frase como «No se le pueden enseñar trucos nuevos a un perro viejo» y el paciente arrastra las palabras, utiliza las palabras equivocadas o es incapaz de hablar.
- Establezca la hora de inicio de los síntomas o del último período de normalidad conocido.
- Diríjase a un centro de atención de ACV y avise al hospital antes de su llegada.
- Si es posible, revise la glucosa del paciente, pero no retrase el traslado.

Evaluaciones y acciones en el servicio de urgencias: los 10 min siguientes a la llegada al servicio de urgencias

- Vigile el soporte cardiovascular básico y administre oxígeno si hay hipoxemia.
- Coloque el acceso intravenoso y solicite las pruebas de laboratorio.
- Revise la glucosa, si está indicado.
- Haga una evaluación neurológica de cribado.
- Active al equipo de ACV.

- Solicite una tomografía computarizada (TC) de urgencia del cerebro sin contraste. Nota: si se dispone de trombectomía mecánica y se sospecha de la oclusión de un vaso grande, considere la posibilidad de realizar una angiografía por TC.
- Obtenga un electrocardiograma de 12 derivaciones.

Evaluación neurológica del equipo de accidente cerebrovascular: los 25 min siguientes a la llegada al servicio de urgencias

- Revise los antecedentes del paciente.
- Establezca el último período de normalidad conocido.
- Realice una exploración neurológica (como la *Escala de ACV de los National Institutes of Health*).

Estudios de imagen: los 45 min siguientes a la llegada al servicio de urgencias

- Si la TC sin contraste muestra una hemorragia, consulte con el servicio de neurocirugía/neurología, ingrese al paciente en la unidad de ACV o en la unidad de cuidados intensivos (UCI) e inicie la ruta del ACV o de la hemorragia.
- Si la TC sin contraste no muestra hemorragia, se debe buscar cualquier contraindicación a la terapia fibrinolítica si el arribo fue en menos de 4.5 h desde el inicio de los síntomas (tabla 85-1).
  - Si el paciente no es candidato, inicie el tratamiento con ácido acetilsalicílico, ingrese al paciente en la UCI e inicie la ruta del ACV.
  - Analice los riesgos y los beneficios de la trombólisis; si el análisis es satisfactorio, inicie el activador tisular del plasminógeno **en los 60 min siguientes a la llegada al servicio de urgencias**.
  - Inicie la ruta del ACV posterior al activador tisular del plasminógeno, ingrese al paciente en la unidad de ACV o en la UCI y vigile su estado neurológico y presión arterial.

Ingreso en la unidad de accidente cerebrovascular o en la unidad de cuidados intensivos en las 3 h siguientes a la llegada al servicio de urgencias

TABLA 85-1 Contraindicaciones del activador tisular del plasminógeno para el ACV isquémico agudo

Presentación > 4.5 h desde el inicio de los síntomas	Diátesis hemorrágica conocida
Hemorragia intracraneal actual o antecedentes de esta	Hipertensión grave no controlada (sistólica > 185 mm Hg o diastólica > 110 mm Hg)
Hemorragia subaracnoidea sospechada o conocida	ACV en un período de 3 meses
	Punción arterial en un sitio no compresible en los 7 días anteriores
Hemorragia interna activa	Infarto cerebral multilobular
Cirugía intracraneal o intraespinal	Uso de anticoagulante con un INR > 1.7
Traumatismo craneoencefálico grave	o un TP > 15 s
Anomalías estructurales intracraneales	

INR: cociente internacional normalizado; TP: tiempo de protrombina.

86

Escala de ACV del National Institute of Health

Chelsea Ann Boyd

Objetivos

- Describir el desarrollo y la utilidad de la *Escala de accidentes cerebrovasculares* (ACV) *del National Institute of Health* (NIH) de los Estados Unidos.
- Reconocer los hallazgos de la exploración utilizados para calcular la puntuación de la *Escala de ACV del NIH*.
- Interpretar la puntuación de la *Escala de ACV del NIH*.
- Reconocer las limitaciones de la *Escala de ACV del NIH* en la práctica clínica.

¿Qué es la «Escala de ACV del NIH»?

- La *Escala de ACV del NIH* es una herramienta de evaluación desarrollada originalmente para promover la estandarización en la investigación clínica. En la actualidad se utiliza habitualmente en la práctica clínica para cuantificar el grado de deterioro causado por un ACV.
- La Joint Commission del NIH ahora exige que se aplique esta escala en las 12 h siguientes al ingreso de todos los pacientes con ACV.
- La *Escala de ACV del NIH* debe ser aplicada por un proveedor que haya recibido la certificación para dicha escala a través de una plataforma de capacitación en línea.

¿Cómo se utiliza la «Escala de ACV del NIH»?

- La *Escala de ACV del NIH* puede emplearse para documentar el estado neurológico de los pacientes con ACV, creando un vocabulario común para la comunicación entre los proveedores de atención médica (tabla 86-1).
- Esta escala puede ser útil para cuantificar la gravedad del ACV, estimar el tamaño de la lesión y predecir los desenlaces clínicos.
- Existe un interés constante por el papel de la escala en la identificación de oclusiones de grandes vasos que puedan ser candidatas a una intervención endovascular.

¿Cómo se interpretan las puntuaciones de la «Escala de ACV del NIH»?

- En general, las puntuaciones más altas se correlacionan con lesiones más grandes y un mayor deterioro, aunque cada caso varía. En general:
  - 0 = sin síntomas de ACV.
  - 1-4 = ACV menor.
  - 5-15 = ACV moderado.
  - 16-20 = ACV de moderado a grave.
  - 21-42 = ACV grave.

¿Cómo se correlacionan los desenlaces clínicos?

- Se ha demostrado que la *Escala de ACV del NIH* predice la probabilidad de recuperación tras un ACV. Una puntuación inicial menor de 6 predice una buena recuperación, y una puntuación inicial igual o mayor de 16 predice una discapacidad grave o la muerte.

TABLA 86-1 Cómo calcular la puntuación de la *Escala de accidentes cerebrovasculares (ACV) del National Institute of Health* (NIH) de los Estados Unidos

	CATEGORÍA E INSTRUCCIONES	PUNTUACIÓN	NOTAS
1a	**Estado de consciencia**	0 = alerta 1 = somnolencia 2 = estupor 3 = coma	
1b	**Preguntas para saber el estado de consciencia** 1. Mes 2. Edad	0 = ambas son correctas 1 = una es correcta 2 = ninguna de las dos es correcta	Nota: solo se puntúa la *primera* respuesta Nota: los pacientes afásicos y los que no comprenden las preguntas puntúan «2» Nota: los pacientes con cualquier barrera para el habla que no sea afasia (intubación, traumatismo bucotraqueal, barrera lingüística, etc.) puntúan «1»
1c	**Comandos para saber el estado de consciencia** 1. Abrir/cerrar los ojos 2. Prensión/ liberación	0 = realiza ambos correctamente 1 = realiza uno correctamente 2 = no realiza ninguno de los dos correctamente	Nota: si el paciente no responde a las órdenes verbales, demuestre las tareas Nota: se otorgan puntos si se hace un intento inequívoco, pero este no se completa debido a la debilidad
2	**Mejor mirada** Seguir el dedo/la cara del explorador	0 = normal 1 = parálisis parcial de la mirada 2 = desviación forzada	Nota: solo movimientos oculares horizontales
3	**Campos visuales** Prueba por confrontación	0 = sin pérdida visual 1 = hemianopsia parcial 2 = hemianopsia completa 3 = hemianopsia bilateral	

(continúa)

TABLA 86-1 Cómo calcular la puntuación de la *Escala de accidentes cerebrovasculares* (ACV) *del National Institute of Health* (NIH) de los Estados Unidos (*continuación*)

	CATEGORÍA E INSTRUCCIONES	PUNTUACIÓN	NOTAS
4	**Parcsia facial** Mostrar los dientes, levantar las cejas, apretar los ojos	0 = normal, simétrico 1 = parálisis menor 2 = parálisis parcial 3 = parálisis completa	Nota: pregunte o muestre Nota: la parálisis menor incluye el pliegue naso- labial aplanado o la asimetría al sonreír. La parcial incluye la parálisis total o casi total de la parte inferior de la cara. La com- pleta incluye la parálisis de las partes superior e inferior de la cara en uno o ambos lados
5a	**Motor: brazo izquierdo** Elevar el brazo a 90° si está sentado o a 45° si está en decú- bito supino	0 = sin desviación 1 = desviación 2 = no puede resistir la gravedad 3 = sin esfuerzo contra la gravedad 4 = sin movimiento X = no comprobable (fusión articular o amputación de extremidades)	Nota: se puntúa la desvia- ción si el brazo cae antes de 10 s
5b	**Motor: brazo derecho** Elevar el brazo a 90° si está sentado o a 45° si está en decú- bito supino	0 = sin desviación 1 = desviación 2 = no puede resistir la gravedad 3 = sin esfuerzo contra la gravedad 4 = sin movimiento X = no comprobable (fusión articular o amputación de extremidades)	Nota: se puntúa la desvia- ción si el brazo cae antes de 10 s
6a	**Motor: pierna izquierda** Elevar la pierna a 30° con el paciente en decúbito supino	0 = sin desviación 1 = desviación 2 = no puede resistir la gravedad 3 = sin esfuerzo contra la gravedad 4 = sin movimiento X = no comprobable (fusión articular o amputación de extremidades)	Nota: se puntúa la desvia- ción si la pierna cae antes de 5 s

TABLA 86-1 **Cómo calcular la puntuación de la *Escala de accidentes cerebrovasculares (ACV) del National Institute of Health* (NIH) de los Estados Unidos (*continuación*)**

	CATEGORÍA E INSTRUCCIONES	PUNTUACIÓN	NOTAS
6b	**Motor: pierna derecha** Elevar la pierna a 30° con el paciente en decúbito supino	0 = sin desviación 1 = desviación 2 = no puede resistir la gravedad 3 = sin esfuerzo contra la gravedad 4 = sin movimiento X = no comprobable (fusión articular o amputación de extremidades)	Nota: se puntúa la desviación si la pierna cae antes de 5 s
7	**Ataxia de las extremidades** Pruoba «dedo-nariz, talón-cresta tibial»	0 = sin ataxia 1 = ataxia en una extremidad 2 = ataxia en dos extremidades	Nota: la ataxia solo se puntúa si está presente de forma desproporcionada con respecto a la debilidad. La ataxia está ausente en el paciente que no puede entender o está paralizado
8	**Sensitivo** Comparación de lado a lado del pinchazo en la cara, el brazo, el tronco y la pierna	0 = normal 1 = pérdida sensitiva de leve a moderada 2 = pérdida sensitiva intensa o total	Nota: solo se puntúa la pérdida sensitiva atribuida al ACV
9	**Mejor lenguaje** 1. Nombrar un objeto 2. Describir una imagen 3. Leer oraciones	0 = sin afasia 1 = afasia leve a moderada 2 = afasia intensa 3 = silencio	Nota: en caso de pérdida de la visión, pida al paciente que identifique los objetos colocados en la mano. Nota: si el paciente está intubado, pida que escriba
10	**Disartria** Repetir las palabras de una lista	0 = normal 1 = arrastre de leve a moderado 2 = casi ininteligible o peor X = intubado u otra barrera física	
11	**Extinción y desatención** Utilizar la información de las pruebas anteriores para identificar la hemiinatención	0 = no hay hemiinatención 1 = hemiinatención parcial 2 = hemiinatención total	

- La puntuación de la *Escala de ACV del NIH* se ha correlacionado con los resultados de la arteriografía. Una puntuación igual o mayor de 10 predice una alta probabilidad de oclusión del vaso en la arteriografía, y una puntuación igual o mayor de 12 predice una oclusión del vaso central (que puede ser candidata a una intervención endovascular).

Limitaciones

- El uso adecuado de la *Escala de ACV del NIH* depende de una amplia capacitación para su certificación.
- Esta escala se diseñó específicamente para mejorar la reproducibilidad en la investigación clínica, pero no pretendía proporcionar una documentación descriptiva de los déficits por un ACV (que se evalúan mejor mediante una exploración neurológica estándar).
- Dado que varios ítems implican una función intacta del lenguaje, los ACV del hemisferio izquierdo pueden obtener 4 puntos más que las lesiones del hemisferio derecho de tamaño comparable.

87

Parámetros normales de laboratorio

Tovah Bass Tripp

Objetivo

- Identificar los rangos de referencia normales para los parámetros de laboratorio de uso más frecuente.

Parámetros de suero, sangre y plasma

TABLA 87-1 Parámetros de suero, sangre y plasma

PRUEBA DE LABORATORIO	RANGO DE REFERENCIA
Alanina-aminotransferasa	6-45 UI/L
Aspartato-aminotransferasa	10-45 UI/L
Bilirrubina (total)	0.2-1.3 mg/dL
Bilirrubina (directa)	0.0-0.3 mg/dL
Calcio	8.5-10.5 mg/dL
Colesterol	
Total	110-199 mg/dL
Lipoproteínas de alta densidad	40-70 mg/dL
Lipoproteínas de baja densidad	70-129 mg/dL
Triglicéridos	40-150 mg/dL
Cortisol (a.m.)	5.5-20.0 μg/dL
Creatina-cinasa	20-165 UI/L
Creatinina	0.44-1.03 mg/dL
Electrólitos	
Bicarbonato	22-32 mEq/L
Cloruro	98-110 mEq/L
Magnesio	1.3-1.9 mEq/L
Potasio	3.6-5.1 mEq/L
Sodio	135-145 mEq/L

(continúa)

TABLA 87-1 Parámetros de suero, sangre y plasma (*continuación*)

PRUEBA DE LABORATORIO	RANGO DE REFERENCIA
Estrógenos/estradiol	
Fase folicular	19.5-144.2 pg/mL
Ciclo medio	63.9-356.7 pg/mL
Fase lútea	55.8-214.2 pg/mL
Posmenopáusico	0.0-32.2 pg/mL
Ferritina	10-120 ng/mL
Folitropina (hormona foliculoestimulante)	
Fase folicular	2.5-10.2 mUI/mL
Ciclo medio	3.4-33.4 mUI/mL
Fase lútea	1.5-9.1 mUI/mL
Posmenopáusica	23.0-116.3 mUI/mL
Embarazo	0.0-0.2 mUI/mL
Fosfatasa alcalina	34-104 UI/L
Fósforo	2.4-4.8 mg/dL
Gasometría arterial	
pH	7.35-7.45
pCO_2	35-45 mm Hg
pO_2	80-105 mm Hg
% de saturación de O_2	95-98%
HCO_3	22-26 mEq/L
CO_2 total	23-27 mEq/L
Gasometría venosa	
pH	7.32-7.42
pCO_2	42-50 mm Hg
pO_2	30-50 mm Hg
% de saturación de O_2	70-80%

TABLA 87-1 Parámetros de suero, sangre y plasma (*continuación*)

PRUEBA DE LABORATORIO	RANGO DE REFERENCIA
CO_2 total	24-29 mEq/L
Glucosa	67-99 mg/dL
Hierro	37-170 µg/dL
Hierro, capacidad total de fijación del	250-450 µg/dL
Lactato-deshidrogenasa	100-220 UI/L
Lipasa	10-60 UI/L
Lutropina (hormona luteinizante)	
Fase folicular	5-30 mUI/mL
Ciclo medio	75-150 mUI/mL
Menopausia	30-200 mUI/mL
Nitrógeno ureico en sangre	6-24 mg/dL
Osmolalidad	290-300 mOsm/kg
Paratirina (hormona paratiroidea)	18-80 pg/mL
Péptido natriurético de tipo B	0.0-72.3 pg/mL
Prolactina	3-29 ng/dL
Proteína C reactiva	0.00-10.00 mg/L
Proteínas	
Albúmina	3.5-5.0 g/dL
Totales	6.0-8.0 g/dL
Pruebas de la función tiroidea	
Tirotropina (hormona estimulante de la tiroides)	0.350-5.500 mUI/mL
Tiroxina (T_4)	0.80-1.80 ng/dL
Triyodotironina (T_3)	115-190 ng/dL
Transferrina, saturación de	15-50%
Uratos (ácido úrico)	3.5-8.5 mg/dL

Información de *Lifespan Laboratories*. Acceso 18 de septiembre de 2020. https://www.nbme.org/pdf/subjec-texams/labreferencevalues.pdf

Parámetros del líquido cefalorraquídeo

TABLA 87-2 Parámetros del líquido cefalorraquídeo	
PRUEBA DE LABORATORIO	**RANGO DE REFERENCIA**
Recuento de células (nucleadas)	0 5/cm
Diferencial celular	
Polimorfonucleares	0-2%
Linfocitos	63-99%
Monocitos	3-37%
Glucosa	38-85 mg/dL
Presión	70-180 mm H_2O
Proteínas	15-45 mg/dL
Eritrocitos	0-5/cm

Información de *Lifespan Laboratories*. Acceso 18 de septiembre de 2020. https://www.nbme.org/pdf/subjectexams/labreferencevalues.pdf

Parámetros hematológicos

TABLA 87-3 Parámetros hematológicos	
PRUEBA DE LABORATORIO	**RANGO DE REFERENCIA**
Tiempo de hemorragia	2-7 min
Recuento de eritrocitos	3.7-5.00 ($\times10^{12}$/L)
Velocidad de eritrosedimentación	0-20 mm/h
Hematócrito	32.0-45.0%
Glucohemoglobina	4.3-5.8%
Hemoglobina	11.0-15.0 g/dL
Recuento diferencial de leucocitos	
Recuento de leucocitos	3.5-11.0 ($\times10^9$/L)
Neutrófilos segmentados	54-62%
Bandas	3-5%
Eosinófilos	1-3%
Basófilos	0-0.75%
Linfocitos	25-33%
Monocitos	3-7%
Contenido eritrocitario medio de hemoglobina (hemoglobina corpuscular media)	26.0-34.0 pg
Concentración eritrocitaria (corpuscular) media de hemoglobina	32.0-36.0 g/dL

TABLA 87-3 Parámetros hematológicos (*continuación*)

PRUEBA DE LABORATORIO	RANGO DE REFERENCIA
Volumen eritrocitario (corpuscular) medio	80.0-98.0 fL
Tiempo de tromboplastina parcial	25-40 s
Recuento de plaquetas	150-400 ($\times 10^9$/L)
Tiempo de protrombina	9.5-12.5 s
Cociente internacional normalizado (INR)	0.8-1.2
Recuento de reticulocitos	0.5-1.5%
Tiempo de trombina	Desviación del control < 2 s

Información de *Lifespan Laboratories*. Acceso 18 de septiembre de 2020. https://www.nbme.org/pdf/subjec-texams/labreferencevalues.pdf

Sudor

TABLA 87-4 Sudor

Prueba de laboratorio	Rango de referencia
Cloruro	0-35 mmol/L

Información de *Lifespan Laboratories*. Acceso 18 de septiembre de 2020. https://www.nbme.org/pdf/subjec-texams/labreferencevalues.pdf

Parámetros urinarios

TABLA 87-5 Parámetros urinarios

PRUEBA DE LABORATORIO	RANGO DE REFERENCIA
Calcio	100-300 mg/24 h
Cloruro	Varía según la dieta
Depuración de creatinina	
Hombre	97-137 mL/min
Mujer	88-128 mL/min
Microalbúmina	0-23 mg/g
Osmolalidad	50-1400 mOsm/kg H_2O
Potasio	Varía según la dieta
Proteínas	< 150 mg/24 h
Sodio	Varía según la dieta
Uratos (ácido úrico)	Varía según la dieta

Información de *Lifespan Laboratories*. Acceso 18 de septiembre de 2020. https://www.nbme.org/pdf/subjec-texams/labreferencevalues.pdf

88

Concentración sérica de fármacos

Sarita Warrier

Objetivo

- Identificar las concentraciones terapéuticas y tóxicas de los medicamentos de uso frecuente de las siguientes clases: antiepilépticos, antibióticos, cardiovasculares, inmunodepresores, psiquiátricos y pulmonares.

Concentración sérica de fármacos

- No todos los medicamentos requieren una vigilancia terapéutica de su concentración en suero. En las tablas 88-1 a 88-6 se incluyen los medicamentos que más frecuentemente requieren vigilancia de concentración en suero organizados por clase farmacológica.
- Las concentraciones indicadas son para adultos y son concentraciones mínimas, a menos que se indique lo contrario. Las unidades que no son mg/L están en **negritas**.

TABLA 88-1 Concentraciones séricas de antiepilépticos

FÁRMACO	CONCENTRACIÓN TERAPÉUTICA	CONCENTRACIÓN TÓXICA	NOTAS
Fenitoína	10-20 mg/L (fenitoína total) 1-2.5 mg/L (fenitoína libre)	> 30 mg/L	
Ácido valproico	50-100 mg/L	Por lo general, > 100-150 mg/L	Sugerir concentraciones más bajas (< 90 mg/L) para los pacientes de edad avanzada
Carbamazepina	4-12 mg/L 4-8 mg/L (en combinación con otros antiepilépticos)	> 15 mg/L	
Fenobarbital	10-40 mg/L	50 mg/L	Los efectos adversos tienden a aumentar por encima de los 30 mg/L

TABLA 88-2 Concentraciones séricas de antibióticos

FÁRMACO	CONCENTRACIÓN TERAPÉUTICA	CONCENTRACIÓN TÓXICA	NOTAS
Vancomicina	10-20 mg/L	> 80 mg/L	Para infecciones más agresivas, se recomiendan 15-20 mg/L
Tobramicina	6-8 mg/L (máxima, infección grave) 0.5-1 mg/L (mínima, infección grave)	> 12 mg/L (máxima) > 2 mg/L (mínima)	8-10 mg/L (máxima, infección potencialmente mortal) 1-2 mg/L (mínima, infección potencialmente mortal)
Gentamicina	6-8 mg/L (máxima, infección grave) 0.5-1 mg/L (mínima, infección grave)	> 12 mg/L (máxima) > 2 mg/L (mínima)	
Amikacina	20-25 mg/L (máxima, infección grave) < 8 mg/L (mínima, infección grave)	> 40 mg/L (máxima) > 10 mg/L (mínima)	25-40 mg/L (máxima, infección potencialmente mortal)
Cloranfenicol	10-20 mg/L (máxima) 5-10 mg/L (mínima)	Varía: el uso crónico es más peligroso que la sobredosis aguda	

TABLA 88-3 Concentraciones séricas de fármacos cardiovasculares

FÁRMACO	CONCENTRACIÓN TERAPÉUTICA	CONCENTRACIÓN TÓXICA	NOTAS
Digoxina	0.8-2 **µg/L** 0.5-0.9 **µg/L** (insuficiencia cardíaca)	> 2 **µg/L**	
Lidocaína	1.5-5 mg/L	> 6-9 mg/L	
Flecainida	0.2-1 mg/L	> 1 mg/L	
Procainamida	4-10 mg/L (máxima)	> 10-12 mg/L	
Quinidina	2-5 mg/L	> 6 mg/L	

TABLA 88-4 Concentraciones séricas de fármacos inmunodepresores

FÁRMACO	CONCENTRACIÓN TERAPÉUTICA	CONCENTRACIÓN TÓXICA	NOTAS
Tacrólimus	5-15 **µg/L** (trasplante de corazón) 5-20 **µg/L** (trasplante de riñón) 5-20 **µg/L** (trasplante de hígado)	> 20 **µg/L**	En el trasplante, los objetivos dependen de diversos factores. La mayoría requiere concentraciones séricas farmacológicas más altas en los primeros meses después del trasplante. Los efectos secundarios pueden aparecer ante cualquier concentración sérica del fármaco
Rapamicina (sirólimus)	4-15 **µg/L**	> 20 **µg/L**	
Ciclosporina	100-300 **µg/L**	> 400 **µg/L**	

TABLA 88-5 Concentraciones séricas de fármacos psiquiátricos

FÁRMACO	CONCENTRACIÓN TERAPÉUTICA	CONCENTRACIÓN TÓXICA	NOTAS
Amitriptilina	80-200 **µg/L** (en combinación con la nortriptilina)	> 300 **µg/L** (en combinación con la nortriptilina)	En general, no es necesario el seguimiento terapéutico; concentraciones tóxicas como se han señalado
Nortriptilina	70-170 **µg/L**	> 300 **µg/L**	
Litio	0.5-1.2 **mEq/L** (manía aguda) 0.6-1 **mEq/L** (mantenimiento)	> 1.5 **mEq/L** (signos y síntomas tempranos de intoxicación) > 3.5 **mEq/L** (potencialmente mortal)	

TABLA 88-6 Concentraciones séricas de fármacos pulmonares

FÁRMACO	CONCENTRACIÓN TERAPÉUTICA	CONCENTRACIÓN TÓXICA	NOTAS
Teofilina	10-20 mg/L	> 20 mg/L	

89

Líquidos y secreciones corporales diarios

Sarita Warrier

Objetivos

- Analizar las pruebas de laboratorio frecuentemente realizadas en los casos de ascitis (líquido peritoneal).
- Analizar las pruebas de laboratorio más frecuentes del líquido pleural.
- Enumerar un diagnóstico diferencial para las causas de la ascitis y el líquido pleural con base en las características de laboratorio.
- Describir el uso y las características de los líquidos intravenosos de rehidratación y mantenimiento.

Líquido ascítico

- Puntos clave:
  - Toda ascitis nueva debe someterse a una paracentesis diagnóstica: el objetivo es determinar la causa.
  - La etiología puede determinarse mediante el gradiente de albúmina entre suero y ascitis (GASA), el número de leucocitos, la fórmula leucocitaria, el cultivo y la citología.
- GASA:
  - Reste la concentración de albúmina ascítica de la concentración de albúmina sérica.
  - GASA igual o mayor de 1.1 g/dL = ascitis relacionada con hipertensión portal (cirrosis, insuficiencia cardíaca, trombosis de la vena porta).
  - GASA menor de 1.1 g/dL = ascitis no relacionada con hipertensión portal (neoplasia maligna, infecciones, tuberculosis).
- Criterios para la peritonitis bacteriana espontánea:
  - Neutrófilos iguales o mayores de 250/mm³.
- Una muestra de líquido ascítico con sangre puede aumentar falsamente el número de leucocitos medidos en el líquido. Corrija como se recomienda a continuación:
  - Número de leucocitos corregido: reste 1 leucocito por cada 750 eritrocitos.
  - Número de neutrófilos correcto: reste 1 neutrófilo por cada 250 eritrocitos.

Líquido pleural

- Puntos clave:
  - En la mayoría de las situaciones, un paciente con un derrame pleural nuevo debe someterse a una toracocentesis diagnóstica.
  - La observación clínica, en lugar de una toracocentesis, sería adecuada en casos claros de insuficiencia cardíaca o cuando hay una pequeña cantidad de líquido con un diagnóstico claro (pleuritis vírica).
  - La toma de muestras y el análisis del líquido pleural ayudan a identificar la naturaleza de un derrame y sus posibles causas (tabla 89-1).

TABLA 89-1 Diagnóstico diferencial y características de los derrames pleurales

	DIAGNÓSTICO DIFERENCIAL	CARACTERÍSTICAS NOTABLES
Trasudado	Insuficiencia cardíaca congestiva, hidrotórax hepático, síndrome nefrótico	Color amarillo pálido; el escenario clínico es importante; se puede observar un gradiente de albúmina entre suero y líquido pleural (la diferencia entre los parámetros séricos y pleurales) > 1.2 g/dL o un gradiente de proteínas > 3.1 g/dL en los pacientes con insuficiencia cardíaca congestiva sometidos a diuresis
Exudado	Derrame paraneumónico no complicado	pH ≥ 7.2
	Derrame paraneumónico complicado	pH < 7.2, LDH a menudo > 1000 UI/dL; cultivo positivo
	Empiema	Pus, pH < 7.2
	Hemotórax	Cociente entre el líquido pleural y el hematócrito de la sangre > 0.5
	Quilotórax	Líquido blanco y lechoso; triglicéridos > 110 mg/dL
	Pleuritis tuberculosa	Predominio linfocítico; tinción para bacterias acidorresistentes positiva, cultivo; adenosinadeaminasa > 35-50 U/L
	Neoplasia maligna	Sangre; citología positiva

LDH, lactato-deshidrogenasa.

- Criterios de Light:
  - Si el líquido pleural cumple alguno de los siguientes criterios, se considera un exudado:
    ○ Cociente proteínas en el líquido pleural/proteínas séricas superior a 0.5.
    ○ Cociente lactato-deshidrogenasa (LDH) en el líquido pleural/LDH sérica superior a 0.6.
    ○ LDH en el líquido pleural superior a dos tercios de los límites superiores de la LDH sérica normal de las pruebas de laboratorio.
  - El líquido que no cumple ninguno de los criterios de Light se considera un trasudado.

Líquidos intravenosos

- Hay dos situaciones principales en las que se utilizan los líquidos intravenosos: hipovolemia o pérdida de agua libre (líquidos de rehidratación) y pérdida de agua o hipovolemia *prevista* (líquidos de mantenimiento).
- En situaciones de hipovolemia y pérdida o deficiencia de agua libre, las causas más usuales son las pérdidas digestivas, cutáneas o urinarias; las hemorragias; o la retención en el tercer espacio.

- En situaciones de pérdida de agua o hipovolemia prevista (p. ej., antes de una intervención quirúrgica o si un paciente no puede tener una ingesta oral normal), se administran líquidos para sustituir las pérdidas fisiológicas normales en curso (orina, sudor, respiración, heces).
- Las propiedades del agua libre y los electrólitos de los líquidos intravenosos hacen que algunos líquidos sean más apropiados para situaciones clínicas concretas. Estas se destacan en la tabla 89-2.

TABLA 89-2 Líquidos intravenosos de uso más frecuente y sus características

LÍQUIDO	CARACTERÍSTICAS
Solución salina normal (al 0.9%)	Líquido isotónico; útil para el tratamiento de la hiponatremia y la hipovolemia
Solución salina al 0.45%	Líquido hipotónico; útil para el tratamiento de la hipernatremia y componentes de la hipovolemia
Solución glucosada al 5%	Agua libre; útil para el tratamiento de la hipernatremia
Solución glucosada al 5% con solución salina al 0.45%	Líquido isotónico; puede utilizarse como líquido de mantenimiento (a menudo con la adición de 20 mEq de potasio, asumiendo una función renal normal); la solución glucosada al 5% es necesaria para los pacientes con hipoglucemia o inanición/cetoacidosis alcohólica; la solución glucosada al 5% no debe emplearse en casos de diabetes no controlada o hipocalemia
Lactato de Ringer o solución de Hartmann	Líquido isotónico; contiene pequeñas cantidades de potasio, calcio, magnesio, junto con lactato (como amortiguador). Debe evitarse en aquellas personas con insuficiencia renal o hepática

Ecuaciones útiles

Sara Heejung Park

Objetivos

- En este capítulo se tratarán ecuaciones importantes de diferentes sistemas que pueden ser relevantes en el ámbito clínico.
- Comprender los diferentes valores de un término específico y su significado.
- Interpretar diferentes valores.

Sistema cardiovascular

Velocidad de la circulación sanguínea

- La velocidad de la circulación sanguínea se expresa como:
  V = Q/A
  V = velocidad
  Q = circulación sanguínea (mL/min)
  A = área de la sección transversal (cm²)
- Es directamente proporcional a la circulación sanguínea e inversamente proporcional al área de la sección transversal.

Circulación sanguínea

- La circulación sanguínea se expresa como:
  Q = ▲P/R
  Q = circulación sanguínea
  ▲P = gradiente de presión
  R = resistencia
- Esta ecuación funciona como la ley de Ohm para los circuitos eléctricos. La sangre se dirige de alta a baja presión y la circulación es inversamente proporcional a la resistencia de los vasos sanguíneos.

Presión diferencial

- La *presión diferencial* (PD) es la diferencia entre las presiones arteriales sistólica y diastólica:
  PD = presión sistólica − presión diastólica
- La presión diferencial normal es de 40 mm Hg.
- La presión diferencial aumenta con el envejecimiento, el hipertiroidismo, la insuficiencia aórtica y el ejercicio.
- Disminuye en el taponamiento cardíaco, el choque cardiógeno y la insuficiencia cardíaca.

Presión arterial media

- La presión arterial media (PAM) se calcula de la siguiente manera:
  PAM = 2/3 de la presión diastólica + 1/3 de la presión sistólica
  O
  PAM = gasto cardíaco × resistencia periférica total

Presión parcial alveolar de oxígeno

- La presión parcial alveolar de oxígeno (PAO$_2$) se calcula como:
  PAO$_2$ = (PB − PH$_2$O) × FIO$_2$ − (PaCO$_2$/0.8)
  PB = presión barométrica
  PH$_2$O = presión de vapor de agua
  FIO$_2$ = fracción inspirada de oxígeno
  PaCO$_2$ = presión parcial de CO$_2$ en la gasometría arterial
  0.8 = coeficiente respiratorio

Concentración arterial de oxígeno

- La concentración arterial de oxígeno (CaO$_2$) se calcula como:
  CaO$_2$ = (Hb × 1.34 × SaO$_2$) + (PaO$_2$ × 0.003)
  Hb = hemoglobina
  1.34 = capacidad de transporte de oxígeno de la hemoglobina
  SaO$_2$ = saturación arterial de oxígeno
  PaO$_2$ = presión parcial arterial de oxígeno
  0.003 = coeficiente de solubilidad del oxígeno en el plasma

Saturación arterial de oxígeno

- **SaO$_2$ = PaO$_2$ + 30**

Índice cardíaco

- El *índice cardíaco* (IC) es una medida de parámetro cardiodinámico basada en el gasto cardíaco (GC). El gasto cardíaco se clasifica según el área corporal del paciente.
- Se calcula de la siguiente manera:
  IC = GC/superficie corporal

Volumen sistólico

- En cada contracción ventricular, se expulsa un volumen específico de sangre, el cual se denomina *volumen sistólico* (VS).
- El VS se expresa como:
  VS = volumen diastólico final − volumen sistólico final
- Aumenta durante la ansiedad, el inicio del embarazo y el ejercicio.

Gasto cardíaco

- El *gasto cardíaco* es la cantidad de sangre que el corazón bombea en 1 min.
- El GC se calcula de la siguiente manera:
  GC = VS × frecuencia cardíaca

Sistema respiratorio

Cociente respiratorio

- El *cociente respiratorio* (CR) es la relación entre la producción de dióxido de carbono (VCO$_2$) y el consumo de oxígeno (VO$_2$) y muestra la contribución relativa de otros nutrientes a la mezcla de combustible de oxidación.
- El CR es útil para orientar y planificar la terapia nutricional.
- Se calcula de la siguiente manera:
  CR = VCO$_2$/VO$_2$
- El CR oscila entre 0.7 y 1.2.

- Un CR superior a 1.0 puede sugerir un exceso de producción de dióxido de carbono.
- Un CR inferior a 0.7 puede sugerir cetoacidosis.

Índice tabáquico (años-paquete)

- Un *año-paquete* se define como 20 cigarrillos fumados todos los días durante 1 año.
- Ayuda a medir la cantidad que una persona ha fumado durante un lapso temporal. Se calcula con la siguiente fórmula:
  Años-paquete = (paquetes fumados por día) × (número de años fumados)

Volumen corriente

- El *volumen corriente* (VC) es el volumen de aire inspirado o espirado durante la respiración normal.
- Su valor normal es de 500 mL.
  VC = flujo × tiempo inspiratorio

Capacidad pulmonar total

- La *capacidad pulmonar total* (CPT) es el volumen de aire en los pulmones tras el máximo esfuerzo de inspiración.
- Se calcula de la siguiente manera:
  CPT = VRI + VC + VRE + VR
  VRI = volumen de reserva inspiratoria
  VC = volumen corriente
  VRE = volumen de reserva espiratoria
  VR = volumen de reserva

Capacidad vital

- La *capacidad vital* (CV) es el volumen máximo de aire que se puede espirar tras una respiración completa.
- Se puede medir con espirometría y su valor es de 50 mL/kg en los adultos sanos.
- Se calcula de la siguiente manera:
  CV = VRI + VC + VRE
  VC = capacidad vital
  VRI = volumen de reserva inspiratoria
  VC = volumen corriente
  VRE = volumen de reserva espiratoria
- La capacidad vital disminuye con la debilidad de los músculos respiratorios o las afecciones pulmonares obstructivas.

Capacidad inspiratoria

- La *capacidad inspiratoria* (CI) es la cantidad de aire que se puede inspirar tras una espiración normal.
- Se calcula de la siguiente manera:
  CI = VRI + VC

Capacidad residual funcional

- La *capacidad residual funcional* (CRF) es el volumen de aire que queda en los pulmones después de la exhalación pasiva.
- Su valor normal está entre 1.7 y 3 L.
- La CRF aumenta con la altura, la edad y la enfermedad pulmonar obstructiva crónica.
- Se calcula de la siguiente manera:
  CRF = VRE + VR

Medicina interna

Brecha aniónica

- La *brecha aniónica* es la diferencia entre los cationes medidos y los aniones primarios medidos en el suero.
- La brecha aniónica se calcula con mayor frecuencia en los pacientes con estado mental alterado, insuficiencia renal aguda y enfermedad aguda.
- Se calcula de la siguiente manera:

Brecha aniónica = Na^+ − (Cl^- + HCO_3^-)

- Su valor normal está entre 6 y 12 mEq/L.
- La brecha aniónica puede disminuir en caso de hipoalbuminemia, discrasia de células plasmáticas e intoxicación por bromuro.
- La acidosis normal de la brecha aniónica puede observarse en la diarrea, con los inhibidores de la anhidrasa carbónica, en la acidosis tubular renal y en la cetoacidosis diabética en recuperación.
- Una brecha aniónica elevada puede sugerir uremia, cetoacidosis diabética, intoxicación por metanol, acidosis láctica e insuficiencia renal.

Depuración de creatinina

- La *depuración de creatinina* (CrCl, *creatinine clearance*) es el volumen de plasma sanguíneo depurado de creatinina por unidad de tiempo. Es la evaluación más frecuente y rentable de la función renal.
- Se calcula con la ecuación de Cockcroft-Gault:

CrCl (hombre) = ([140 − edad] × peso en kg)/(creatinina sérica × 72)
CrCl (mujer) = 0.85([140 − edad] × peso en kg)/(creatinina sérica × 72)

- Los rangos de referencia para la depuración de creatinina en los adultos (< 40 años de edad) son los siguientes:
  - Hombre: 107-139 mL/min o 1.78-2.32 mL/s (unidades del sistema internacional de unidades [SI]).
  - Mujer: 87-107 mL/min o 1.45-1.78 mL/s (unidades del SI).
  - El rango de referencia en los recién nacidos es de 40-65 mL/min.
- Debido a la disminución de la tasa de filtración glomerular, los valores descienden 6.5 mL/min por década de vida.
- El rango normal de concentración de creatinina en orina de 24 h es de 500-2 000 mg/día.

Osmolalidad calculada

- Se calcula de la siguiente manera:

2Na + 1.15(glucosa/18) + (urea/6)

- Su valor varía entre 285 y 295 mOsm/kg H_2O o 285-295 mmol/kg.
- En los niños, oscila entre 275 y 290 mOsm/kg H_2O.

Gradiente de albúmina entre suero y ascitis

- Gradiente de albúmina entre suero y ascitis (GASA) = [albúmina sérica] − [albúmina ascítica]
- El GASA igual o mayor de 1.1 indica hipertensión portal (albúmina baja en la ascitis).
- Cirrosis, hepatitis alcohólica, insuficiencia cardíaca/pericarditis vírica, metástasis hepáticas masivas, síndrome de Budd-Chiari.
- El GASA menor de 1.1 indica que la ascitis no se debe a la hipertensión portal (albúmina alta en la ascitis o albúmina sérica baja):
- Albúmina alta en la ascitis (carcinomatosis peritoneal, tuberculosis peritoneal, pancreatitis, serositis).
- Albúmina sérica baja (síndrome nefrótico).

Fórmula de Parkland para pacientes quemados

- (4 mL) × (masa corporal en kg) × (% de superficie corporal quemada)
- Permite calcular el volumen de líquidos de rehidratación tras una lesión por quemadura de moderada a grave.
- No incluye las necesidades de líquidos de mantenimiento.
- La mitad del volumen de rehidratación calculado se administra durante las 8 h iniciales; el resto se administra durante las 16 h siguientes.

Puntuación del Model for End-Stage Liver Disease (MELD)

- MELD son las siglas del modelo para la hepatopatía en estado terminal.
- La puntuación del MELD se calcula con base en los siguientes parámetros:
  - Creatinina sérica (Cr)
  - Bilirrubina sérica
  - Cociente internacional normalizado (INR, *international normalized ratio*)
  - Sodio sérico

Puntuación MELD = 0.957 × ln(Cr) + 0.378 × ln(bilirrubina) + 1.120 × ln(INR) + 0.643

- El MELD es sencillo y puede estratificar a los pacientes según la gravedad de su afección.
- Se usa en los pacientes de más de 12 años de edad para priorizar el trasplante de hígado.
- Varía de 6 a 40 según la gravedad de la enfermedad.

Escala de coma de Glasgow

- La Escala de coma de Glasgow (ECG) se utiliza habitualmente para describir el estado de consciencia del paciente tras un traumatismo craneoencefálico.
- La puntuación ayuda a estimar la gravedad de la lesión cerebral aguda (tabla 90-1).
- Se calcula e interpreta de la siguiente manera:

TABLA 90-1 Escala de coma de Glasgow

RESPUESTA	ESCALA	PUNTUACIÓN
Respuesta de apertura de los ojos	Abre espontáneamente los ojos	4 puntos
	Abre los ojos ante una orden verbal, llamado o grito	3 puntos
	Abre los ojos al dolor (no aplicado a la cara)	2 puntos
	No abre los ojos	1 punto
Respuesta verbal	Orientada	5 puntos
	Conversación confusa, pero capaz de responder preguntas	4 puntos
	Respuestas inapropiadas, palabras discernibles	3 puntos
	Sonidos o habla incomprensibles	2 puntos
	Sin respuesta verbal	1 punto
Respuesta motora	Obedece las órdenes de movimiento	6 puntos
	Movimiento intencionado ante un estímulo doloroso	5 puntos
	Se retira del dolor	4 puntos
	Flexión anómala (espástica), postura de decorticación	3 puntos
	Respuesta extensora (rígida), postura de descerebración	2 puntos
	Sin respuesta motora	1 punto

Lesión cerebral leve = 13-15 puntos; lesión cerebral moderada = 9-12 puntos; lesión cerebral grave = 3-8 puntos.

Criterios de Light

- Se emplean para determinar si un derrame pleural es exudativo o trasudativo.
- El hecho de tener **un** criterio significa que se trata de un derrame pleural exudativo:
  - **Cociente proteínas en el líquido pleural/proteínas séricas superior a 0.5.**
  - **Cociente lactato-deshidrogenasa en el líquido pleural/lactato-deshidrogenasa sérica superior a 0.6.**
  - **Concentración de lactato-deshidrogenasa en el líquido pleural superior a dos tercios del límite superior del rango de referencia de la lactato-deshidrogenasa sérica de las pruebas de laboratorio.**

Puntuación de Child-Pugh

- El sistema de puntuación de Child-Turcotte-Pugh (CTP) se utiliza ampliamente para calificar la gravedad de la enfermedad hepática.
- La puntuación de Child-Pugh se determina puntuando cinco mediciones clínicas de la enfermedad hepática (tabla 90-2).

Puntuación CURB-65

- Los criterios CURB-65 o el *Índice de gravedad de la neumonía* pueden emplearse para ayudar a identificar a los pacientes que pueden ser candidatos a recibir tratamiento ambulatorio y a los que pueden requerir hospitalización.
- Asigne 1 punto por cada una de las siguientes características que estén presentes:
  - **Confusión:** estado mental alterado.
  - **Uremia:** concentración de nitrógeno ureico en sangre superior a 20 mg/dL.
  - **Frecuencia respiratoria:** 30 respiraciones o más por minuto.
  - **Presión arterial:** presión sistólica inferior a 90 mm Hg o presión diastólica inferior a 60 mm Hg.
  - **Edad:** más de 65 años.
- Se interpreta de la siguiente manera:
  - **Puntuación de 0-1:** tratamiento ambulatorio.
  - **Puntuación de 2:** hospitalización.
  - **Puntuación de 3 o más:** ingreso en la unidad de cuidados intensivos.

TABLA 90-2 Puntuación de Child-Pugh

PARÁMETRO	1 PUNTO	2 PUNTOS	3 PUNTOS
Encefalopatía	No hay	Grado 1-2	Grado 3-4
Ascitis	No hay	Controlada médicamente	Descontrolada
Albúmina, g/dL	> 3.5	2.8-3.5	< 2.8
Bilirrubina, mg/dL	< 2	2-3	> 3
Cociente internacional normalizado (INR)	< 1.7	1.7-2.3	> 2.3

La clasificación de Child-Turcotte-Pugh es la siguiente:
- Clase Child A: < 7 puntos.
- Clase Child B: 7-9 puntos.
- Clase Child C: ≥ 10 puntos.

Información de https://www.medscape.com/viewarticle/572659_3#:~:text=Child%2DPugh%20score%20corresponds%20to,(10%20to%2015%20points).

Estadísticas

- Las probabilidades antes y después de las pruebas, así como los valores predictivos positivos y negativos, son conceptos muy importantes en la medicina clínica, ya que cambian radicalmente el abordaje del diagnóstico de cada enfermedad. Tómese el tiempo necesario para aprender y comprender plenamente estos términos.

Sensibilidad

- La prueba que tiene la propiedad de ser verdaderamente positiva se llama *prueba sensible*.
- Puede descartar la enfermedad.
- La sensibilidad se calcula mediante la siguiente fórmula:
  Sensibilidad = VP/(VP + FN)
  VP = verdadero positivo
  FN = falso negativo

Especificidad

- La prueba que excluye completamente a los individuos no afectados se conoce como una *prueba específica*.
- Esta prueba descarta a las personas no enfermas.
- Se calcula de la siguiente manera:
  Especificidad = VN/(VN + FP)
  VN = verdadero negativo
  FN = falso negativo

Valor predictivo positivo

- El valor predictivo positivo (VPP) indica la probabilidad de que una persona con un resultado positivo en la prueba tenga verdaderamente la enfermedad.
- Se calcula de la siguiente manera:
  VPP = VP/(VP + FP)

Valor predictivo negativo

- El valor predictivo negativo (VPN) indica la probabilidad de que una persona con un resultado negativo en la prueba esté sin la enfermedad.
- Se calcula de la siguiente manera:
  VPN = VN/(VN + FN)

Cociente de probabilidades

- El *cociente de probabilidades* (OR, *odds ratio*) es la determinación de la asociación entre la exposición (A) y el resultado (B).
- Determina la probabilidad de un resultado tras una exposición concreta, en comparación con la probabilidad de que se produzca un resultado en ausencia de exposición.
- El OR es la fórmula más utilizada en los estudios de casos y controles.
- Con ella se pueden determinar los factores de riesgo particulares de la enfermedad.
- Si se hace una tabla cruzada de 2 × 2, se calcula como sigue:
  OR = ad/bc
  a = número de casos expuestos
  b = número de no casos expuestos
  c = número de casos no expuestos
  d = número de no casos no expuestos
- OR de 1: la exposición no afecta a las probabilidades del resultado.
- OR mayor de 1: exposición asociada con mayores probabilidades de resultado.
- OR menor de 1: exposición asociada con una menor probabilidad de resultado.

TABLA 90-3 Cálculo del riesgo relativo

		RESULTADO	
		SÍ	NO
Factor de predicción	Sí	A	B
	No	C	D
RR = (A/[A + B]) /(C/[C + D])			

Información de https://www.scalestatistics.com/relative-risk.html.

Riesgo relativo

- El *riesgo relativo* es la probabilidad de que se produzca un incidente entre un grupo expuesto y un grupo no expuesto.
- No proporciona información sobre el riesgo absoluto de enfermedad o incidente, sino sobre su probabilidad.
  Riesgo relativo = (probabilidad de que se produzca un incidente en el grupo expuesto)/(probabilidad de que se produzca un incidente en el grupo no expuesto)
- En la tabla 90-3 se presenta una tabla cruzada de 2 × 2 que muestra el cálculo del riesgo relativo.

Diferencia de riesgo

- La diferencia de riesgo, o riesgo atribuible, es la diferencia en términos de riesgo de una afección, como una enfermedad, entre el grupo expuesto y el grupo no expuesto.
- Se calcula haciendo una tabla de 2 × 2 y aplicándola como se indica en la tabla 90-4.

TABLA 90-4 Tabla cruzada 2 × 2 en la que se muestran las fórmulas de la diferencia de riesgo, el cociente de riesgos y el cociente de probabilidades

	EXPOSICIÓN	SIN EXPOSICIÓN	TOTAL
Enfermedad	A	B	A + B
Ninguna enfermedad	C	D	C + D
Total	A + C	B + D	A + B + C + D
Riesgo de enfermedad	A/(A + C)	B/(B + D)	
Posibilidades	A/C	B/D	
Diferencia de riesgo			(A/[A + C]) − (B/[B + D])
Cociente de riesgos			(A/[A + C])/(B/[B + D])
Cociente de probabilidades			(A/C)/(B/D)

Información de https://www.ncbi.nlm.nih.gov/pmc/articles/PMC5300861/#:~:text=Risk%20difference%20 (RD)%2C%20attributable, unexposed%20group%20(Table%201)

Prueba de χ^2

- La prueba de χ^2 comprueba la diferencia entre dos o más porcentajes o proporciones de resultados categóricos (no el valor medio).

Prueba de análisis de la varianza

- Esta prueba se utiliza para comprobar la diferencia entre la media de tres o más grupos.

Prueba de la t de Student

- Esta prueba se usa para comprobar la diferencia entre la media de dos grupos.

91

Unidades de conversión

Danielle Halpern

Objetivos

- Identificar las unidades métricas estándar empleadas en medicina.
- Convertir entre diferentes órdenes de magnitud en el sistema métrico.
- Saber manipular las fórmulas para el cálculo de fármacos.

Unidades métricas internacionales

- Peso:
  - Kilogramo (kg): peso de un litro de agua.
  - Gramo (g): mil gramos en un kilogramo.
  - Miligramo (mg): mil miligramos en un gramo.
  - Microgramo (μg): un millón de microgramos en un gramo.
  - Nanogramo (ng): mil millones de nanogramos en un gramo.
- Líquido:
  - Litro (L).
  - Mililitro (mL): mil mililitros en un litro.
- Cómo convertir entre unidades: para subir un nivel en la lista anterior, multiplique por 1 000.
  Para bajar un nivel, divida entre 1 000. Para subir dos niveles, multiplique por 1 000 000 (o 1 000 × 2). Para bajar dos niveles, divida entre 1 000 000.
- Ejemplos:
  - Convierta 5 kg a gramos: hay 1 000 g en 1 kg, por lo que 5 kg = 5 × 1 000 = 5 000 g.
  - Convierta 2 500 mL a litros: hay 1 000 mL en 1 L, por lo que:
    2 500 mL = 2 500/1 000 = 2.5 L.

Equivalencias de los sistemas métrico e inglés

- 1 kg = 2.2 libras
- 2.5 cm = 1 pulgada
- 5 mL = 1 cucharadita
- 28.35 mL = 1 onza = 2 cucharadas
- Celsius = (Fahrenheit − 32) × 5/9

Fórmulas para el cálculo de fármacos

- Dosis de comprimidos:
  - Dosis deseada/presentación del fármaco = número de comprimidos.
  - Se piden 150 mg de metoprolol para un paciente. El metoprolol se presenta en comprimidos de 50 mg. El paciente necesitará:
    150 mg/50 mg = 3 comprimidos.

- Mezclas y soluciones:
  - Dosis deseada/presentación del fármaco × volumen del fármaco = cantidad de solución a administrar.
  - Se piden 400 mg de ibuprofeno para un paciente pediátrico. El ibuprofeno está disponible en solución de 100 mg/5 mL. El paciente necesitará:

    $(400\ mg/100\ mg) \times 5\ mL = 20\ mL$.
- Velocidad de infusión intravenosa:
  - Volumen intravenoso total/tiempo = mililitros por hora o minuto.
  - Se pide infundir 1 L de solución salina normal en un paciente durante más de 10 h. El paciente necesitará:

    $1\ L \times 1000 = 1000\ mL/10\ h = 100\ mL/h$.

Puntuación de Apgar

Burton Hui Shen, Sean Sanker y Sarah L. Rhoads

Objetivo

- Comprender los componentes de la puntuación de Apgar y cómo calificar a los recién nacidos utilizando este instrumento.

¿Qué es la puntuación de Apgar?

- Se trata de una evaluación estandarizada para los recién nacidos (tabla 92-1).
- Fue desarrollada por primera vez por la anestesióloga Virginia Apgar en 1952 como un método sencillo para resumir y evaluar rápidamente la salud de los recién nacidos.
- A cada recién nacido se le asigna una puntuación de Apgar al minuto de vida y de nuevo a los 5 min de vida.
- Si un recién nacido necesita reanimación, lo que ocurre en menos del 10% de todos los partos, las puntuaciones de Apgar pueden utilizarse a intervalos de 5 min más allá de los 1 y 5 min habituales.
- Los cinco componentes de la puntuación de Apgar son:
  - Actividad (tono muscular)
  - Pulso
  - Reflejos y gestos (*grimaces*) (reflejo de irritabilidad)
  - Aspecto (coloración)
  - Respiración (dificultad respiratoria)
- Convenientemente, los cinco componentes forman el acrónimo APGAR.
- Un recién nacido puede obtener una puntuación de 0, 1 o 2 en cada componente.
- La máxima puntuación total es 10. La mayoría de los recién nacidos (aproximadamente el 90%) obtendrán puntuaciones de Apgar de 7-9 en ambos períodos.
- La puntuación de Apgar es un componente importante del tratamiento neonatal temprano, ya que ayuda a evaluar la vitalidad del recién nacido al nacer y la necesidad de apoyo adicional en el posparto inmediato.

TABLA 92-1 Puntuación de Apgar

COMPONENTE	0	1	2
(A) Tono muscular	Flácido	Moderado	Activo
(P) Frecuencia cardíaca	Sin frecuencia cardíaca	< 100 lpm	> 100 lpm
(G) Reflejos/ irritabilidad	Silencio/sin respuesta	Gemido	Llanto
(A) Coloración	Azul	Acrocianosis	Rosado por todas partes
(R) Dificultad respiratoria	Sin frecuencia respiratoria	Respiración irregular	Respiraciones sostenidas

Actividad/tono muscular

- Este componente está centrado en la actividad del recién nacido.
- Puntuación de 2 = el recién nacido se mueve y está en una posición flexionada adecuada para la edad gestacional.
  - Un recién nacido de término debe tener los miembros superiores e inferiores flexionados.
  - Los recién nacidos prematuros pueden tener una menor flexión a la vista.
- Puntuación de 1 = el recién nacido está algo flexionado o se mueve pero no de forma constante y es menos activo.
- Puntuación de 0 = el recién nacido está flácido y no se mueve ni responde al tacto o a la estimulación.

Pulso/frecuencia cardíaca

- Este componente está basado en la fuerza y la regularidad.
- Puntuación de 2 (la más usual) = frecuencia cardíaca de 100 lpm o más.
- Puntuación de 1 = frecuencia cardíaca inferior a 100 lpm pero apreciable.
- Puntuación de 0 = no hay frecuencia cardíaca discernible.

Reflejos y gestos (reflejo de irritabilidad)

- Puntuación de 2 = el recién nacido llora, estornuda, tose, se aleja.
- Puntuación de 1 = grito débil e irregular o solo un gemido, muecas.
- Puntuación de 0 = el recién nacido no responde a la estimulación o manipulación.
- Entre los métodos más frecuentes para estimular a los recién nacidos se encuentran los golpes suaves en los pies o el frotamiento de la espalda.

Aspecto/coloración de la piel

- Puntuación de 2 = el recién nacido es perfectamente rosado y no tiene acrocianosis (dedos de las manos o de los pies azules/púrpura). Esto es extremadamente infrecuente al minuto de vida.
- Puntuación de 1 = el recién nacido es mayormente rosado y está bien perfundido, pero tiene algo de acrocianosis persistente. Esta es la puntuación más frecuente y es normal tanto al minuto de vida como a los 5 min.
- Puntuación de 0 = el recién nacido es completamente de color púrpura/azul, incluyendo su cara y tronco.
- Si un recién nacido respira adecuadamente, la puntuación mejorará con el tiempo. Casi ningún recién nacido obtendrá una puntuación de 2 en esta categoría a los 1 o 5 min porque la acrocianosis puede tardar hasta 24 h en resolverse.

Dificultad respiratoria

- Este componente está basado en la regularidad y persistencia de las respiraciones.
- Puntuación de 2 = respiración constante y regular. Si un recién nacido llora constante- mente, ¡la puntuación es 2!
- Puntuación de 1 = respiraciones irregulares. Esto puede ocurrir si un recién nacido hace unas cuantas respiraciones y luego deja de respirar; por lo general, esto se puede ver con el decremento de la saturación de oxígeno y un recién nacido cada vez más insensible, o uno que puede parecer estar «tragando» respiraciones.
- Puntuación de 0 = sin esfuerzo respiratorio.

93

Fecha prevista de parto

Michael H. Sisitsky

Objetivos

- Revisar los parámetros de la anamnesis y de los estudios de laboratorio, físicos y radiológicos disponibles para la datación del embarazo.
- Comprender la importancia relativa de cada parámetro.
- Usar esta información para establecer una **única y mejor estimación obstétrica** de la fecha prevista de parto (FPP).

Terminología

- **FPP** = **F**echa **P**revista de **P**arto (término preferido; como alternativa, **F**echa **E**stimada de **P**arto).
- **LPP** = **L**apso **E**stimado de **P**uerperio (*puerperio* hace referencia a la práctica histórica de que las mujeres permanezcan en casa en reposo después del parto; ocasionalmente todavía se ve en la literatura contemporánea).
- **EGE** = **E**dad **G**estacional **E**stimada (el número de semanas y días, por ejemplo, 20 + 5 o 20 5/7, de un embarazo en cualquier momento, con base en la mejor FPP obstétrica).
- **FUM** = **F**echa de **Ú**ltima **M**enstruación.
- **TRA** = **T**ecnología de **R**eproducción **A**sistida (p. ej., fecundación *in vitro*, transferencia de embriones, etc.).
- **hCG** = **G**onadotropina **C**oriónica **h**umana (hormona producida por el trofoblasto gestacional y medida en suero y orina para confirmar el embarazo).
- **LCC = L**ongitud **C**efalo**C**audal (medición ecográfica del embrión/feto hasta las 13 6/7 semanas de gestación; fig. 93-1).

Convención y advertencias

- La **FPP** es 280 días después del **primer día** de la FUM (266 días desde la ovulación).
- Supone un ciclo menstrual regular de 28 días con ovulación en el día 14.
- Está sujeta a recuerdos inexactos, duración irregular del ciclo y variabilidad en el día de la ovulación.
- **Regla de Naegele:** primer día de la **FUM** + 7 días + 1 año − 3 meses (p. ej., si el primer día de la FUM es el 07/01/18, la FPP es el = 04/08/19; por el obstetra alemán Franz Karl Naegele, 1778-1851).
- En el caso de los embarazos producto de la **TRA**, se debe utilizar la edad gestacional derivada de la TRA para asignar la FPP (p. ej., la FPP para un embrión del día 3 sería de 263 días desde la fecha de reemplazo).

Parámetros gestacionales

- **FUM:** está sujeta a salvedades, por recuerdos inexactos, duración irregular del ciclo y variabilidad en el día de la ovulación.
- **hCG:** se usa principalmente para confirmar la presencia de un embarazo y apoyar la presunta FUM; las concentraciones cuantitativas no se correlacionan bien con la **EGE**.

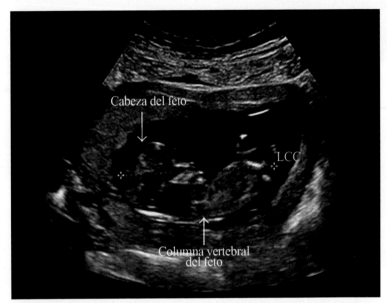

FIGURA 93-1 Medición de la longitud cefalocaudal (LCC) del feto.

- **Primeros movimientos fetales:** se refieren a la primera percepción de los movimientos fetales; de manera histórica, se relacionan con la época en la que las mujeres tenían muchos hijos y a menudo eran amenorreicas entre embarazos.
- **Altura del fondo uterino:** en el primer trimestre, el tamaño físico del útero suele compararse con el de varias frutas, por ejemplo, una toronja (pomelo) = 12 semanas.
  - Por convención, el «fondo uterino palpable en el ombligo» se considera de ~20 semanas, y más allá, el número en **centímetros** desde la sínfisis-fondo uterino se considera el número aproximado de semanas de **EGE**.
  - Se utiliza principalmente como estimación clínica del crecimiento fetal en intervalos.
- **Ecografía:** es el parámetro gestacional más preciso y utilizado en la obstetricia contemporánea (tabla 93-1).
  - **LCC** hasta las 13 6/7 semanas: **EGE** más precisa y válida.
  - A partir de las 14 0/7 semanas: la **EGE** por ecografía suele ser una combinación de mediciones fetales, normalmente el diámetro biparietal, el perímetro cefálico, el perímetro abdominal y la longitud del fémur.
  - La validez disminuye al aumentar la **EGE**.

Establecer la mejor estimación obstétrica de la fecha prevista de parto

- En la obstetricia contemporánea, y salvo contadas excepciones, la FPP se basa casi exclusivamente en la comparación de la FUM con una ecografía.
- Primer trimestre:
  - La **LCC** antes de las 14 0/7 semanas es el método más preciso para establecer la **EGE**; idealmente, confirma la validez de la **FUM**.
  - Debe darse prioridad a la medición de la **LCC** más temprano.

TABLA 93-1 Pautas para la redatación basada en la ecografía

RANGO DE EDAD GESTACIONAL[a]	MÉTODO DE MEDICIÓN	DISCREPANCIA ENTRE LA DATACIÓN POR ECOGRAFÍA Y LA DATACIÓN POR FUM QUE APOYA LA REDATACIÓN
≤ 13 6/7 semanas • ≤ 8 6/7 semanas • 9 0/7 a 13 6/7 semanas	LCC	• Más de 5 días • Más de 7 días
14 0/7 semanas a 15 6/7 semanas	DBP, PC, PA, LF	Más de 7 días
16 0/7 semanas a 21 6/7 semanas	DBP, PC, PA, LF	Más de 10 días
22 0/7 semanas a 27 6/7 semanas	DBP, PC, PA, LF	Más de 14 días
28 0/7 semanas y más[b]	DBP, PC, PA, LF	Más de 21 días

DBP: diámetro biparietal; FUM: fecha de última menstruación; LCC: longitud cefalocaudal; LF: longitud del fémur; PA: perímetro abdominal; PC: perímetro cefálico.
[a] Basado en la FUM.
[b] Debido al riesgo de redatar un feto pequeño que puede tener un crecimiento restringido, las decisiones de tratamiento basadas únicamente en la ecografía del tercer trimestre son especialmente problemáticas y deben guiarse por una cuidadosa consideración del cuadro clínico completo y una estrecha vigilancia.
Información de Committee Opinion Number 700: Methods for Estimating the Due Date. *Obstet Gynecol.* 2017;129:e150-e154.

- Si la **FUM** es incierta, la datación debe basarse en la **LCC**.
- Si la discrepancia entre la **LCC** y la **FUM** supera los parámetros indicados en la tabla 93-1, la **FPP** deberá basarse en la medición de la **LCC**.
- Segundo trimestre:
  - Datación basada en fórmulas de regresión que utilizan la medición de múltiples variables fetales; la validez disminuye con el aumento de la **EGE** (*véase* tabla 93-1).
  - Ventaja de la evaluación anatómica fetal simultánea.
  - Salvo contadas excepciones, si se dispone de la medición de la **LCC**, no se debe ajustar la **FPP** en función de la ecografía del segundo trimestre.
  - Un embarazo sin una ecografía que confirme/revise la FPP antes de las 22 0/7 semanas se considera de fecha subóptima.
- Tercer trimestre:
  - La **EGE** basada en la ecografía del tercer trimestre es la menos fiable, con una precisión de ±21 a 30 días.
  - Riesgo de redatación basado en un feto pequeño que puede tener un crecimiento restringido.

94

Parámetros de tolerancia a la glucosa

Tovah Bass Tripp

Objetivo

- Entender cómo evaluar las concentraciones de glucosa en el diagnóstico de la diabetes y la prediabetes.

¿Por qué revisamos las concentraciones de glucosa en los adultos?

- Para detectar la diabetes mellitus.

¿Qué es la diabetes?

- La *diabetes* es una alteración de la capacidad para metabolizar adecuadamente los hidratos de carbono.
- Se caracteriza por concentraciones elevadas de glucosa en la sangre, así como por la resistencia a la insulina y una alteración relativa de la secreción de insulina.

¿Cómo medimos las concentraciones de glucosa?

- Glucosa en ayuno (8 h sin comida ni bebida)
- Curva de tolerancia a la glucosa oral de 2 h
- Hemoglobina glucosilada (también conocida como *hemoglobina A_1c o HbA_1c*)
- Glucosa al azar

¿Qué es una curva de tolerancia a la glucosa?

- Cuando un paciente en ayuno (que no ha comido en al menos 8 h) bebe una solución que contiene 75 g de glucosa. La glucemia se revisa 2 h después.

¿Qué es la hemoglobina glucosilada?

- La *hemoglobina glucosilada* es una prueba que marca la media de la glucemia durante un período de 3 meses.

¿Qué es la prediabetes?

- La *prediabetes* es la glucemia elevada (es decir, alteraciones de la glucosa en ayuno o de la tolerancia a la glucosa) que permite a los médicos saber que un paciente está en riesgo de desarrollar diabetes.

¿Qué parámetros se consideran normales o anómalos?

- *Véase* la tabla 94-1.

TABLA 94-1 Parámetros normales y anómalos

	PARÁMETROS NORMALES	PARÁMETROS DE PREDIABETES	PARÁMETROS DE DIABETES
Glucosa en ayuno	< 100	100-125	> 126
CTG de 2 h	< 140	140-199	> 200
Hemoglobina glucosilada	< 5.7%	5.7-6.4%	> 6.5%
Glucosa al azar	NP	NP	> 200

CTG: curva de tolerancia a la glucosa; NP: no procede.

95

Hitos del desarrollo

Matthew Lorenz y Alison Riese

Objetivos

- Reconocer los beneficios de la evaluación del desarrollo y de la intervención en la segunda infancia.
- Identificar los hitos del desarrollo por edad y área a lo largo de la segunda infancia.

Evaluación del desarrollo

- La American Academy of Pediatrics recomienda la vigilancia del desarrollo en cada consulta del niño sano y el cribado del desarrollo mediante una herramienta validada a los 9, 18, 24 y 30 meses de edad, incluso si no hay problemas de desarrollo.
- Pruebas de evaluación del desarrollo: Cuestionario de edades y etapas, Evaluación de los padres del estado del desarrollo (PEDS®), Encuesta de bienestar de los niños pequeños (SWYC®).
- La identificación temprana del retraso en el desarrollo permite la intervención terapéutica; los niños remitidos para una intervención temprana tienen mejor evolución clínica.

Beneficios de la intervención en la segunda infancia

- Educativos/cognitivos: mejoría de la competencia intelectual, la alfabetización y el rendimiento escolar.
- Conductuales: mejoría de la preparación y el compromiso escolar, disminución del mal comportamiento.
- De salud: mejor compromiso con la atención primaria, menos consultas en urgencias, mejor evolución clínica en salud mental.
- Económicos: mejoría de las competencias laborales, mayores tasas de empleo.
- Sociales: mejores relaciones entre padres e hijos, menor frecuencia de maltrato infantil, redes de apoyo más sólidas.

Hitos del desarrollo

- El desarrollo sigue un curso predecible: entender el desarrollo normal ayuda a los clínicos a reconocer el retraso en el desarrollo.
- Los hitos del desarrollo son lo que la mayoría de los niños puede hacer a una determinada edad; sin embargo, para cada hito hay un grado de variabilidad que va de las semanas a los meses.
- Las áreas generales del desarrollo incluyen la motricidad gruesa, la motricidad fina, el lenguaje/cognición y la sociabilidad/emocionalidad (tabla 95-1).

TABLA 95-1 Hitos del desarrollo por edad: del nacimiento a los 5 años

EDAD	MOTRICIDAD GRUESA	MOTRICIDAD FINA	LENGUAJE/ COGNICIÓN	SOCIABILIDAD/ EMOCIONALIDAD
1 mes	Gira la cabeza en decúbito supino, mantiene la barbilla hacia arriba en decúbito prono	Reflejo de prensión fuerte; fija la mirada, sigue hasta la línea media	Se sobresalta con el sonido, se calma cuando se le sostiene	Observa rostros, grita cuando se siente angustiado
2 meses	Mantiene la cabeza en posición de línea media y el tórax arriba en decúbito prono, mantiene las manos juntas	Reflejo de prensión disminuido; sigue más allá de la línea media	Arrullo, sonrisa social, amenaza visual	Reconoce a sus cuidadores
3 meses	Se apoya en los antebrazos en decúbito prono, rueda hacia un lado	Golpea objetos, sigue objetos en círculo	Observa a la persona que habla, vocaliza cuando se le habla	Busca personas u objetos familiares, hace expresiones de asco
4 meses	Se sienta con apoyo del tronco, rueda de adelante hacia atrás; su cabeza no cae hacia atrás sin soporte	Mantiene las manos abiertas, se sujeta de la ropa, agita el sonajero, se lleva objetos a la boca	Se orienta hacia la voz, se ríe a carcajadas, vocaliza cuando está solo	Disfruta mirando el entorno
5 meses	Se sienta con apoyo pélvico, rueda de atrás hacia adelante	Prensión palmar	Empieza a responder a su nombre, chilla	Forma una relación de apego con el cuidador
6 meses	Se sienta sin apoyo, gira en decúbito prono	Prensión de rastrillo; transfiere objetos de mano en mano	Balbucea	Siente ansiedad por los extraños
9 meses	Se arrastra, gatea, tira para ponerse de pie	Prensión de pinza precoz; sostiene el biberón, mira al suelo cuando se le cae un objeto	Utiliza el sonido para llamar la atención, dice adiós con la mano, dice mamá/papá indistintamente	Siente ansiedad por separación, reconoce a las personas conocidas
12 meses	Se mantiene en pie, se desplaza, camina con ayuda	Prensión de pinza madura; señala para llamar la atención, construye torres de dos bloques	Responde a su nombre, sigue órdenes de un paso con un gesto, dice mamá/ papá de forma discriminada	Muestra objetos para compartir su interés

(continúa)

TABLA 95-1 **Hitos del desarrollo por edad: del nacimiento a los 5 años** (*continuación*)

EDAD	MOTRICIDAD GRUESA	MOTRICIDAD FINA	LENGUAJE/ COGNICIÓN	SOCIABILIDAD/ EMOCIONALIDAD
15 meses	Camina solo, sube las escaleras arrastrándose, se sube a los muebles	Garabatea imitando, construye torres de tres bloques, pasa las páginas de los libros	Utiliza tres a cinco palabras, sigue órdenes de un solo paso sin gestos	Muestra empatía, juega solo
18 meses	Corre, baja las escaleras arrastrándose, lanza pelotas, empuja/ tira de objetos grandes	Se alimenta, construye torres de cuatro bloques, garabatea espontáneamente	Utiliza 10-25 palabras, dice frases sencillas de dos palabras, señala un dibujo cuando se le nombra	Muestra vergüenza, imita las tareas
21 meses	Se pone en cuclillas al jugar, sube y baja las escaleras con ayuda	Se alimenta con cuchara, bebe del vaso, construye torres de cinco bloques	Utiliza 25-50 palabras, aprende una o dos palabras nuevas por semana, pide más	Muestra un comportamiento desafiante, observa intensamente a otros niños
24 meses	Sube y baja las escaleras sin ayuda, patea la pelota	Se quita la ropa sin botones, hace un «tren» de bloques de una sola línea	Utiliza más de 50 palabras y frases de dos palabras (sustantivo + verbo), ampliando rápidamente su vocabulario	Entiende yo/tú, juega en paralelo
30 meses	Salta en su lugar	Se cepilla los dientes con ayuda	Utiliza adecuadamente los pronombres, nombra los objetos según su uso	Imita las actividades/tareas de los adultos, siente menos ansiedad ante los extraños
3 años	Pedalea en triciclo, se equilibra brevemente sobre un pie, alterna los pies al subir escalones	Corta con tijeras básicas, copia un círculo	Utiliza frases de tres palabras y plurales, emplea > 200 palabras (75% inteligible)	Juega en grupo, comienza a tomar turnos, sabe su nombre completo y la edad
4 años	Salta sobre un pie de dos a tres veces, alterna los pies al bajar los escalones	Se abotona la ropa por completo, coge el balón, copia un cuadrado	Usa 300-1000 palabras (100% inteligible), repite una canción/ poema de memoria	Reconoce el engaño, identifica a su amigo preferido

TABLA 95-1 Hitos del desarrollo por edad: del nacimiento a los 5 años (*continuación*)

EDAD	MOTRICIDAD GRUESA	MOTRICIDAD FINA	LENGUAJE/ COGNICIÓN	SOCIABILIDAD/ EMOCIONALIDAD
5 años	Salta por encima de obstáculos de poca altura	Se ata los zapatos, copia un triángulo, escribe su nombre	Define palabras sencillas, utiliza la estructura de las frases para adultos	Reconoce la culpa, identifica a su grupo de amigos, juega a juegos competitivos, sigue las reglas

Recursos adicionales

- *AAP Preemie Milestones:* Information on development in premature infants (https://www.healthychildren.org/English/ages-stages/baby/preemie/Pages/Preemie-Milestones.aspx).
- *American Speech-Language-Hearing Association (ASHA):* Information on speech, language, and hearing development (https://www.asha.org/public/speech/development/chart.htm).
- *Centers for Disease Control and Prevention (CDC)* Child Development: Information on general child development (https://www.cdc.gov/ncbddd/childdevelopment/index.html).
- *US Department of Health & Human Services (HHS) Head Start:* Developmental program for 3 to 5 year-olds that promotes school readiness (https://eclkc.ohs.acf.hhs.gov/).
- *US Department of Health & Human Services (HHS) Early Head Start:* Developmental program for low-income babies, toddlers, and pregnant women and their families (https://eclkc.ohs.acf.hhs.gov/ncecdtl).
- *Zero to Three:* Information on the development of babies and toddlers during the first 3 years of life (https://www.zerotothree.org/).

96

Inmunizaciones pediátricas

Danielle Halpern y Alison Riese

Objetivos

- Explicar los principios básicos de la vacunación.
- Identificar la importancia de las vacunas.
- Comprender el problema de la indecisión sobre las vacunas y cómo responder a ello.
- Enumerar las vacunas de la infancia, cuándo se administran y sus contraindicaciones.
- Reconocer las reacciones a las vacunas y sus plazos.

Conceptos básicos de las vacunas

- Las vacunas utilizan la inmunidad adaptativa del sistema inmunitario para identificar antígenos de patógenos específicos y crear linfocitos B y T para atacarlos.
- Inmunización pasiva frente a inmunización activa:
  - Pasiva: proporciona anticuerpos preformados de fuentes externas (p. ej., inmunoglobulina del tétanos o inmunoglobulina de la rabia).
  - Activa: expone el cuerpo al patógeno para activar la inmunidad contra ese organismo.
- Vacunas vivas atenuadas frente a inactivas frente a toxoides:
  - Vivas atenuadas: el patógeno está vivo pero debilitado, de modo que no causa una infección grave pero produce una fuerte respuesta inmunitaria con inmunidad prolongada (p. ej., vacuna contra la influenza; vacuna contra el sarampión, la parotiditis y la rubéola [triple vírica]; vacuna contra la varicela; vacuna antirrotavírica). Nota: están contraindicadas en pacientes embarazadas o con inmunodepresión.
  - Inactivadas: contienen microbios enteros muertos. Esto conduce a una respuesta inmunitaria más débil, por lo que se requieren más dosis para la inmunidad (p. ej., vacuna antipoliomielítica inactivada, vacuna antitosferínica).
  - Toxoides: contienen una toxina alterada del patógeno, de forma que son inofensivas, pero pueden producir respuesta inmunitaria (p. ej., vacunas antitetánica y antidiftérica).

Importancia de las vacunas

- La vacunación infantil es una de las mayores estrategias de salud pública para controlar y prevenir enfermedades, con un impacto solo superado por el agua potable y el saneamiento.
- Las vacunas permiten a los individuos ganar inmunidad contra una enfermedad sin tener la enfermedad.
- Cuando una gran parte de la población está vacunada, la «inmunidad colectiva» disminuye la exposición a los patógenos de los individuos no vacunados, proporcionando así protección, lo que es especialmente importante para los lactantes y las personas inmunodeprimidas.
- Las vacunas han permitido disminuir las enfermedades, en particular la meningitis, el síndrome séptico y la neumonía.
- Las vacunas también han permitido la casi erradicación de enfermedades como la poliomielitis y la difteria en los Estados Unidos, y la erradicación de la viruela en todo el mundo.

- Para algunos patógenos con infección autolimitada, la importancia de las vacunas está relacionada con las complicaciones y las infecciones bacterianas secundarias que conducen a una morbilidad y mortalidad más grave (p. ej., la varicela).
- Las vacunas también pueden prevenir el desarrollo del cáncer, como ocurre con la vacuna contra el virus del papiloma humano (VPH) para el cáncer de cuello uterino y la vacuna contra la hepatitis B para el carcinoma hepatocelular.
- Los nombres y las abreviaturas de las vacunas se encuentran en la tabla 96-1. El calendario de vacunación recomendado se muestra en la figura 96-1.

TABLA 96-1 Vacunas incluidas en el calendario de vacunación recomendado para niños y adolescentes, sus abreviaturas y nombres comerciales, 2019

VACUNA	ABREVIATURAS	NOMBRES COMERCIALES
Vacuna antidiftérica, antitetánica y antitosferínica acelular	DTTa	Deptacel® Infanrix®
Vacuna antidiftérica y antitetánica	DT	Sin nombre comercial
Vacuna contra *Haemophilus influenzae* tipo b	Hib (PRP-T) Hib (PRP-OMP)	ActHIB® Hiberix® PedvaxHIB®
Vacuna contra la hepatitis A	HepA	Havrix® Vaqta®
Vacuna contra la hepatitis B	HepB	Engerix-B® Recombivax HB®
Vacuna contra el virus del papiloma humano	HPV	Gardasil 9®
Vacuna contra la influenza (inactivada)	IIV	Multiple®
Vacuna contra la influenza (viva, atenuada)	LAIV	FluMist®
Vacuna contra el sarampión, la parotiditis y la rubéola	SPR	M-M-R® II
Vacuna contra los meningococos de los serogrupos A, C, W e Y	MenACWY-D	Meactra®
	MenACWY-CRM	Meneveo®
Vacuna contra el meningococo del serogrupo B	MenB-4C	Bexsero®
	MenB-FHbp	Trumenba®
Vacuna antineumocócica conjugada 13-valente	PCV13	Prevnar 13®
Vacuna antineumocócica polisacárida 23-valente	PPSV23	Pneumovax 23®
Vacuna antipoliomielítica (inactivada)	VAPI	IPOL®
Vacuna antirrotavírica	RV1	Rotarix®
	RV5	RotaTeq®

(*continúa*)

TABLA 96-1 Vacunas incluidas en el calendario de vacunación recomendado para niños y adolescentes, sus abreviaturas y nombres comerciales, 2019 (*continuación*)

VACUNA	ABREVIATURAS	NOMBRES COMERCIALES
Vacuna antitetánica, antidiftérica y antitosferínica acelular	Tdap	Adacel® Boostrix®
Vacuna antitetánica y antidiftérica	Td	Tenivac® Td vaccine®
Vacuna contra la varicela	VAR	Varivax®
Vacunas combinadas (utilice vacunas combinadas en lugar de inyecciones separadas cuando sea adecuado)		
DTTa, HepB y VAPI	DTTa-HepB-VAPI	Pediarix®
DTTa, VAPI y Hib	DTTa-VAPI/Hib	Pentacel®
DTTa y VAPI	DTTa-VAPI	Kinrix® Quadracel®
SPR y VAR	SPR-VAR	ProQuad®

Nota: el uso de los nombres comerciales es solo para fines de identificación y no implica su aprobación.
De CDC, 2019. https://www.cdc.gov/vaccines/schedules/downloads/child/0-18yrs-child-combined-schedule.pdf.

Indecisión sobre las vacunas

- Algunos cuidadores deciden deliberadamente no vacunar a sus hijos, a pesar de que esto pone en riesgo a sus hijos y a otros niños. Otros optan por vacunar parcialmente o utilizar un calendario de vacunación alternativo, aunque estos calendarios no hayan sido validados.
- Los motivos de incumplimiento incluyen ideas erróneas sobre los efectos secundarios (incluida la creencia de que las vacunas provocan infecciones, debilitamiento del sistema inmunitario, discapacidad y autismo), la objeción al gran número de inyecciones y motivos morales o religiosos (p. ej., el VPH).
- Un estudio de la revista *Lancet* de 1998, ahora retractado, desató el miedo al autismo asociado con las vacunas. El riesgo de autismo no se ha relacionado científicamente con la triple vírica ni con ninguna otra vacuna.
- A pesar de no existir pruebas científicas, el timerosal se eliminó de la mayoría de las vacunas en los Estados Unidos debido a la preocupación pública por los efectos neurológicos.
- El incumplimiento de la administración de las vacunas ha provocado brotes de enfermedades prevenibles por vacunación (p. ej., el sarampión), ya que la inmunidad colectiva en algunas zonas disminuye.
- En los Estados Unidos, los cuidadores de los niños en edad escolar están obligados a presentar los registros de vacunación; sin embargo, muchos estados permiten exenciones tanto por razones médicas como religiosas o filosóficas, lo que lleva a una disminución de la inmunidad colectiva.
- Las vacunas se controlan muy estrechamente para evitar problemas de seguridad y han demostrado ser eficaces y seguras.
- Las intervenciones para combatir el incumplimiento de la administración de las vacunas incluyen el asesoramiento a los cuidadores, el uso de vacunas combinadas, la accesibilidad y las oportunidades de vacunación, así como los mensajes de salud pública.

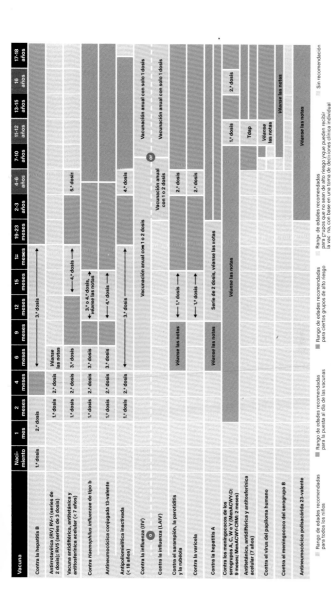

FIGURA 96-1 Calendario de vacunación pediátrica (Centers for Disease Control and Prevention [CDC], 2019). Notas: los CDC y la American Academy of Pediatrics revisan anualmente las recomendaciones de vacunación y publican actualizaciones del calendario cada año. La figura anterior debe leerse con la «Sección de notas» que sigue, la cual se encuentra en la publicación de los CDC. En el caso de los niños que se retrasan o empiezan tarde, deben ponerse al día con las vacunas lo antes posible. En el sitio web de los CDC encontrará más detalles sobre el calendario y los intervalos de vacunación de puesta al día, así como las consideraciones especiales por indicación médica (de CDC, 2019. https://www.cdc.gov/vaccines/schedules/downloads/child/0-18yrs-child-combined-schedule.pdf).

- La American Academy of Pediatrics y los Centers for Disease Control and Prevention (CDC) de los Estados Unidos disponen de conjuntos de herramientas y otros materiales para ayudar a los proveedores de atención a la salud a hacer frente a las preguntas o dudas sobre las vacunas.

Reacciones a las vacunas

- Reacción local: los niños pueden mostrar eritema, edema y dolor en el sitio de la inyección. Esto suele iniciar dentro de las 24 h siguientes a la inyección y puede durar 3-7 días.
- Fiebre: la fiebre puede desarrollarse dentro de las 24 h siguientes a la vacunación y no suele durar más de 1 o 2 días.
- Reacción retardada: puede presentarse un sarpullido entre 7 y 10 días después de las vacunas triple vírica y contra la varicela.
- Reacción grave: en raras ocasiones, los niños pueden tener una reacción anafiláctica a un componente de la vacuna, por lo general dentro de las 2 h siguientes a su administración.
- Los efectos secundarios relacionados con las vacunas son poco frecuentes y pueden consultarse en el sitio web de los CDC y en los *Folletos informativos sobre las vacunas* (VIS, *Vaccine Information Sheets*) de los CDC.
- Las consideraciones especiales para cada vacuna se enumeran en la tabla 96-2.

TABLA 96-2 Consideraciones especiales

VACUNA	CONSIDERACIONES ESPECIALES
Vacuna contra *Haemophilus influenzae* de tipo b	Se requieren dosis adicionales en los pacientes inmunodeprimidos y asplénicos
Vacuna contra la hepatitis B (HepB)	Si la madre es positiva para el antígeno de superficie del virus de la hepatitis B, la HepB y la inmunoglobulina antihepatitis B deben administrarse dentro de las 12 h siguientes al nacimiento
Vacuna contra el virus del papiloma humano	Puede aplicarse desde los 9 años. Si el paciente tiene 15 años o más en la dosis inicial, se requiere una serie de tres dosis
Vacuna contra la influenza viva atenuada (LAIV)	La LAIV solo se aplica a niños mayores de 2 años de edad. Está contraindicada en los niños de 2-4 años con antecedentes de sibilancias/asma o inmunodeprimidos
Vacuna contra el sarampión, la parotiditis y la rubéola	Se puede dar con antelación a un viaje internacional. Está contraindicada en pacientes embarazadas o con inmunodepresión o con el virus de la inmunodeficiencia humana con linfocitos CD4 < 200
Vacuna antimeningocócica del serogrupo B	Debe administrarse a preadolescentes/adolescentes con asplenia, asplenia funcional o deficiencia de complemento. Puede administrarse a adolescentes sanos de 16-18 años de edad, sobre todo si viven en grupo (universidad, ejército, etc.)
Vacuna antineumocócica conjugada 13-valente/vacuna antineumocócica polisacárida 23-valente (PPSV23)	Se recomiendan dosis adicionales (que pueden incluir la PPSV23) para los pacientes inmunodeprimidos, asplénicos o funcionalmente asplénicos, con implantes cocleares o con enfermedades crónicas del corazón, el hígado o los riñones
Vacuna antirrotavírica (RV1 o RV5)	Contraindicada en los inmunodeprimidos graves. La edad máxima para la dosis final es a los 8 meses (por riesgo de invaginación)
Vacuna contra la varicela	Contraindicada en pacientes embarazadas o con inmunodepresión o con el virus de la inmunodeficiencia humana con linf. CD4 < 200

Capítulo 3

Carusi DA, Barbieri RL, Falk SJ. The gynecologic history and pelvic examination. In: Post TW, ed. *UpToDate*. UpToDate; 2017. https://www.uptodate.com/the-gynecologic-history-and-pelvic-examination

Committee on Gynecologic Practice. Committee Opinion No. 534: well-woman visit. *Obstet Gynecol*. 2012;120:421-424. Reaffirmed 2016.

Goldberg C. *Practical Guide to Clinical Medicine*. The Regents of the University of California; 2018. https://meded.ucsd.edu/clinicalmed/

Peled J, Thompson D, Trentacoste S, Katz NT. Female breast and pelvic exam: A student-to-student guide. *MedEdPORTAL*. 2009;5:1653. doi:10.15766/mep_2374-8265.1653.

Capítulo 5

Blumenfeld H. *Neuroanatomy Through Clinical Cases*. 2nd ed. Sinauer Associates; 2010.

Ross RT. *How to Examine the Nervous System*. McGraw-Hill Medical; 1998.

Capítulo 6

Bloch MH, Martin A, Volkmar FR. *Lewis's Child and Adolescent Psychiatry, A Comprehensive Textbook*. 5th ed. Lippincott Williams & Wilkins; 2017.

Carlat DJ. The psychiatric review of symptoms: a screening tool for family physicians. *Am Fam Physician*. 1998;58(7):1617-1624. https://www.aafp.org/afp/1998/1101/p1617.html

University of Nevada, Reno, Department of Psychiatry and Behavioral Sciences. *Elements of the Psychiatric Assessment*. 2019. https://med.unr.edu/psychiatry/education/resources/psychiatric-assessment-elements

Capítulo 8

American College of Obstetricians and Gynecologists. ACOG Committee Opinion No. 754 summary: The utility of and indications for routine pelvic examination. *Obstet Gynecol*. 2018;132:e174-e180.

Bates CK, Carroll N, Potter J. The challenging pelvic examination. *J Gen Intern Med*. 2011;26(6):651-657.

Hornor G. Genitourinary assessment: an integral part of a complete physical examination. *J Pediatr Health Care*. 2007;21(3):162-170.

McFarlane MJ. The rectal examination. In: Walker HK, Hall WD, Hurst JW, eds. *Clinical Methods: The History, Physical, and Laboratory Examinations*. 3rd ed. Butterworths; 1990:chap 97. https://www.ncbi.nlm.nih.gov/books/NBK424/

University of Alabama, OBGYN Residency. *Pelvic Exam Check List*. Accessed February 21, 2019. https://www.uab.edu/medicine/obgynresidency/images/PelvicExamCheckList.pdf

U.S. Preventive Services Task Force. *A and B Recommendations*. USPSTF; 2014. Accessed February 21, 2019. https://www.uspreventiveservicestaskforce.org/Page/Name/uspstf-a-and-b-recommendations/

Capítulo 11

Dolan R, Broadbent P. A quality improvement project using a problem based post take ward round proforma based on the SOAP acronym to improve documentation in acute surgical receiving. *Ann Med Surg (Lond)*. 2016;5:45-48.

Lew V, Ghassemzadeh S. SOAP notes. In: *Statpearls* [Internet]. StatPearls Publishing; 2018-2019.

Sando KR, Skoy E, Bradley C, et al. Assessment of SOAP note evaluation tools in colleges and schools of pharmacy. *Curr Pharm Teach Learn*. 2017;9(4)576-584.

Capítulo 12

Barness LA. Pediatric history and physical examination. In: McMillan JA, ed. *Oski's Pediatrics: Principles and Practice*. 4th ed. Lippincott Williams & Wilkins; 2006:26-29.

Goldberg C. *A Practical Guide to Clinical Medicine* [online]. 2018. Accessed February 7, 2019. https://meded.ucsd.edu/clinicalmed/write.htm

Pohlig C. Document patient history. *The Hospitalist*. 2008;2008(4).

Capítulo 17

Coghlin DT, Leyenaar JK, Shen M, et al. Pediatric discharge content: a multisite assessment of physician preferences and experiences. *Hosp Pediatr*. 2014;4:9-15.

Snow V, Beck D, Budnitz T, et al. Transitions of care consensus policy statement: American College of Physicians, Society of General Internal Medicine, Society of Hospital Medicine, American Geriatrics Society, American College of Emergency Physicians, and Society for Academic Emergency Medicine. *J Hosp Med*. 2009;4(6):364-370.

Capítulo 19

Hoggett L, Wright A, Wilson J. How to write an operation note. *Br Med J*. 2017;356:j355.

Kim TS. How to write a note – fast! In: Klamen DL, George BC, Harken AH, DaRosa D, eds. *Resident Readiness: General Surgery*. McGraw-Hill Education; 2014.

Capítulo 20

Kim TS. How to write a note – fast! In: Klamen DL, George BC, Harken AH, DaRosa D, eds. *Resident Readiness: General Surgery*. McGraw-Hill Education; 2014.

Capítulo 21

Tran C, Chen Y. *The Toronto Notes for Medical Student 2011 Clinical Handbook*. Toronto Notes for Medical Students, Inc.; 2011.

Capítulo 23

ACOG Postpartum Toolkit. https://www.acog.org/-/media/Departments/Toolkits-for-Health-Care-Providers/Postpartum-Toolkit/ppt-complications.pdf?dmc=1&ts=20181119T0336369237

American College of Obstetricians and Gynecologists' Committee on Obstetric Practice, Breastfeeding Expert Work Group. ACOG Committee Opinion No 658: Optimizing support for breastfeeding as part of obstetric practice. *Obstet Gynecol*. 2016;127(2):e86-e92.

McKinney J, Keyser L, Clinton S, Pagliano C. ACOG Committee Opinion No 736: Optimizing postpartum care. *Obstet Gynecol*. 2018;132(3):784-785.

Tully KP, Stuebe AM, Verbiest SB. The fourth trimester: a critical transition period with unmet maternal health needs. *Am J Obstet Gynecol*. 2017;217:37-41.

World Health Organization. *Postpartum Care of the Mother and Newborn: A Practical Guide. Report of a Technical Working Group*. WHO; 1998.

Capítulo 26

ACOG Committee Opinion 700: methods for estimating the due date. *Obstet Gynecol*. 2017;129(5):e150-e154.

American College of Obstetricians and Gynecologists. Antepartum care. In: *Guidelines for Perinatal Care*. 8th ed. 2017:149-185:chap 6.

Alpert EF. *Intimate Partner Violence: The Clinician's Guide to Identification, Assessment, Intervention, and Prevention*. Massachusetts Medical Society Committee on Violence Intervention and Prevention; 2015.

American Cancer Society. *Body Mass Index Calculator*. Accessed February 13, 2019. https://www.cancer.org/healthy/eat-healthy-get-active/take-control-your-weight/body-mass-index-bmi-calculator.html

Brown HL. Evaluation of the obstetric patient. In: *Merck Manual Professional Version*. Merck; 2016.

Centers for Disease Control and Prevention. *Recommended Vaccine by Age*. Accessed February 13, 2019. https://www.cdc.gov/vaccines/vpd/vaccines-age.html

Health and Human Services. *Physical Activity Guidelines for Americans*. 2nd ed. Accessed February 13, 2019. https://www.hhs.gov/about/news/2018/11/12/hhs-releases-physical-activity-guidelines-americans-2nd-edition.html

Institute of Medicine (US). *Weight Gain During Pregnancy: Reexamining the Guidelines*. National Academies Press; 2009.

Kroenke K, Spitzer RL, Williams JB. The Patient Health Questionnaire-2: validity of a two-item depression screener. *Med Care*. 2003;41:1284-1292.

Norton L, Peipert JF, Zierler S. Battering in pregnancy: an assessment of two screening methods. *Obstet Gynecol*. 1995;85(3):321-325.

Recommendations for Well-Woman Care. *Women's Preventive Services Initiative*. Accessed February 13, 2019. www.womenspreventivehealth.org

Capítulo 28

Naismith R. *Survival Guide to the History, Exam and Oral Presentation*. Vol. 2019. 2019.

Capítulo 33

Casanova R, Chuang A, Goepfert AR, et al. *Beckmann and Ling's Obstetrics and Gynecology*. 0th ed. Wolters Kluwor; 2019.

Gordon JD, ed. *Obstetrics, Gynecology and Infertility*. 6th ed. Scrub Hill Press; 2007.

Hacker NF, Gambone JC, Hobel CJ, eds. *Hacker & Moore's Essentials of Obstetrics and Gynecology*. 6th ed. Elsevier, Inc; 2016.

Capítulo 34

Apple R, Fleming A, Israel S. Pediatric clinical rounds teaching guide: a preclinical curriculum to improve medical student comfort with pediatric patients. *MedEdPORTAL*. 2012;8:9293. doi:10.15766/mep_2374-8265.9293

Austin J, Bumsted T, Brands C. Teaching and evaluating oral presentations on family-centered rounds using the FREE TIPSS tool. *MedEdPORTAL*. 2013;9:9553. doi:10.15766/mep_2374-8265.9553

Committee on Hospital Care. Family-centered care and the pediatrician's role. *Pediatrics*. 2003;112(3):691-696.

McMillan JA, Feigin RD, DeAngelis CD, Jones MD. Pediatric history and physical examination. In: *Oski's Pediatrics: Principles and Practice*. 4th ed. Lippincott Williams & Wilkins; 2006:26-29:chap 5.

Vepraskas S, Weisgerber M, Toth H, Bragg D. The instructor's guide for promoting presenter empowerment actions and evaluating presenters during patient- and family-centered rounds. *MedEdPORTAL*. 2015;11:10160. doi:10.15766/mep_2374-8265.10160

Capítulo 38

Blumenthal D, Tavenner M. The "meaningful use" regulation for electronic health records. *N Engl J Med*. 2010;363(6):501-504.

Department of Health and Human Services/Center for Medicare & Medicaid Services. Proposed rule. *Fed Regist*. 2010;75(8):1844-2011.

Health IT Dashboard. *Office of the National Coordinator for HIT*. Accessed April 8, 2019. https://dashboard.healthit.gov

Smith PD. Implementing and EMR system: one clinic's experience. *Fam Pract Manag*. 2003;10(5):37-42. www.aafp.org/fpm

Thorman C. *Updates on Meaningful Use, Certified EHR Technology and the Stimulus Bill*. Accessed April 8, 2019. www.softwareadvice.com

Capítulo 39

Ancker JM, Edwards A, Nosal S, et al. Effects of workload, work complexity, and repeated alerts on alert fatigue in a clinical decision support system. *BMC Med Inform Decis Mak.* 2017;17(1):36.

Devine EB. The value of computerized provider order entry: is it time for the debate to be over? *Jt Comm J Qual Patient Saf.* 2015;41(8):339-340.

Joint Commission on Accreditation of Healthcare Organizations. New and revised requirements to align with CMS CoPs. *Joint Comm Perspect.* 2012;32(10):4-6. https://www.jointcommission.org/assets/1/6/New_revised__reqs_CMS__CoPs.pdf

Kane-Gill SL, O'Connor MF, Rothschild JM, et al. Technologic distractions (part 1): summary of approaches to manage alert quantity with intent to reduce alert fatigue and suggestions for alert fatigue metrics. *Crit Care Med.* 2017;45(9):1481-1488.

Capítulo 40

United States Drug Enforcement Administration. *Drug Scheduling.* Accessed April 8, 2019. https://www.dea.gov/drug-scheduling

US Department of Justice Drug Enforcement Administration, Diversion Control Division. *Prescriptions Q&A.* Accessed April 8, 2019. https://www.deadiversion.usdoj.gov/faq/prescriptions_faq.htm

White PJ, Daniel J. *Privacy and Security Solutions for Interoperable Health Information Exchange. Report on State Prescribing Laws: Implications for e-Prescribing.* 2009. https://www.healthit.gov/sites/default/files/290-05-0015-state-rx-law-report-2.pdf

Capítulo 41

American Medical Association. *AMA Code of Medical Ethics Opinions on Consent, Communication & Decision Making.* Accessed January 30, 2019. www.ama-assn.org/sites/ama-assn.org/files/corp/media-browser/code-of-medical-ethics-chapter-2.pdf

Cocanour CS. Informed consent—its more than a signature on a piece of paper. *Am J Surg.* 2017;214(6):993-997. doi:10.1016/j.amjsurg.2017.09.015

Karlawish J. Assessment of decision-making capacity in adults. *UpToDate.* 2017. www.uptodate.com/contents/assessment-of-decision-making-capacity-in-adults?search=informed consent&topicRef=1621&source=see_link

Katz AL, Webb SA. Informed consent in decision-making in pediatric practice. *Pediatrics.* 2016;138(2):e20161485. doi:10.1542/peds.2016-1485

Ryan M, Sinha MS. Informed Procedural Consent. *UpToDate.* 2017. www.uptodate.com/contents/informed-procedural-consent?search=informed consent&source=search_result&selectedTitle=1~150&usage_type=default&display_rank=1#H16860423

Stacey D, Légaré F, Lewis K, et al. Decision aids for people facing health treatment or screening decisions. *Cochrane Database Syst Rev.* 2017;(4):CD001431. doi:10.1002/14651858.CD001431.pub5

Capítulo 42

Life in the Fast Lane. *ECG Library.* Accessed July 30, 2021. https://litfl.com/ecg-library/

Capítulo 43

Bell DJ, Jones J. *Chest Radiograph.* Radiopaedia. Accessed February 19, 2019. https://radiopaedia.org/articles/chest-radiograph

Feigin DS. Lateral chest radiograph: a systematic approach. *Acad Radiol.* 2010;17(12):1560-1566.

Gaber KA, McGavin CR, Wells IP. Lateral chest X-ray for physicians. *J R Soc Med.* 2005;98:310-312.

Hacking C, Jones J. *Chest Radiology for Students (Curriculum).* Radiopaedia. https://radiopaedia.org/articles/chest-radiology-for-students-curriculum

https://img.medscape.com/pi/features/slideshow-slide/chest-x-ray/fig1.jpg

Capítulo 44

American Heart Association. *Understanding Blood Pressure Readings.* Accessed February 3, 2020. https://www.heart.org/en/health-topics/high-blood-pressure/understanding-blood-pressure-readings

Bickley LS. *Bates' Guide to Physical Examination and History Taking.* 13th ed. Wolters Kluwer; 2021.

Capítulo 45

Centers for Medicare and Medicaid Services. *Acute Inpatient PPS.* Accessed February 20, 2019. https://www.cms.gov/Medicare/Medicare-Fee-for-Service-Payment/AcuteInpatientPPS/index.htm-l?redirect=/AcuteInpatientPPS/FR2012/list.asp

CDC recommendations for sequences of donning and doffing PPE including diagrams. Accessed October 1, 2019. https://www.cdc.gov/hai/pdfs/ppe/ppe-sequence.pdf

Herzig CT, Reagan J, Pogorzelska-Maziarz M, et al. State-mandated reporting of health care associated infections in the United States: trends over time. *Am J Med Qual.* 2015;30(5):417-424. doi:10.1177/1062860614540200

Magill SS, Edwards JR, Bamberg W, et al. Multistate point-prevalence survey of health care-associated infections. *N Engl J Med.* 2014;370(13):1198-1208. doi:10.1056/NEJMoa1306801

Pogorzelska-Maziarz M, de cordova PB, Herzig CTA, et al. Perceived impact of state-mandated reporting on infection prevention and control departments. *Am J Infect Contr.* 2019;47(2):118-122. doi:10.1016/j.ajic.2018.08.012

US Department of Health and Human Services. *National Action Plan to Prevent Health Care-Associated Infections: Road Map to Elimination.* Accessed February 20, 2019. https://health.gov/hcq/prevent-hai.asp

Yokoe DS, Anderson DJ, Berenholtz SM, et al. A compendium of strategies to prevent healthcare-associated infections in acute care hospitals: 2014 updates. *Infect Control Hosp Epidemiol.* 2014;35(8):967-977. doi:10.1086/677216

Capítulo 46

Canadian Centre for Occupational Health and Safety. *Respiratory Protection Against Airborne Infectious Agents for Health Care Workers.* Published August 4, 2016. Accessed March 20, 2019. https://www.ccohs.ca/oshanswers/prevention/respiratory_protection.html

Centers for Disease Control and Prevention. *How to Properly Put on and Take Off a Disposable Respirator.* Accessed March 20, 2019. https://www.cdc.gov/niosh/docs/2010-133/pdfs/2010-133.pdf

Centers for Disease Control and Prevention. *Respiratory Protection in Health-Care Settings.* Published November 12, 2014. https://www.cdc.gov/tb/publications/factsheets/prevention/rphcs.htm

Nicas M. Respiratory protection and the risk of *Mycobacterium tuberculosis* infection. *Am J Ind Med.* 1995;27(3):317-333.

Occupational Safety and Health Administration. *Respirator Types.* Accessed July 30, 2021. https://www.osha.gov/video/respiratory-protection/resp-types/transcript

Siegel JD, Rhinehart E, Jackson M, Chiarello L; The Healthcare Infection Control Practices Advisory Committee. *2007 Guideline for Isolation Precautions: Preventing Transmission of Infectious Agents in Healthcare Settings.* Centers for Disease Control and Prevention; 2007. Accessed March 20, 2019. https://www.cdc.gov/infectioncontrol/guidelines/isolation/index.html

Capítulo 48

Bon CA. *Cariopulmonary Resuscitation (CPR).* Medscape; 2020. https://emedicine.medscape.com/article/1344081-overview

Capítulo 49

Gerstein NS, Carey MC, Braude DA, et al. Efficacy of facemask ventilation techniques in novice providers. *J Clin Anesth.* 2013;25(3):193-197.

Roman AM. Noninvasive airway management. In: Tintinalli J. *Tintinalli's Emergency Medicine: A Comprehensive Study Guide.* 8th ed. McGraw-Hill; 2016.

Uzun L, Ugur MB, Altunkaya H, et al. Effectiveness of the jaw-thrust maneuver in opening the airway: a flexible fiberoptic endoscopic study. *ORL J Otorhinolaryngol Relat Spec.* 2005;67(1):39-44.

Capítulo 52

American Heart Association. *Web-based Integrated Guidelines for Cardiopulmonary Resuscitation and Emergency Cardiovascular Care – Part 12: Pediatric Advanced Life Support* [Internet]. Cited October 21, 2019. ECCguidelines.heart.org

Capítulo 53

Brown CA, Walls RM. Airway. In: Walls RM, ed. *Rosen's Emergency Medicine: Concepts and Clinical Practice.* 9th ed. Elsevier; 2018:3-25.

Caro D, Walls RM. Induction agents for rapid sequence intubation in adults outside the operating room. *UpToDate.* Topic 271, Version 27.0 Accessed March 1, 2019. https://www.uptodate.com/contents/induction-agents-for-rapid-sequence-intubation-in-adults-outside-the-operating-room

Custalow CB. Tracheal intubation. In: *Roberts and Hedges' Clinical Procedures in Emergency Medicine.* 6th ed. Elsevier/Saunders; 2013:99-101.

Haslam N, Parker L, Duggan JE. Effect of cricoid pressure on the view at laryngoscopy. *Anaesthesia.* 2005;60(1):41-47. doi:10.1111/j.1365-2044.2004.04010.x. PMID: 15601271.

Li J, Murphy-Lavoie H, Bugas C, et al. Complications of emergency intubation with and without paralysis. *Am J Emerg Med.* 1999;17:141-143.

Sakles JC, Mosier JM, Patanwala AE, et al. First pass success without hypoxemia is increased with the use of apneic oxygenation during rapid sequence intubation in the emergency department. *Acad Emerg Med.* 2016;23:703-710.

Weingart SD, Levitan RM. Preoxygenation and prevention of desaturation during emergency airway management. *Ann Emerg Med.* 2012;59:165.

Capítulo 55

ACR-SPR-SRU Practice Parameter for Performing and Interpreting Diagnostic Ultrasound Examinations. 2014. Accessed May 13, 2016. https://www.acr.org/w/media/13B896B-9F4844E3082E7D7ED 66AFC148.pdf

American College of Emergency Physicians. *Ultrasound Guidelines: Emergency, Point-of-Care and Clinical Ultrasound Guidelines in Medicine.* Revised and approved by the ACEP Board of Directors with current title June 2016. Accessed June 14, 2020. https://www.acep.org/patient-care/policy-statements/ultrasound-guidelines-emergency-point-of--care-and-clinical-ultrasound-guidelines-in-medicine/

American College of Emergency Physicians. Accessed June 14, 2020. www.acep.com

Bahner DP, Blickendorf JM, Bockbrader M, et al. Language of transducer manipulation: Codifying Terms for Effective Teaching. *J Ultrasound Med.* 2016;35(1):183-188. doi:10.7863/ultra.15.02036

Gottlieb M, Sundaram T, Holladay D, Nakitende D. Ultrasound-guided peripheral intravenous line placement: a narrative review of evidence-based best practices. *West J Emerg Med.* 2017;18(6):1047-1054.

Kennedy Hall M, Coffey EC, Herbst M, et al. The "5Es" of emergency physician-performed focused cardiac ultrasound: a protocol for rapid identification of effusion, ejection, equality, exit, and entrance. *Acad Emerg Med.* 2015;22(5):583-593. doi:10.1111/acem.12652

Rambhia SH, D'Agostino CA, Noor A, Villani R, Naidich JJ, Pellerito JS. Thoracic ultrasound: technique, applications, and interpretation. *Curr Probl Diagn Radiol.* 2017;46(4):305-316. doi:10.1067/j.cpradiol.2016.12.003

Shinar Z, Chan L, Orlinsky M. Use of ocular ultrasound for the evaluation of retinal detachment. *J Emerg Med*. 2011;40(1):53-57. doi:10.1016/j.jemermed.2009.06.001

SonoMojo. Accessed June 14, 2020. https://sonomojo.wordpress.com

Thomas S, Moore CL. The vanishing target sign: confirmation of intraluminal needle position for ultrasound guided vascular access. *Acad Emerg Med*. 2013;20(10):e17-e18. doi:10.1111/acem.12228

Capítulo 56

Doyle GR, McCutcheon JA. Intravenous fluid therapy. In: *Clinical Procedures for Safer Patient Care*. British Columbia Institute of Technology, Open textbook project; 2015. https://opentextbc.ca/clinicalskills/chapter/intravenous-therapy-peripheral-and-central-venous-catheters/

Perry AG, Potter PA, Ostendorf WR. *Clinical Skills and Nursing Techniques*. 8th ed. Elsevier-Mosby; 2014.

Capítulo 57

Crystal CS, McArthur TJ, Harrison B. Anesthetic and procedural sedation techniques for wound management. *Emerg Med Clin North Am*. 2007;25(1):41-71.

Di Gregorio G, Neal JM, Rosenquist RW, Weinberg GL. Clinical presentation of local anesthetic systemic toxicity: a review of published cases, 1979 to 2009. *Reg Anesth Pain Med*. 2010;35(2):181-187.

Heavner JE. Local anesthetics. *Curr Opin Anaesthesiol*. 2007;20(4):336-342.

Muck AE, Bebarta VS, Borys DJ, Morgan DL. Six years of epinephrine digital injections: absence of significant local or systemic effects. *Ann Emerg Med*. 2010;56(3):270-274.

Phillips JF, Yates AB, Deshazo RD. Approach to patients with suspected hypersensitivity to local anesthetics. *Am J Med Sci*. 2007;334(3):190-196.

Roberts JR, Custalow CB, Thomsen TW. *Roberts and Hedges' Clinical Procedures in Emergency Medicine and Acute Care*. 7th ed. Elsevier; 2019.

Tintinalli JE, Stapczynski JS, Ma OJ, Cline D, Meckler GD, Yealy DM. *Tintinalli's Emergency Medicine: A Comprehensive Study Guide*. 8th ed. McGraw-Hill Education; 2016.

Walls RM, Hockberger RS, Gausche-Hill M. *Rosen's Emergency Medicine: Concepts and Clinical Practice*. 9th ed. Elsevier; 2018.

Weinberg GL. Treatment of local anesthetic systemic toxicity (LAST). *Reg Anesth Pain Med*. 2010;35(2):188-193.

Capítulo 58

Doyle GR, McCutcheon JA. Nasogastric tubes. In: *Clinical Procedures for Safer Patient Care*. British Columbia Institute of Technology, Open textbook project; 2015. https://opentextbc.ca/clinicalskills/chapter/intravenous-therapy-peripheral-and-central-venous-catheters/

Thomsen TW, Shaffer RW, Setnik GS. Videos in clinical medicine. Nasogastric intubation. *N Engl J Med*. 2006;354:e16.

Capítulo 60

McCall RE, Tankersley CM. *Phlebotomy Essentials*. 6th ed. Wolters Kluwer; 2016.

Lubbers W. Emergency procedures. In: Stone C, Humphries RL, eds. *CURRENT Diagnosis & Treatment: Emergency Medicine*, 8th ed. McGraw-Hill. Accessed February 06, 2019. http://accessmedicine.mhmedical.com/content.aspx?bookid=2172&sectionid=165057582

Capítulo 61

Danckers M. *Arterial Blood Gas Sampling*. Medscape; 2020. https://emedicine.medscape.com/article/1902703-overview

Capítulo 62

Ortega R, Ng L, Sekhar P, Song M. Female urethral catheterization. *N Engl J Med*. 2008;358:e15. doi:10.1056/NEJMvcm0706671

Schaeffer AJ. Complications of urinary bladder catheters and preventative strategies. *UpToDate*. 2018. https://www.uptodate.com/contents/complications-of-urinary-bladder-catheters-and-preventive-strategies

Schaeffer AJ. Placement and management of urinary bladder catheters in adults. *UpToDate*. 2017. https://www.uptodate.com/contents/placement-and-management-of-urinary-bladder-catheters-in-adults

Thomsen TW, Setnik GS. Male urethral catheterization. *N Engl J Med*. 2006;354:e22. doi:10.1056/NEJMvcm054648

Capítulo 63

Bernstein G. Needle basics. *J Dermatol Surg Oncol*. 1985;11:1177-1178.

Bhangu A, Singh P, Lundy J, Bowley DM. Systemic review and meta-analysis of randomized clinical trials comparing primary vs delayed primary skin closure in contaminated and dirty abdominal incisions. *JAMA Surg*. 2013;148(8):779-786.

Closing the Gap. *Basic Suturing*. Accessed July 1, 2020. https://lacerationrepair.com/techniques/basic-suturing-techniques

Dennahy I, Williams AM, Alam H. Wound management. In: Mattu A, Swadron S, eds. *CorePendium*. CorePendium, LLC; Updated June 16, 2020. Accessed July 1, 2020. https://www.emrap.org/corependium/chapter/recEtn3QlYKw73yrU/Wound-Management

Edlich RF, Thacker JG, Buchanan L, Rodeheaver GT. Modern concepts of treatment of traumatic wounds. *Adv Surg*. 1979;13:169-197.

Eliya-Masamba MC, Banda GW. Primary closure versus delayed closure for non bite traumatic wounds within 24 hours post injury. *Cochrane Database Syst Rev*. 2013;(10):CD008574. Published October 22, 2013.

Herrmann JB. Tensile strength and knot security of surgical suture materials. *Am Surg*. 1971;37:209-217.

Lammers RL, Aldy KN. *Roberts and Hedges' Clinical Procedures in Emergency Medicine and Acute Care*. 7th ed. Elsevier Saunders; 2018.

Macht SD, Krizek TJ. Sutures and suturing: current concepts. *J Oral Surg*. 1978;36:710-712.

Mankowitz SL. Laceration management. *J Emerg Med*. 2017;53(3):369-382.

Moreira ME, Markovchick VJ. Wound management. *Emerg Med Clin North Am*. 2007;25(3):873-899.

Quinn JV, Polevoi SK, Kohn MA. Traumatic lacerations: what are the risks for infection and has the 'golden period' of laceration care disappeared? *Emerg Med J*. 2014;31(2):96-100.

Thomsen TW, Barclay DA, Setnik GS. Basic laceration repair. *N Engl J Med*. 2006;355:e18.

Thomsen TW, Setnik GS. *Laceration Repair: Simple Interrupted Sutures*. ClinicalKey; Updated May 14, 2017. Accessed July 1, 2020. https://www-clinicalkey-com.revproxy.brown.edu/#!/content/medical_procedure/19-s2.0-mp_EM-024

Capítulo 65

Saint Louis H. *Cesarean Delivery*. Medscape. Accessed July 30, 2021. https://emedicine.medscape.com/article/263424-overview

Gittinger E. *Normal Delivery of the Infant*. Medscape. Accessed July 30, 2021. https://emedicine.medscape.com/article/83021-overview

Capítulo 66

Boyd AS, Benjamin HJ, Asplund C. Splints and casts: indications and methods. *Am Fam Physician*. 2009;80(5):491-499. https://www.aafp.org/afp/2009/0901/p491.pdf

Queens University School of Medicine. *Case Application*. Accessed November 2018. https://meds.queensu.ca/central/assets/modules/cast-application/index.html

Capítulo 67

Baile WF, Buckman R, Lenzi R, Glober G, Beale EA, Kudelka AP. SPIKES – A six-step protocol for delivering bad news: application to the patient with cancer. *Oncologist*. 2000;5:302-311.

Berkey FJ, Wiedmer JP, Vithalani ND. Delivery bad or life-altering news. *Am Fam Physician*. 2018;98(2):99-104.

Mizra RD, Ren M, Agarwal A, Guyatt GH. Assessing patient perspectives on receiving bad news: a survey of 1337 patients with life-changing diagnoses. *AJOB Empir Bioeth*. 2018;10(1):36-43.

Capítulo 68

Advocacy Guide: Effective Advocacy at the Community, State, and Federal Levels. American Academy of Pediatrics; 2009. www.aap.org/moc/advocacyguide

American Medical Association. *Congressional Check Up: A Guide to Physician Advocacy*. Accessed July 30, 2021. https://www.ama-assn.org/system/files/2019-01/communicating-with-congress.pdf

Being Antiracist. *National Museum of African American History and Culture*. Smithsonian Institute; 2020.

Braveman P. What are health disparities and health equity? We need to be clear. *Public Health Rep*. 2014;129(suppl 2):5-8. doi:10.1177/00333549141291S203

Dobson S, Voyer S, Regehr G. Rethinking health advocacy in the medical profession. *Acad Med*. 2012;87(9):1161-1164. doi:10.1097/ACM.0b013e3182621c25

Hubinette M, Dobson S, Scott I, Sherbino J. Health advocacy. *Med Teach*. 2017;39(2):128-135. doi:10.1080/0142159X.2017.1245853

Ibrahim AM. *Becoming Anti-Racist. Redesigning Delivery of Surgical Care*. Accessed July 30, 2021. www.surgeryredesign.com

Jacobs MS. The violent state: black women's invisible struggle against police violence, *Wm. & Mary J. Women & L. 39*. 2017;24. https://scholarship.law.wm.edu/wmjowl/vol24/iss1/4

Jones CP. Levels of racism: a theoretic framework and a gardener's tale. *Am J Public Health*. 2000;90(8):1212-1215. doi:10.2105/ajph.90.8.1212

Jones CP. Systems of power, axes of inequity: parallels, intersections, braiding the strands. *Med Care*. 2014;52(10 suppl 3):S71-S75. [published correction appears in Med Care. 2014 Dec;52(12):1068]. doi:10.1097/MLR.000000000000021

Kendi IX. *How to Be an Antiracist*. One World; 2019.

Office of Disease Prevention and Health Promotion. Healthy People 2020. U.S. Department of Health and Human Services. Accessed July 30, 2021. https://www.healthypeople.gov/2020

Osta K, Vasquez H. *Implicit Bias and Structural Inequity*. National Equity Project. Accessed July 30, 2021. https://www.nationalequityproject.org/frameworks/implicit-bias-structural-racialization

Potapchuk M, Leiderman S, Bivens D, Major B. *Flipping the Script: White Privilege and Community Building*. MP Associates, Inc and the Center for Assessment and Policy Development; 2005.

Singh A. Racial healing handbook: practical activities to help you challenge privilege. In: *Confront Systemic Racism, and Engage in Collective Healing*. New Harbinger Publications, Inc.; 2019.

Stith AY, Nelson AR. Institute of medicine. In: *Committee on Understanding and Eliminating Racial and Ethnic Disparities in Health Care, Board on Health Policy, Institute of Medicine*. National Academy Press; 2002.

Sue DW, Alsaidi S, Awad MN, Glaeser E, Calle CZ, Mendez N. Disarming racial microaggressions: microintervention strategies for targets, White allies, and bystanders. *Am Psychol*. 2019;74(1):128-142. doi:10.1037/amp0000296

Tauberer J. *Statistics and Historical Comparison - Bills by Final Status*. GovTrack.us; 2020. www.govtrack.us/congress/bills/statistics

Capítulo 74

American Psychiatric Association. *Desk Reference to the Diagnostic Criteria from DSM-5*. 2016.

Cutler J. *Psychiatry*. Oxford University Press; 2014.

Capítulo 76

Magee DJ. Primary care assessment. In: *Orthopedic Physical Assessment*. Elsevier Saunders; 2014.

Roberts JR, Custalow CB. Vital signs measurement. In: *Roberts and Hedges Clinical Procedures in Emergency Medicine and Acute Care*. Elsevier; 2019.

Schriger DL. Approach to the patient with abnormal vital signs. In: Goldman L, Schafer A, eds. *Goldman-Cecil Medicine*. 26th ed. Elsevier; 2019.

Capítulo 78

Pellegrino R, Viegi G, Brusasco V, et al. Interpretative strategies for lung function tests. *Eur Respir J.* 2005;26(5):948-968.

Capítulo 79

Dominguez M. *Body Fluid Compartments*. Accessed July 30, 2021. https://step1.medbullets.com/renal/115003/body-fluid-compartments

Nickson C. *Assessing Fluid Status*. Accessed July 30, 2021. https://litfl.com/assessing-fluid-status/

Wade K. *Hydration Status Assessment – OSCE Guide*. Accessed July 30, 2021. https://geekymedics.com/hydration-status-assessment-osce-guide/

Capítulo 80

Panchal AR, Berg KM, Kudenchuk PJ, et al. 2018 American Heart Association focused update on advanced cardiovascular life support use of antiarrhythmic drugs during and immediately after cardiac arrest: an update to the American Heart Association Guidelines for cardiopulmonary resuscitation and emergency cardiovascular care. *Circulation*. 2018;138: e740-e749.

Capítulo 81

Jneid H, Anderson JL, Wright RS, et al. 2012 ACCF/AHA focused update of the guideline for the management of patients with unstable angina/non–ST-elevation myocardial infarction (updating the 2007 guideline and replacing the 2011 focused update): a report of the American College of Cardiology Foundation/American Heart Association Task Force on Practice Guidelines. *Circulation*. 2012;126:875-910.

Neumar RW, Shuster M, Callaway CW, et al. Part 1: Executive Summary. 2015 American Heart Association Guidelines update for cardiopulmonary resuscitation and emergency cardiovascular care. *Circulation*. 2015;132(suppl 2):S315-S367.

O'Gara PT, Kushner FG, Ascheim DD, et al. 2013 ACCF/AHA guideline for the management of ST-elevation myocardial infarction: executive summary. A report of the American College of Cardiology Foundation/American Heart Association Task Force on Practice Guidelines. *Circulation*. 2013;127:529-555.

Capítulo 82

Neumar RW, Shuster M, Callaway CW, et al. Part 1: Executive Summary. 2015 American Heart Association Guidelines update for cardiopulmonary resuscitation and emergency cardiovascular care. *Circulation*. 2015;132(suppl 2):S315-S367.

O'Gara PT, Kushner FG, Ascheim DD, et al. 2013 ACCF/AHA Guideline for the management of ST-elevation myocardial infarction: executive summary. A report of the American College of Cardiology Foundation/American Heart Association Task Force on Practice Guidelines. *Circulation*. 2013;127:529.

Thygesen K, Alpert JS, Jaffe AS, et al. Fourth universal definition of myocardial infarction (2018). *J Am Coll Cardiol*. 2018;72:2231-2264.

Capítulo 83

Link MS, Berkow LC, Kudenchuck PJ, et al. Part 7: adult advanced cardiovascular life support, web-based integrated 2015 & 2018 American Heart Association Guidelines for CPR and ECC. *Circulation.* 2015;132:S444-S464. https://eccguidelines.heart.org/index.php/circulation/cpr-ecc-guidelines-2/part-7-adult-advanced-cardiovascular-life-support/

Capítulo 84

Link MS, Atkins DL, Passman RS. Part 6: electrical therapies. Automated external defibrillators, defibrillation, cardioversion, and pacing. 2010 American Heart Association Guidelines for Cardiopulmonary Resuscitation and Emergency Cardiovascular Care. *Circulation.* 2010;122(18 suppl 3):S706-S719.

Neumar RW, Shuster M, Callaway CW, et al. Part 1: Executive Summary. 2015 American Heart Association Guidelines update for cardiopulmonary resuscitation and emergency cardiovascular care. *Circulation.* 2015;132(suppl 2):S315-S367.

Capítulo 85

ACLS Training Center. *Suspected Stroke Algorithm.* Accessed February 18, 2019. https://www.acls.net/images/algo-stroke.pdf

Capítulo 86

Adams HP, Davis PH, Leira EC, et al. Baseline NIH stroke scale score strongly predicts outcome after stroke: a report of the trial of org 10172 in acute stroke treatment (TOAST). *Neurology.* 1999;53:126-131.

Fischer U, Arnold M, Nedeltchev K, et al. NIHSS score and arteriographic findings in acute ischemic stroke. *Stroke.* 2005;36:2121-2125.

Lyden P. Using the national institutes of health stroke scale: a cautionary tale. *Stroke.* 2017;48:513-519.

Capítulo 87

Lifespan Laboratories. https://www.nbme.org/pdf/subjectexams/labreferencevalues.pdf

Capítulo 88

General drug information. In: *UpToDate.* UpToDate Inc. Accessed February 26, 2019. https://www.uptodate.com

Micromedex® (electronic version). IBM Watson Health. Cited February 26, 2019. https://www.micromedexsolutions.com/

Capítulo 89

Heffner JE. Diagnostic evaluation of a pleural effusion in adults: Initial testing. In: Broaddus VC, Finlay G, eds. *UpToDate.* UpToDate Inc. Accessed March 4, 2019. https://www.uptodate.com

Runyon BA. Evaluation of adults with ascites. In: Lindor KD, Robson KM, eds. *UpToDate.* UpToDate Inc. Accessed March 4, 2019. https://www.uptodate.com

Sterns RH. Maintenance and replacement fluid therapy in adults. In: Emmet M, Forman JP, eds. *UpToDate.* UpToDate Inc. Accessed March 4, 2019. https://www.uptodate.com

Capítulo 90

https://www.uptodate.com/contents/serum-anion-gap
https://www.uptodate.com/contents/calculation-of-the-creatinine-clearance
https://smhs.gwu.edu/urgentmatters/news/keep-it-simple-acute-gcs-score-binary-decision

Capítulo 91

Makino J, Oropello JM. Units and conversions. In: Oropello JM, Pastores SM, Kvetan V. eds. *Critical Care*. McGraw-Hill. Accessed February 25, 2019. http://accessmedicine.mhmedical.com/content.aspx?bookid=1944&sectionid=143523300

The dosage calculation two-step. *Nurs Made Incred Easy*. 2004;2(2):61-63. https://journals.lww.com/nursingmadeincrediblyeasy/Citation/2004/03000/The_dosage_calculation_two_step.10.aspx

Capítulo 92

Weiner GM, Zaichkin J, eds. *Textbook of Neonatal Resuscitation*. 7th ed. American Academy of Pediatrics and American Heart Association; 2016.

Capítulo 93

American College of Obstetrics and Gynecology. Committee Opinion Number 700: Methods for estimating the due date. *Obstet Gynecol*. 2017;129:e150-e154.

Capítulo 94

American Diabetes Association. 2. Classification and diagnosis of diabetes: Standards of Medical Care in Diabetes—2018. *Diabetes Care*. 2018;41(suppl 1):S13-S27.

Capítulo 95

Gerber RJ, Wilks T, Erdie-Lalena C. Developmental milestones: motor development. *Pediatr Rev*. 2010;31(7):267-277.

Gerber RJ, Wilks T, Erdie-Lalena C. Developmental milestones: social-emotional development. *Pediatr Rev*. 2011;32(12):533-536.

Wilks T, Gerber RJ, Erdie-Lalena C. Developmental milestones: cognitive development. *Pediatr Rev*. 2010;31(9):364-367.

Capítulo 96

CDC Immunization Schedule. Accessed February 12, 2019. https://www.cdc.gov/vaccines/schedules/downloads/child/0-18yrs-child-combined-schedule.pdf

Vaccine Information Sheets From the CDC. Accessed February 12, 2019. https://www.cdc.gov/vaccines/hcp/vis/current-vis.html

https://www.aap.org/en-us/advocacy-and-policy/aap-health-initiatives/immunizations/Pages/vaccine-hesitant-parents.aspx

https://www.cdc.gov/vaccines/hcp/conversations/index.html

Nota: los números de página seguidos de una *f* o una *t* indican figuras y tablas, respectivamente.